王孟英医案

清·王孟英 著

李 炜 整理

全国百佳图书出版单位
中国中医药出版社
·北京·

图书在版编目（CIP）数据

王孟英医案 /（清）王孟英著；李炜整理 .—北京：
中国中医药出版社，2023.12
ISBN 978–7–5132–8344–1

Ⅰ.①王… Ⅱ.①王… ②李… Ⅲ.①医案—汇编—
中国—清代 Ⅳ.① R249.49

中国国家版本馆 CIP 数据核字（2023）第 153571 号

中国中医药出版社出版

北京经济技术开发区科创十三街 31 号院二区 8 号楼
邮政编码　100176
传真　010–64405721
保定市中画美凯印刷有限公司印刷
各地新华书店经销

开本 710×1000　1/16　印张 15.5　字数 221 千字
2023 年 12 月第 1 版　2023 年 12 月第 1 次印刷
书号　ISBN 978 – 7 – 5132 – 8344 – 1

定价　66.00 元
网址　www.cptcm.com

服 务 热 线　010–64405510
购 书 热 线　010–89535836
维 权 打 假　010–64405753

微信服务号　zgzyycbs
微商城网址　https://kdt.im/LIdUGr
官 方 微 博　http://e.weibo.com/cptcm
天猫旗舰店网址　https://zgzyycbs.tmall.com

如有印装质量问题请与本社出版部联系（010–64405510）

整理说明

　　王孟英，名士雄，字孟英，号梦隐（一作梦影），又号潜斋、半痴山人、随息居士，清代钱塘（今浙江杭州）人，生于清嘉庆十三年（1808），卒于清同治七年（1868），享年六十岁。他出身于中医世家，自幼家贫，十四岁"佐理盐务于婺州之孝顺街"，但"公余之暇，辄披览医书，焚膏继晷，乐此不疲"。十七岁开始行医，此后即以医为业。他对医学颇有见识，被盛赞为"博雅君子也。储八斗之才，富五车之学，而尤长于医，疗疾之神，人莫能测"。

　　王孟英为清代后期重要医家，他精于临证，医术高明，对医学理论有所建树，对温病学派的发展与成熟做出了重大贡献。王氏一生著述颇丰，代表性著作有《温热经纬》《霍乱论》等，集中反映了他在温病学方面的成就，可谓集前代医家之大成，并在病因病机、辨证、诊断、治疗等方面多有发挥，丰富和完善了温病学的内容。除上述集中反映其温病学成就的著作外，其医案类著作也蕴含着王氏丰富的中医理论、独到的学术见解及丰富的临证经验。此类著作对于全面深入探究王氏的学术思想、把握其临床诊疗特点、继承其宝贵临床经验有着非常重要的现实意义。

　　现今流传下来的有关王孟英的医案之书共有四种，即《王氏医案》（又名《王氏医案正编》《回春录》）、《王氏医案续编》（又名《仁术志》）、《王氏医案三编》和《乘桴医影》。其中，前三种系他人辑其医案或医方

1

而成,《乘桴医影》为王氏自辑其医案而成。本书所辑录的王孟英医案即为以上四种,共计收录王氏医案 594 则。

现将整理方法介绍如下。

1. 本书中《王氏医案》《王氏医案续编》以清咸丰元年吟香书屋本为底本,《王氏医案三编》以清咸丰四年本为底本,《乘桴医影》以清同治抄本为底本。

2. 为保持原貌,对全书内容不删节、不改编,只做标点、句读及显而易见错误的校勘。

3. 原书系竖排本,现易为横排本,并基于对原文的阅读、理解和分析,进行分段。

4. 原书系繁体字,今一律易为规范的简体字;通假字与异体字,或径改,或保留;生僻字后加注拼音以方便阅读。

5. 使用现代汉语标点符号,以逗号、句号和顿号为主,不用引号。

6. 医案段落中的评注性文字采用另体,用括号括住,以示区别。医案段落末的评注性文字采用另体,另起一段。原书眉批移于相应案后,前加“批”字。

7.《王氏医案》《王氏医案续编》《王氏医案三编》《乘桴医影》四书总编一通目录。

因本人学识所限,书中讹误及不妥之处在所难免,亟盼各位学人同道给予批评指正。

本书整理者
2023 年 2 月

目 录

王氏医案

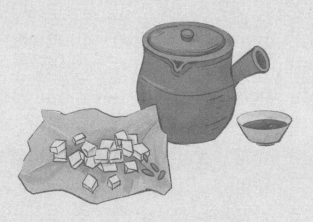

杨 序

才不足以包乎所业之外，则其业不精；心不足以周乎所业之中，则其业亦不精。羿之射、僚之丸、张旭之草书、兰子之舞剑，其人皆负不可一世之才，而俯首降心于一艺之微，研穷玩索，不能自已，迫其业之既成，而天下莫能尚。况乎医之为道，参天人之奥，操性命之权，其理至深，其责至重，而世顾以无才无识之人，夹不专不精之术，贸贸施治，绝人长年，宜乎古人有学医人费之慨也。

余自束发受书，笃嗜轩岐之学。以家贫，无力致书，所蓄者《灵》《素》而外，立斋、景岳诸种而已。观其援引之繁富，议论之辨博，窃以为道在于是，而按法施治，辄为所困。嗣得西昌喻氏之书，伏而诵之，始有以识夫病情之蕃变，方剂之准绳，与夫寒暑阴阳之变化，其才大而学博，识高而法密，有非薛、张诸公所能髣髴者。然而《尚论》一编，犹袭三纲之谬者，春温一论混入伤寒之中，白璧微瑕，不能不为此老惜也。

岁在乙巳，服官江右，广搜百氏之书，如叶天士之高超，尤在泾之切实，王晋三之精奥，张路玉之明达，以及吴又可、徐洄溪、柯韵柏、陈修园诸君子，罔弗各具精心，独抒伟论，灵兰之秘，阐发靡遗。然而宗古训者，矩矱勿失而不免于附会穿凿；崇妙悟者，化裁生心而或涉于支离背谬。夫医主于愈病而已，偏执一途而故持高论，纵名理湛深，与病情无与也。偶于坊间得武林王君孟英所著《霍乱论》一帙，其理明，其词达，指陈病机，判然若黑白之不可混淆，以为饲鹤山人之流亚，私心窃向往之。

己酉冬，余室人患痰饮胁痛，屡药弗瘳，渐即沉困。适孟英来抚之金溪，视吴侯酝香之疾，亟走伻相邀，惴惴然恐不得一当，乃孟英惠然肯来，投药五剂而大效。并出初刊医案《回春录》见示，因纵谈古今之同异，百家之得失，滔滔滚滚，折衷悉当，始知霍乱一论不过孟英一端之绪余，而又窃幸余向之私心倾慕者为不诬也。询其近案，积有数卷，乃张柳吟、赵菊斋诸君子所辑定而题其篇曰《仁术志》。余取而读之，喜其崇论闳议足为世法，因易其名曰《王氏医案》，与《回春录》合为一编，而附《霍乱论》于后，并谬加评点，付诸攻木之工，以广其传。

盖医者生人之术也，医而无术，则不足以生人，医而误用其术，则不惟不足以生人，而其弊反至于杀人。夫医虽至庸，未有忍于杀人者也，而才不足以应纷纭之变，学不足以穷古今之宜，识不足以定真伪之幻，则其术不精，斯曰杀人而不自知。故为医无才无学无识不可也，为医而恃学恃识亦不可也，必也平心以察之，虚心以应之，庶乎其可也。夫古人因病而生法，因法而成方，理势自然，本非神妙，惟用之而当，斯神妙矣。今才如孟英，学如孟英，识力精超如孟英，而每临一证，息心静气，曲证旁参，务有以究乎病情之真而后已，宜乎出奇制胜，变化无方，著之医案，卓卓可传如是也。

余读孟英之书于数年以前，以为迢迢二千里，山遥水阻，必无相见之期，乃吴君病而孟英来，孟英来而余室适病，宛转牵引，卒使数年来望风相思之友把袂盘桓，倾吐肝鬲，极苔岑遇合之奇，夙世因缘，谅非浅鲜。孟英勉乎哉！异日者，撷众籍之精华，订群言之谬伪，删繁提要，勒为一书，以保全天下万世之民命，厥功甚巨，而为力亦甚艰。天末故人所企望于良友者，讵止斯医案一编而已耶？

道光三十年岁次庚戌

知宜黄县事杨照藜书于吟香书屋

周　序

　　予友王君孟英，少年失怙，其尊人弥留之际，执孟英手而嘱曰：人生天地之间，必期有用于世，汝识斯言，吾无憾矣。孟英拜而铭诸心版。然自顾家贫性介，不能为利达之人，将何以为世用耶？闻先哲有不为良相则为良医之语，因自颜其室曰潜斋，而锐志于轩岐之学，潜心研究，遂抉其微。年未冠，游长山，即纳交于予。每见其治病之奇，若有天授，而视疾之暇，恒手一编不辍也。继瞻其斋头一联云："读书明理，好学虚心。"可见苦志力学，蕴之胸中者渊深莫测，乃能穷理尽性，出之指下者神妙难言，二十年来活人无算，岂非以用世之才运其济世之术，而可垂诸后世者哉？今就予耳目所及之妙法，仿丁长孺刻仲淳案之例，录而付梓，名曰《回春录》。见闻有限，遗美极多，世之君子必有如庄敛之、华岫云其人者，更为之远搜博采，以广其传，而予糠秕在前，有荣施矣。

　　　　　　　　　　道光二十三年癸卯冬十二月愚弟周镳拜题

例　言

*所录皆二十年来见闻所及，详载字姓，历历可征，间有逸其名氏者，偶忘之耳。

*浅易之证，寻常治法所能瘳者，概不泛录。

*难辨之证，误药即成危候，而初乃能洞烛，遽尔霍然，虽若无奇，不可不录，后学苟能留意，庶免以药酿病之辜。

*病有虚实寒热，治分补泻温凉，更有补泻互投之法，寒热并用之宜者，以标本异情证因错杂也，此录诸案具备，法无偏倚，不愧一代之良工矣。

*六气皆从火化，凡外感之邪，虽伤寒必以顾阴为主，况温热暑燥之病更多于伤寒，而热之灼阴尤为势所必然耶？观案中治感，多以凉润清解为法，是参天人一致之理以谈医，非泥古而食之徒所能窥测也。

*孟英可传之案何仅止此？惜予未能穷搜广讨也。凡荷其再造之人，不妨陆续补刊，以推广仁术而嘉惠来兹，匪惟忠厚当然，即是心存济世。故不以上下分帙，而以卷一卷二为次，盖欲卷数之递增无已耳。

*案中辨证固多，发人之未发，他如论阿片之燥烈伤津，猪肉之柔润充液之类，尤为有功于世，是不仅某药治愈某病之案，读者须加咀嚼，勿囫囵咽下也。

*孟英虽用药极平淡，而治病多奇中，故其辨证处方，同道莫不折服。兹所录案，已见一斑，附采玉芝丸数方，药易功优，更征立法之善。至烂喉痧方，虽从《金匮翼》录出，而孟英命其名曰锡类散，且闻授其方于庄芝阶、金愿谷两中翰修合，济人救全不少，凡属外淫喉患无不应手而瘳，不特烂喉痧藉以为神丹也，敢不附载以广其传乎？

王氏医案·卷一

甲申夏，予于登厕时，忽然体冷汗出，气怯神疲。孟英视之，曰：阳气欲脱也。卒不及得药，适有三年女佩姜一块，约重四五钱，急煎而灌之，即安。后用培补药，率以参、耆、术、草为主，盖气分偏虚也。

批：干姜辛温，故用之以回阳气。若并此不得，则令壮盛人以气呵之，亦可救仓卒之变。

范庆簪，年逾五十，素患痰嗽，乙酉秋在婺，骤然吐血，势颇可危。孟英诊，曰：气虚而血无统摄也。虽向来咳嗽阴亏，阴药切不可服。然非格阳吐血，附、桂更为禁剂。乃以潞参、耆、术、苓、草、山药、扁豆、橘皮、木瓜、酒炒芍药为方，五帖而安。继去甘草、木瓜，加熟地黄、黑驴皮胶、紫石英、麦冬、五味子、龙骨、牡蛎熬膏，服之全愈，亦不复发。后，范旋里，数年以他疾终。

丙戌春，仓夫郑德顺患急证，时已二鼓，丐孟英视之。见其扒床拉席，口不能言，惟以两手指心抓舌而已。孟英曰：中毒也。取绿豆二升，急火煎清汤，澄冷灌之，果即霍然。诘朝询其故，始言久患臂痛，因饵草头药，下咽后即心闷不可耐，舌麻不能言，而旁人不知也。录此足以征孟英临证之烛照如神，亦可见草药之不可轻试也。

婺人罗元奎，丁亥夏卒发寒热，旋即呕吐，不能立，自言胯间痛不可当。孟英视，其痛处焮赤肿硬，形如肥皂荚，横梗于毛际之左。乃曰：此证颇恶，然乘初起，可一击去之也。用金银花六两，生甘草一两，皂角刺五钱，水煎，和酒服之，一剂减其势，再剂病若失。逾年，患伤寒，孟英切脉，虚细已极。曰：此不可徒攻其病者，以阴分太亏耳。与景岳法，以熟地、当归、酒炒白芍、炙甘草、橘皮、柴胡等药，一剂而瘳。

此法予亦屡用获效，气虚者并可加参。但表药止柴胡一味，犹嫌力微。

批：予每以此法治阳证疮毒，莫不应手取效，真妙方也。

予素患噫气，凡体稍不适，其病即至，既响且多，势不可遏。戊子冬，发之最甚，苦不可言。孟英曰：此阳气式微而浊阴上逆也。先服理中汤一剂，随以旋覆代赭汤投之，遂愈。嗣后每发，如法服之，辄效。后来发亦极轻，今已不甚发矣。予闻孟英常云：此仲圣妙方，药极平淡，奈世人畏不敢用，殊可陋也。

批：法本喻氏。

有患阴虚火炎者，面赤常如饮酒之态（非戴阳证）。孟英主一味元参汤，其效若神，而屡试皆验。

批：元参能滋水以制火，独用则力厚，取效倍捷。

黟人叶殿和，庚寅秋患感，旬日后汗出昏瞀（热甚阴竭之象）。医皆束手，乃甥余薇垣浼孟英勘之。曰：此真阴素亏，过服升散，与仲圣误发少阴汗同例（比例精当）。下竭则上厥，岂得引亡阳为比而以附、桂速其毙耶？以元参、地黄、知母、甘草、白芍、黄连、茯苓、小麦、龟板、鳖甲、牡蛎、驴皮胶为大剂投之，得愈。

海阳赵子升，辛卯夏病疟，急延孟英诊之。曰：暑热为患耳，不可胶守于小柴胡也。与白虎汤（专清暑邪），一啜而瘥。甲午秋，范丽门患温疟，孟英用白虎加桂枝以痊之（清热兼祛风）。丙申夏，盛少云病湿热疟，孟英以白虎汤加苍术汤而安（清热兼燥湿）。己亥夏，予舅母患疟，服柴胡药，二三帖后，汗出昏厥，妄语遗溺。或谓其体质素虚，虑有脱变，劝服独参汤。幸表弟寿者不敢遽进，乃邀孟英商焉。切其脉，洪大滑数。曰：阳明暑疟也，与伤寒三阳合病同符。处竹叶石膏汤（清热兼益气），两剂而瘳。庚子夏，滇人黄肖农自福清赴都，道出武林，患暑疟，孟英投白虎汤加西洋参（清热益气，与前方意同），数帖始愈。辛丑秋，顾味吾室人病瘴疟，孟英亦主是方而效。庄芝阶中翰张安人，年逾花甲，疟热甚炽，孟英审视再四，亦与竹叶石膏汤而安。闻者无不惊异。予谓：如此数证，体分南北，质有壮衰，苟非识证之明，焉能药与病相当而用皆适宜哉？

壬辰八月，范蔚然患感旬余。诸医束手。乃弟丽门恳孟英治之，见其气促音微，呃忒自汗，饮水下咽，随即倾吐无余。曰：伏暑在肺，必由温散以致剧也。盖肺气受病，治节不行，一身之气皆失其顺降之机，即水精四布，亦赖清肃之权以主之，气既逆而上奔，水亦泛而上溢矣。但清其肺，则诸恙自安。乃阅前服诸方，始则柴、葛、羌、防以升提之，火藉风威，吐逆不已，犹谓其胃中有寒也，改用桂枝、干姜以温燥之，火上添油，肺津欲绝，自然气促音微，疑其虚阳将脱也，径与参、归、蛤蚧、柿蒂、丁香以补而纳之，愈补愈逆，邪愈不出，欲其愈也难矣。亟屏前药，以泻白散合清燥救肺汤，数服而平。

批：妙论！不独治暑为然，凡上而不下之证，皆可类推。

何叟，年近八旬，冬月伤风，有面赤气逆、烦躁不安之象。孟英曰：此喻氏所谓伤风亦有戴阳证也，不可藐视。以东洋人参、细辛、炙甘草、熟附片、白术、白芍、茯苓、干姜、五味、胡桃肉、细茶、葱白，一剂而瘳。孟英曰：此真阳素虚，痰饮内动，卫阳不固，风邪外入，有根蒂欲拔之虞。误投表散，一汗亡阳，故以真武、四逆诸法回阳镇阴，攘外安内，以为剂也。不可轻试于人，致干操刃之辜，慎之慎之。

以此二语印证前方，可知用法之周到。

癸巳秋，予在婺患疟，大为医人所误，初则表散，继则滋补，延及月余，肌肉尽削，寒热不休，且善呕恶食，溺赤畏冷。乃买棹旋杭，托孟英诊视。曰：足太阴湿疟也。以金不换正气散，三啜而安。然元气为误药所伤，多方调补，甫得康健。次年秋，复患疟于婺，友人咸举医疗，予概却之。忆病情与前无异，即于箧中检得孟英原方，按序三帖，病亦霍然，闻者无不称叹。后归里，为孟英述而谢之。孟英曰：疟情如是，恐按年而作。乃授崇土胜湿丸方，明年夏令预服，以堵御之。迄秋果无恙，后竟不发矣。

钟耀辉，年逾花甲，在都患肿，起自肾囊，气逆便溏。诸治不效，急买车返杭，托所亲谢金堂邀孟英治之。切其脉，微而弱（虚象显然），询其溺，清且长。曰：都中所服，其五苓、八正耶？抑肾气、五皮也？钟云：诚如君言，遍尝之矣，而病反日剧者何哉？孟英曰：此土虚不制水也，通利无功，滋阴亦谬，法宜补土胜湿（此即张景岳所云理中加茯苓、附子之证也）。与大剂参术，果即向安。越八载，以他疾终。

金元章媳，于甲午新寡后患脓窠疥，大抵湿热之病耳。疡医连某，疑为遗毒，径作广疮疗，渐至上吐下利，不进饮食。另从内科治，亦无寸效。延至未春，更兼腹痛自汗，汛愆肌削，诸医皆见而却走矣。王仲安荐孟英视之。曰：此胃气为苦寒所败，肝阳为辛热所煽，前此每服阳刚，即如昏冒，稍投滋腻，泄泻必增，遂谓不治之证，未免轻弃。乃以四君子加左金、椒、梅、莲子、木瓜、余粮、石脂等出入为方，百日而愈。第信犹未转也，诸亲友环议，再不通经，病必有变。孟英力辨此非经阻可通之证，惟有培养生化之源，使其气旺血生，则流行自裕。若不揣其本而齐其末，则癃（音 lóng）

糠不能榨油，徒伤正气，尽隳前功，岂不可惜？众议始息。恪守其方，服至仲冬，天癸至而肌肉充，康复如常矣。

朱某，患呕吐，诸药不效，甚至大小便秘，粪从口出，臭不可当，自问不起矣。孟英用代赭旋覆汤加蜣螂虫服之而愈。

上者下之之法，而意甚巧。

孟英邃于医学，从不侈谈脉理，足以见其欿（音kǎn）然不自足也。而脉理之最不易切者，莫如妊娠。予闻孟英于乙未春诊黄履吉室人之脉，曰：妊也。是月天癸犹来，人皆不以为然。次月仍转，但不多耳。复邀孟英诊之，曰：果妊也，汛不断者，荫胎之血有余耳。逾月汛复行，觉更少矣，人犹以为妄也。四月后经始停，娠亦显，娩如期，人始服其见老。

丙申夏，满州某选粤东盐场，携眷之任，过浙，主于李云台家，请孟英视其如君之恙。孟英诊曰：非病也，熊罴入梦矣。某颇不信，谓经甫停，何以遽断为孕而又必其为男乎？反生言过其实之疑。既而某延云台入幕，携赴粤任。次年，云台于家书中述及居停果得子，深叹孟英指妙。

予荆人久无孕，辛丑秋，汛事偶愆。孟英一诊，既以妊断，且以男许。次夏果举一子，惜不育耳。

邵鱼竹给谏仲媳怀妊，孟英于寅春初诊，即许抱孙，秋杪（音miǎo）果应。

表弟胡寿者室，偶有小愆，经事涩少，腰腹微胀，自以为怒气所滞也。延孟英调之，切其脉，曰：怀麟矣。初犹疑之，既而始信，卯春果弄璋。吴云阶室，年四十余，寅秋汛断，其腹日胀。医谓病也，治之罔效。迓孟英诊之，孕也。彼犹不自信，及腹中渐动，始服其言，至期产一女。

癸秋，孟英治石诵羲室，脘痛甫愈，适汛逾期，即曰娠矣，既而果日形著。其指下之神妙如此。

批：娠孕之脉，最为难凭，有初娠即现于脉者，有三四月始现于脉者，有始终不现于脉者。此与凭脉断证，有时可凭，有时不足凭，同一至理。予尝以此质之孟英，孟英亦以为然，可见真学问人必不恃虚言以眩世也。

朱恒山，久患胸痞多痰，诸药罔瘳。孟英诊，曰：清阳之气不司旋运也。与参、耆、苓、术之剂，豁然顿愈，因极钦服。后数年，果以汗脱，闻其垂危之际，口不能言，犹以左手横三指，右手伸一指加于上，作王字状，以示家人。有会其意者，急追孟英，至而他医之中风药早灌入矣，遂以长逝。

癸卯冬至前一日，管大中丞亦是气从溺脱，当以参、附挽回者，及孟英至，而痰药、疹药、风药灌之遍矣，脉仅若蛛丝过指，孟英坚不与方，须臾而卒。

无棣张柳吟封翁，于乙未夏偕令嗣恒齐刺史赴滇南任，道出武林。其家人郑九者，封翁宠人之弟也，途次抱恙。抵杭日，招越医陈六顺诊治，服药后汗出昏狂，精流欲脱。封翁大骇，躬诣孟英，以希挽救。孟英切其脉，既数且乱，沉取极细，乃语封翁曰：此证颇危，生机仅存一线，亦斯人之阴分素亏，不可竟谓附、桂之罪也。封翁闻言大悦，曰：长者也，不斥前手之非以自伐，不以见证之险而要誉。相见恨晚，遂订忘年之交，彼此尽吐生平，始知封翁最喜谈医，岐黄之言无所不览，惟不肯为人勘病，亦慎重之意耳。于是孟英以元参、知、檗、桑枝、龙、牡、生地、白芍、甘草、百合、石斛、栀子、盐水炒淡豆豉，为大剂灌之，下咽即安。次日去栀、豉、甘草，加龟板、鳖甲、盐水炒橘红，十余帖而康。

吴馥斋令姊，禀质素弱，幼时凤山诊之，许其不秀。癸巳失其怙恃，情怀悒悒，汛事渐愆，寝食皆废，肌瘦吞酸，势极可畏。孟英以高丽参、盐水炒黄连、甘草、小麦、红枣、百合、茯苓、牡蛎、白芍、旋覆花、新绛等治之（甘以缓之，苦以降之，酸以敛之，皆古圣之良法也），各恙渐已。继参、归、地滋阴，康强竟胜于昔。

一男子，患喉痹，专科治之，甫愈，而通身肿势日甚，医者惊走。孟英诊之，曰：病药也。投附子理中汤数剂而痊。予谓喉痹治以寒凉，法原不谬，而药过于病，翻成温补之证，是病于药也，非病于病也。尝闻孟英云：病于病而死者十之三，病于药而死者十之七。以予观之，诚非激论也。吁！可叹已。

朱氏妇，产后恶露不行，而宿哮顿发，专是科者不能下手。孟英以丹参、桃仁、贝母、茯苓、滑石、花粉、桂枝、通草、蛤壳、苡仁、紫菀、山楂、丝瓜子、茺蔚子、旋覆、琥珀出入为方，三日而愈。

局医黄秀元之舆人韩名谅者，有儿妇重身，患热病。局中诸医皆虑胎陨，率以补血为方，旬日后势已垂危。浼人求孟英诊之。曰：胎早腐矣，宜急下之，或可冀幸。若欲保胎，则吾不知也。其家力恳疏方，遂以调胃承气合犀角地黄汤，加西洋参、麦冬、知母、石斛、牛膝，投之胎落，果已臭烂，而神气即清，热亦渐缓。次与西洋参、元参、生地、知母、麦冬、丹参、丹皮、茯苓、山楂、石斛、豆卷、茺蔚、琥珀等药调之，粥食日加，旬余而愈。

一少年，骤患遗精，数日后形肉大脱，连服滋阴涩精之药，如水投石。孟英与桂枝汤加参、耆、龙、牡，服下即效，匝月而瘳。

此阳浮于上，阴孤于下，故非滋阴涩精所能治。仲景桂枝龙骨牡蛎汤能调和阴阳，收摄精气，又复参、耆以建其中，故取效甚速。

家叔南山，于秋间患感，日治日剧，渐至神昏谵妄，肢振动惕。施、秦两医皆谓元虚欲脱，议投峻补。家慈闻而疑之，曰：盍与孟英商之？孟英诊曰：无恐也，通络蠲痰，可以即愈。用石菖蒲、羚羊角、丝瓜络、冬瓜子、苡仁、桑枝、旋覆、橘络、葱须、贝母、钩藤、胆星为剂，化服万氏牛黄清心丸一颗，覆杯即安，调理半月而愈。

美政关毛内使，年逾花甲而患喘嗽。医与肾气汤、全鹿丸等药，反致小溲涩痛，病日以剧。孟英诊之，与纯阴壮水之治。毛曰：我辈向吸阿片烟，岂敢服此凉药？孟英曰：此齐东之野语也，误尽天下苍生。幸汝一问，吾当为世人道破机关，不致误堕火坑者再为积薪贮油之举也。夫阿片本罂粟花之脂液，性味温涩，而又产于南夷之热地，煎晒以成土，熬煎而为膏，吸其烟时，还须火炼，燥热毒烈，不亚于砒，久吸之令人枯槁，岂非燥烈伤阴之明验哉？毛极拜服。果得霍然。或问曰：阿片之性，殆与酒相近乎？孟英曰：曲糵之性虽热，然人饮之则质仍化水，故阴虚者饮之则伤阴，阳虚者饮之则伤阳，景岳论之详矣。若阿片，虽具水土之质而性从火变，且人吸之则质化为烟，纯乎火之气焰，直行清道，烁人津液，故吸烟之后口必作渴，久吸则津枯液竭，精血源穷，而宗筋失润。人因见其阳痿也，不察其所以痿之故，遂指阿片为性冷之物，抑何愚耶？凡吸阿片烟而醉者，以陈酱少许，瀹（音yuè）汤服，即醒。若熬烟时少著以盐，即涣散不凝膏。吸时舌上预舐以盐，则不成瘾。虽瘾深者，但令舐盐而吸，则瘾自断。岂非润下之精能制炎上之毒乎？

金元章，年逾七旬，久患疝厥。每病于冬，以为寒也，服热药而暂愈，终不能霍然。孟英诊曰：脾肾虽寒，肝阳内盛，徒服刚烈，焉能中肯？以参、术、枸杞、苁蓉、茴香、当归、菟丝、鹿角霜、桂、茯苓、楝实、黄连、吴萸、橘核等药为方服之，今数年无恙矣。

丙申春，蜀人石符生将赴邓云崖司马之招，经杭抱病，侨于张柳吟之旧馆，亦为寓侧陈六顺治困。居停主人知之，即告以柳吟仆病之事。石闻之悚然，亟遣人延孟英诊焉。脉沉而涩滞，模糊不分至数，肢凉畏冷，涎沫上涌，二便涩少，神气不爽。曰：此途次感风湿之邪，失于解散，已从热化，加以温补，致气机愈形窒塞，邪热漫无出路，必致烁液成痰，逆行而上。但与舒展气机，则痰行热降，诸恙自瘳矣。以黄连、黄芩、枳实、橘皮、栀子、淡豆豉、桔梗、杏仁、贝母、郁金、通草、紫菀、竹茹、芦菔汁等药，三服而起，调理匝旬，遂愈。

夏间王某患感，越医谢树金治之，病虽退而能食矣，但不能起坐，类乎瘫痪。延已月余，人皆谓其成废。所亲钟某浼孟英视之。曰：此多服表散，汗出过分，气血两伤，肢骸失其营养。脉微而细，舌亮无苔。与大剂参、耆、归、术、熟地、杜仲、菟丝、牛膝、枸杞、山药、木瓜、黄肉、葳蕤、续断、桑枝，数十帖而起。

气血双补而补血之药重于补气，以汗为血液，阴分偏伤也。

一劳力人，阴分素亏，骤感风湿，两膝刺痛酸软，不能稍立（此证延久，即成鹤膝风）。孟英以六味地黄汤加独活、豆卷（精当），一剂知，二剂已。

张养之令正，饮食如常而肌肤消瘦，信事如期而紫淡不恒，两腓发热而别处仍和，面色青黄而隐隐有黑气（叙证详明）。俨似虚寒，多药不效，始逆孟英诊之。脉似虚细而沉分略形弦滑。曰：此阳明有余，少阴不足，土燥水涸。仲圣有急下存阴之法，然彼外感也，有余之邪可以直泻，此内伤也，无形之热宜以甘寒，义虽同而药则异也。赠以西洋参、生地、生白芍、生石膏、知、檗、苓、栀、麦冬、花粉、楝实、丹皮、木通、天冬诸品。服至数斤，黑气退而肌渐充，腓热去而经亦调矣。

批：孟英善用甘寒，投之此证尤宜。

姚氏妇，产后昏谵汗厥，肌肤浮肿。医投补虚破血、祛祟安神之药，皆不能治。举家惶怖，转延孟英诊焉。询知恶露仍行，曰：此证医家必以为奇病，其实易愈也。昔金尚陶先生曾治一人，与此相似，载于沈尧封《女科辑要》中，方用石菖蒲、胆星、旋覆、茯苓、橘红、半夏曲，名蠲饮六神汤。凡产后恶露行而昏谵者，多属痰饮，不可误投攻补，此汤最著神效。如方服之，良愈。

牙行王炳华妻，患舌疮，痛碍饮食，内治外敷，皆不效。孟英视，其舌色红润，脉形空数。曰：此血虚火浮也。以产后发热例施之，用熟地、当归、酒炒白芍、炙甘草、茯苓、炮姜投之，其病如失。

一老人，霍乱后目闭呃忒。医谓脱陷在即，与桂、附回阳之药，业已煎矣。适孟英至，询知溺赤口干，诊得脉形软数，而药香扑鼻，即曰：此药中有肉桂，叟勿服也，服之必死。迫令将药倾泼，而与肃肺清胃之剂，果得渐安。

丁酉中秋夜，牙行张鉴录，年逾花甲，卒仆于地。急延孟英脉之，弦滑而大。曰：痰气食相并而逆于上也。先以乌梅擦开牙关，横一竹箸于口，灌以淡盐姜汤，随入鹅翎探之，吐出痰食，太息一声而苏，次与调气和中而愈。后数年，以他疾终。此案虽无奇，而辨证之明，不可不录。

姚树庭，以古稀之年而患久泻，群医杂治不效，佥以为不起矣。延至季秋，邀孟英决行期之早晚，非敢望愈也。孟英曰：弦象独见于右关，按之极弱，乃土虚木贼也。调治得法，犹可引年，何以遽尔束手乎？乃出从前诸方阅之，皆主温补升阳。曰：理原不背，义则未尽耳。如姜、附、肉蔻、骨脂之类，气热味辣，虽能温脏，反助肝阳，肝愈强则脾愈受戕，且辛走气而性能通泄，与脱者收之之义大相刺谬；而鹿茸、升麻可治气陷之泻，而非斡旋枢机之品；至熟地味厚滋阴，更非土受木克、脾失健行之所宜，纵加砂仁酒炒，终不能革其腻滑之性，方方用之，无怪乎愈服愈泻，徒藉景岳穷必及肾为口实也。与异功散加山药、扁豆、莲子、乌梅、木瓜、芍药、蒺藜、石脂、余粮（扶脾抑肝，加以收摄下焦，须看其与病证针锋相对处），服之果效，恪守百日，竟得康强。越三载，以他疾终。

批：语语精义，由此类推，可以知用药之权衡矣。

戊戌春，张雨农司马必欲孟英再赴环山，孟英因其受病之深，且公事掣肘，心境不能泰然，诚非药石之可以为力也，固辞不往。司马泫然哀恳，但冀偕行，旋署则任君去留可耳，并嘱赵兰舟再四代陈曲恫。孟英感其情，同舟渡江。次剡（音 shàn）溪，司马谭及体气羸惫情形。孟英忽曰：公其久不作嚏乎？司马曰：诚然有年矣，此曷故也？孟英曰：是阳气之不宣布耳。古惟仲景论及之，然未立治法。今拟鄙方奉赠，博公一嚏如何？司马称善。遂以高丽人参、干姜、五味、石菖蒲、酒炒薤白、半夏、橘皮、紫菀、桔梗、甘草为剂，舟行抵嵊，登陆取药，煎而服之，驾舆以行，未及二十里，司马命从人诣孟英车前报曰：已得嚏矣。其用药之妙如此。

夏间，牙行倪怀周室，新产数日，泄泻自汗，呕吐不纳。专科谓犯三禁，不敢肩任。孟英诊脉，虚微欲绝。证极可虞，宜急补之，迟不及矣。用东洋参、耆、术、龙、牡、酒炒白芍、桑枝、木瓜、扁豆、茯神、橘皮、紫石英、黑大豆，投之四剂，渐以向安。予谓新产后用参、耆大补，而又当盛夏之时，非有真知灼见者不能也。诚以天下之病千变万化，原无一定之治，奈耳食之徒惟知执死方以治活病，岂非造孽无穷？亦何苦人人皆欲为医而自取罪戾耶？

张养之令侄女，患汛愆而饮食渐减。于某与通经药服之，尤恶谷。请孟英诊之，脉缓滑。曰：此痰气凝滞，经隧不宣，病由安坐不劳。法以豁痰流气，勿投血药，经自流通。于某闻而笑曰：其人从不吐痰，血有病而妄治其气，胀病可立待也。及服孟英药，果渐吐痰而病遂愈，养之大为折服。予谓世人头痛治头，脚疼疗脚，偶中而愈，贪为已功，误药而亡，冤将奚白？此《寓意草》之所以首列议病之训也。孟英深得力于喻氏，故其议病，迥出凡流，要知识见之超总由读书而得，虽然，人存政举，未易言也。

毛允之，戌冬患感，初治以温散，继即以滋阴，病日以剧。延至亥春，或疑为百日之劳，或谓是伤寒坏证，而凤山僧主升、柴、耆、术以补之，丁卯桥用轻粉、巴霜以下之，杂药遍投，形神日瘁。乃尊学周延孟英视之。脉来涩数，上溢呃忒口腻，虽觉嗜饮而水难下隔，频吐涎沫，便秘溺赤，潮热往来，少腹如烙，按之亦不坚满。曰：此病原属冬温，治以表散，则津液伤而热乃炽，继以滋填，热邪愈锢，再施温补，气机更窒，升、柴、耆、术欲升其清而反助其逆，巴霜、轻粉欲降其浊而尽劫其阴。病及三月，发热不是表邪，便秘旬余，结涩非关积滞，且脉涩为津液之已伤，数是热邪之留著，溢乃气机为热邪所壅而不得下行，岂非温邪未去，得补而胶固难除，徒使其内烁真阴，上熏清道，以致一身之气尽失肃清之令？法当搜剔余邪，使热去津存，即是培元之道，伸其治节，俾浊气下趋，乃为宣达之机，何必执参、茸为补虚，指硝、黄为通降哉？以北沙参、紫菀、麦冬、知母、花粉、兰草、石斛、丹皮、黄芩、桑叶、栀子、黄连、木通、银花、橘皮、竹茹、芦根、橄榄、枇杷叶、地栗、海蜇等出入为方，服之，各恙递减，糜粥渐加，半月后始得大解，而腹热全消，谷食亦安，乃与滋阴善后而愈。

批：清热生津，治法固善，然亦此人本元坚固，故屡误之后犹能挽回，否则亦难为力矣。

张养之所亲李某，戌冬醉饮夜归，为查段巡员所吓，神志即以渐昏，治之罔效，至于不避亲疏，裸衣笑骂，力大无制，粪秽不知。已夏，延孟英视之，用石菖蒲、远志、龙齿、龟板、犀角、羚羊角、元参、丹参、知、檗、栀子、龙胆草、枳实、黄连、竺黄、竹沥、石膏、赭石、黑铅、铁落出入为方，十余帖，吐泻胶痰甚多。继与磁朱丸，渐以向愈。

批： 祛痰清热，滋阴镇惊，力量甚大，此必本虚标实者，故其方如此。

一祝叟，年近古稀，己亥春赴席，忽仆地痰涌，肢强眼斜，舌謇不语。外科王瑞芝荐孟英视之，投六君子加蝎梢、羚羊角、胆星、石菖蒲、竹沥、姜汁而瘳。

扶脾抑肝驱痰，面面圆到。

茅家埠翁嘉润，患腰疽，愈而复发者五年，费用不赀。诸疡医治之不效，盛少云嘱其求治于孟英。切其脉，弦细以数。曰：子之幸也，此内损证（肾俞发亦然），外科恶乎知？与大剂甘润滋填之药，匝月而痊，至今不发。

胡琴泉舅氏家一潘妪，年逾古稀，患霍乱转筋，濒危。孟英用自制蚕矢汤而瘳。

一少妇，分娩，胞水早破，胎涩不能下，俗谓之沥浆生，催生药遍试不应。孟英令买鲜猪肉一二斤，洗净，切大块，急火煎汤，吹去浮油，恣饮之，即产，母子皆生。且云：猪为水畜，其肉最腴，大补肾阴而生津液。予尝用治肾水枯涸之消渴、阴虚阳越之喘嗽，并著奇效。仲圣治少阴咽痛用猪肤，亦取其补阴虚而戢浮阳也。后贤不察，反指为有毒之物，汪讱庵非之是矣。惟外感初愈及虚寒滑泻、湿盛生痰之证，概不可食，以其滋腻更甚于阿胶、熟地、龙眼也。然猪以浙产者为良，北猪不堪用。吾杭燥肉鲊即猪皮为之，可以致远，入药尤为简当，不必泥于皮与肤之字面而穿凿以夸考据也。

秋初，家慈猝仆于地，急延孟英诊之，脉浮弦以滑。用羚羊角、胆星、牡蛎、石菖蒲、丹参、茯苓、钩藤、桑叶、贝母、橘红、蒺藜等，以顺气蠲痰、息风降火而痊。癸卯春前数日，忽作欠伸而厥。孟英切脉，微弱而弦。曰：病虽与前相似而证则异矣。以高丽参、白术、何首乌、山茱萸、枸杞、桑椹、石斛、牛膝、蒺藜、橘红、牡蛎等镇补摄纳以瘳。予谓此等证安危在呼吸之间，观前后卒仆数案，可见其辨证之神，虽古人不多让，况世俗之所谓医乎？家慈两次类中，予皆远出，微孟英，吾将焉活？感铭五内，聊识数言，惟愿读是书者，体其济世之心，临证得能如是，将胥天下之沉疴而尽起矣。

张养之，弱冠失怙，后即遭无妄之疾，缠绵七载，罄其资财，经百十三医之手而病莫能愈。因广购岐黄家言，静心参考，居然自疗而痊，然鼻已坏矣。抱此不白之冤，自惭形秽，乃闭户学书，专工作楷，其志良可悼也。孟英因与之交，见其体怯面青，易招外感，夏月亦著复衣，频吐白沫，询知阳痿多年，常服温辛之药，孟英屡谏之。而己亥九月间，患恶寒头痛，自饵温散不效，逆孟英诊之。脉极沉，重按至骨，则弦滑隐然。卧曲房密帐之中，炉火重裘，尚觉不足以御寒，且涎沫仍吐，毫不作渴，胸腹无胀闷之苦，咳嗽无暂辍之时，惟大解坚燥，小溲不多，口气极重耳。乃谓曰：此积热深锢，气机郁而不达，非大苦寒以泻之不可也。养之初犹疑焉，及见方案，辨论滔滔，乃大呼曰：弟之生死系乎一家之命，惟君怜而救之。孟英慰之曰：我不惑外显之假象，而直断为实热之内蕴者，非揣度之见，而确有脉证可凭，但请放心静养，不必稍存疑畏。及二三帖后，病不略减，诸友戚皆诋药偏于峻，究宜慎重服之。有于某者，扬言于其族党曰：养之之命送于孟英之手矣。众楚交咻，举家惶惑。次日另延陈启东暨俞某并诊，孟英闻之，急诣病榻前，谓曰：兄非我之知己也，则任兄服谁之药，我不敢与闻也。兄苟裕如也，则任兄广征明哲，我不敢阻挠也。今兄贫士也，与我至交也，拮据资囊，延来妙手，果能洞识病情，投剂必效，则我亦当竭力忿恚也。第恐虽识是病，而用药断不能如我之力专而剂大也。苟未能确识是证，而以无毁无誉之方应酬塞责，则因循养患，谁任其咎也？或竟不识是病，而开口言虚，动手即补，甘言悦耳，兄必信之。我不能坐观成败，如秦人视越人之肥瘠也。

今俞某之方如是，陈医殊可却之，速著人赶去辞绝，留此一款以作药资，不无小补。况连服苦寒，病无增减，是药已对证，不比平淡之剂，误投数帖，尚不见害也。实由热伏深锢，药未及病，今日再重用硝、黄、犀角，冀顽邪蕴毒得以通泄下行，则周身之气机自然流布矣。养之伏枕恭听，大为感悟，如法服之，越二日，大便下如胶漆，秽恶之气达于户外，而畏寒即以递减，糜粥日以加增，旬日后粪色始正，百日后康健胜常。嗣后虽严冬亦不畏冷，偶有小恙，辄服清润之方，阳道复兴，近添一女。养之尝颂于人曰：孟英之手眼或可得而学也，孟英之心地不可得而及也。我之病，奇病也，孟英虽具明眼，而无此种热情，势必筑室道旁，乱尝药饵，不能有今日矣。况不但有今日，而十余年深藏久伏之痾一旦扫除，自觉精神胜昔，可为后日之根基，再生之德，不亦大哉？

孙午泉进士，患哮，痰多气逆，不能著枕。服温散滋纳药，皆不效。孟英与北沙参、桂枝、茯苓、贝母、花粉、杏仁、冬瓜仁、丝瓜络、枇杷叶、旋覆、海石、蛤壳等药，覆杯即卧，数日而痊。

批： 此是热痰伏于肺络，故用药如此。

石符生，随乃翁自蜀来浙，同时患疟。医者以小柴胡汤加姜、桂投之，不效，改用四兽、休疟等法，反致恶寒日甚，谷食不进，惟饮烧酒姜汤，围火榻前，重裘厚覆，胸腹痞闷，喜以热熨，犹觉冷气上冲，频吐黏稠痰沫。延至腊初，疲惫不堪，始忆及丙申之恙，访孟英过诊。脉沉而滑数，苔色黄腻，不渴，便溏溺赤。曰：是途次所受之暑湿失于清解，复以温补之品，从而附益之，酿成痰饮，盘踞三焦，气机为之阻塞，所以喜得热熨热饮，气冲反觉如冰。若不推测其所以然之故，而但知闻问在切脉之先，一听气冷喜热，无不以为真赃现获。孰知病机善幻，理必合参，以脉形兼证并究（审病要法），则其为真热假寒自昭昭若揭矣。与大剂苦寒之药，而以芦菔汤煎，渐服渐不畏寒，痰渐少，谷渐增，继用甘凉善后，乔梓皆得安痊。

王氏医案·卷二

庚子春，戴氏妇产后恶露不多，用山楂、益母草酒煎，连服数日，遂发热自汗，口渴不饥，眩晕欲脱，彻夜不眠。孟英视之，曰：此禀属阴亏，血已随胎而去，虽恶露甚少，但无胀痛之苦者，不可妄投药饵。酒煎益母、山楂，不特伤阴，且能散气，而汗泄口干，津液有立竭之势，即仲圣所谓无阳也。盖人身天真之气谓之阳，阳根于津，阴化于液，津液既夺，则阳气无根而眩晕，阴血不生而无寐。若补气养阴，则舍本求末，气血不能生津液也。惟有澄源洁流，使津液充而气血自复，庶可无忧。以西洋参、生黄耆、龙骨、牡蛎、葳蕤、百合、甘草、麦冬、生薏苡、生扁豆、石斛、木瓜、桑叶、蔗浆投之，一剂即安，数日而愈。后以滋填阴分服之，乃健。

王某，久患吐血，体极孱弱。沈琴痴嘱其丐孟英治之。服药甫有小愈，而酷暑之时陡患霍乱转筋，大汗如雨，一息如丝。孟英视，曰：阴血久夺，暑热鸱张，吾《霍乱论》中之缺典也，姑变法救之。用北沙参、枇杷叶、龙、牡、木瓜、扁豆、苡仁、滑石、桑叶、蚕砂、石斛、豆卷投之，良愈。调理，每日仍服滋补以治宿恙。越二载，闻服温补药致血暴涌而亡。

赤山埠李氏女，素禀怯弱，春间汛事不行，胁腹聚气如瘕，减餐肌削。屡服温通之药，至孟秋加以微寒壮热，医仍作经闭治，势濒于危。乃母托伊表兄林豫堂措办后事，豫堂特请孟英一诊以决之。孟英切其脉时，壮热烙指，汗出如雨，汗珠落于脉枕上微有粉红色。乃曰：虚损是其本也。今暑热炽盛，先当治其客邪（急则治标之法），庶可希冀。疏白虎汤加西洋参、元参、竹叶、荷杆、桑叶。及何医至，一筹莫展，闻孟英主白虎汤，乃谓其母曰：危险至此，尚可服石膏乎？且《本草》于石膏条下致戒云血虚胃弱者禁用，岂彼未之知也？豫堂毅然曰：我主药，与其束手待毙，盍从孟英死里求生之路耶？遂服二帖，热果退，汗渐收。改用甘凉清余热，日以向安。继与调气养营阴，宿瘕亦消，培补至仲冬，汛至而痊。次年适孙夔伯之弟。

张氏妇，患气机不舒，似喘非喘，似逆非逆，似太息非太息，似虚促非虚促，似短非短，似闷非闷，面赤眩晕，不饥不卧。补虚清火，行气消痰，服之不应。孟英诊之，曰：小恙耳，旬日可安，但须惩忿，是嘱。与黄连、黄芩、栀子、楝实、鳖甲、羚羊角、旋覆、赭石、海蛰、地栗，为大剂，送当归龙荟丸，未及十日汛至，其色如墨，其病已若失。后与养血和肝调理而康。

牙行王炳华室，夏患臂痛。孙某曰风也，服参、耆、归、芍数帖，臂稍愈而腕痛；孙曰寒也，加以附、桂，痛不止而渐觉痰多；孙曰肝肾不足也，重用熟地、枸杞，令其多服取效，不料愈服愈剧，渐至昏厥；孙尚以为药力之未到，病体之久虚，前方复为加重，甚而时时发厥。始请孟英诊之，脉沉而有弦滑且数之象。乃谓炳华曰：此由过投温补，引动肝风，煽其津液为痰，痰复乘风而上，此晕厥之所由来也。余波则奔流经络，四肢因而抽搐；阳气尽逆于上，宜乎鼻塞面浮；浊气不能下达，是以便滞不饥。炳华曰：神见也，温补药服几三月矣，不知尚可救乎？孟英曰：勿疑吾药，犹有望焉。遂与大剂甘寒息风化饮，佐以凉苦泄热清肝，厥果渐止，各恙递蠲，两月后康复如常。予偶于旧书中检得无名氏钞本一册，所录多岐黄之言，内一条云：附、桂回阳，在一二帖之间，万一误投，害亦立至。功过不掩，其性之毒烈也概可见矣。奈世人不知药为治病而设，徒以贪生畏死之念横于胸中，遂不暇顾及体之有病无病，病之在表在里，但闻温补之药，无不欣然乐从者。模棱之辈趋跄存心，知其死于温补而无怨悔也，乃衣钵相传，不必察其体病脉证之千头万绪，仅以温补之品二十余味相迭为用，即成一媚世之方。且托足《金匮》之门，摹拟肾气之变，盖知熟地之阴柔可缚附、桂之刚猛，误投不致即败，偶中又可邀功，包藏祸心，文奸饰诈，何异新莽比周公、子云学孔圣哉？人以其貌古人而口圣贤也，多深信而不疑，迨积薪既厚，突火顿燃，虽来烂额焦头之客，其不至于焚身者幸矣。较彼孟浪之徒误投纯阳药致人顷刻流血而死者，其罪当加十等。诛心之论，救世之言，知我罪我，不遑计焉。孟英见之，拜读千过，且曰：剿汉学以欺世，由来久矣。徐灵胎之论，无此透彻，可与退之《原道》文并峙。当考其姓字，于仲景先师庙内建护圣祠以祀之。予谓孟英如此称许，则其可传也奚疑？故附刊此案之后，以证王氏妇温补药服及三月即所谓阴柔束缚刚猛之故，致人受其愚而不觉者，后之人可以鉴矣。

庄半霞，芝阶中翰之三郎也，闱后患感，日作寒热七八次，神气昏迷，微斑隐隐。医者无策，始迎孟英视之。曰：此平昔饮酒，积热深蕴，夹感而发。理从清解，必误投温补，以致热势披猖若是。询之，果三场皆服参，且携枣子浸烧酒入闱。初病尚不至此，因连服羌、防、姜、桂，渐以滋甚。孟英曰：是矣。先以白虎汤三剂，斑化而寒热渐已，继用大苦寒之药泻其结热，所下黑矢皆作枣子气。旬日后与甘润滋濡之法，两月始得全愈。

金愿谷舍人次郎魁官，九月间患五色痢，日下数十行，七八日来口噤不纳，腹痛呻吟，危在旦夕矣。有主人参以补之者，有主生军以荡之者，举家皇皇，不知所措。孟英视之，曰：暑夹食耳。误服热药矣，攻补皆不可施也，轻清取之，可即愈焉。以北沙参、黄连、鲜莲子、栀子、黄芩、枇杷叶、石斛、扁豆、银花、桔梗、山楂、神曲、滑石为方。其家以为病深药淡，恐不济事。西席庄晓村云：纵使药不胜病，而议论极是，定不致加病也。竭力赞其居停投之，覆杯即安，旬日而起。予闻孟英尝曰：莲子最补胃气而镇虚逆，若反胃由于胃虚而气冲不纳者，但日以干莲子细嚼而咽之，胜于他药多矣。凡胃气薄弱者，常服玉芝丸，能令人肥健。至痢证噤口，皆是热邪伤其胃中清和之气（要言不烦），故以黄连苦泄其邪，即仗莲子甘镇其胃。今肆中石莲皆伪，味苦反能伤胃，切不可用。惟鲜莲子煎之，清香不浑，镇胃之功独胜。如无鲜莲，则干莲亦可用。或产莲之地湖池中淘得入水不腐之老莲，即古所谓真石莲也，昔人治噤口痢多用此。然可不必拘泥，庶免作伪之人以赝乱真，反致用而无效，徒使病不即愈也。

附：玉芝丸（孟英）

猪脺（音dǔ）一具，治净，以莲子去心，入脺内，水煎糜烂，收干，捣为丸服。

批：噤口痢，虚热在胃也，补虚则碍热，清热则妨虚，兹又加以食积，尤为棘手。须看其用药圆到处。

陈足甫，禀质素弱，上年曾经吐血，今夏患感之后，咳嗽夜热，饮食渐减。医作损治，滋阴潜阳，久服不效。秋杪，孟英诊之，曰：阴分诚虚，第感后余热逗留于肺，阻气机之肃降，搏津液以为痰。此关不清，虽与滋填培补之药，亦焉能飞渡而行其事耶？先清肺气以保胃津，俾治节行而灌溉输，然后以甘润浓厚之法补实真阴，始克有济。乃尊仰山闻之，击节叹服，如法施之，果渐康复。

批：晡热、夜热，原有肺热、血瘀二候，断非滋阴所能愈，况温病之后咳嗽夜热，显为遗邪在肺，滋阴药愈没干涉矣。

胡蔚堂舅氏，年近古稀，患囊肿，小溲赤短，寒热如疟。孟英曰：非外感也，乃久蕴之湿热下流，气机尚未宣泄。与五苓合滋肾，加楝实、栀子、木通，两剂后囊间出腥黏黄水甚多，小溲渐行，寒热亦去。继与知檗八味去山药、萸肉，加栀子、楝实、芍药、苡仁等，久服而愈。壬寅夏，感受暑湿，误投温散，以致谵语神昏，势濒于危，而肛前囊后之间溃出腥脓，疮口深大。疡科以为悬痈也，敷治罔效。时孟英患疝（音 shān）未痊，予固邀其扶病一诊。孟英曰：悬痈乃损怯证，成之以渐。今病来迅速，腥秽异常，是身中久蕴厚味湿热之毒夹外受之暑邪无所宣泄，下注而为此证。切勿敷药，以遏其外走之势。但舌强而紫赤，脉细而滑数，客邪炽盛，伏热蕴隆，阴分甚亏，深虞津涸（卓识）。先与清营之剂，三投而神气渐清，次以凉润阳明，便畅而热蠲脓净，改用甘柔滋养，月余溃处肌平；善后参入参、耆，竟得康强如昔。

批： 用药次第可法。

汪吉哉，久疟不愈，医谓元气已虚，杂投温补，渐至肌瘦内燔，口干咳嗽，寝汗溺赤，饮食不甘。孟英视之，曰：余邪逗留血分也。与秦艽鳖甲散而瘳。其堂兄养余亦患疟数月，多医疗之罔效，肌瘦自汗，腰膝酸软，不能稍坐，极其畏冷。孟英曰：此大虚证，胡反不补？犹以消导，是何居心？与参、耆、术、草、熟地、白芍、五味、杜仲、山药、龙骨、牡蛎、桂枝、大枣、木瓜，服数十帖而起。

孟英治其令叔，高年痰嗽，喘逆碍卧，肢冷颧红，饮食不进，与真武汤而安。

照戴阳例治之。

湖墅张春桥，素禀不坚，头眩脑鸣，频服温补药，甚觉畏冷，人皆谓其体偏于寒也。辛丑春，始请孟英诊之，脉甚数。曰：阴亏也，温补非宜。改服滋水培元之剂，颇为有效。夏间，或劝以灸火，云可以除百病。盖未知灼艾之可以除百病者，谓可除寒湿凝滞阳气不能宣通之证，非谓内伤外感一切之病皆可灸以除之也，故仲景有微数之脉慎不可灸之训，正以艾火大能伤阴也。灸后数日，即寒少热多，宛如疟疾。医者以为脾寒病，投以温散，日以滋甚。春桥知药治未符，坚不肯服。乃父与之询其故，漫曰：要儿服药，须延王先生诊视。与之遂邀孟英治之，切其脉，滑数倍加。曰：阴虚之体，内热自生，灸之以艾，火气内攻，时当溽暑，天热外烁，三者相交，阴何以堪？再投温散，如火益热。当从瘅疟治，专以甘寒息热（孟英长技），则阴津不致枯涸，而寒热不攻自去，所谓治病必求其本也。竟不用一分表散药而治愈。

批：眼前道理而人多不悟，一经拈出，便成名论。此与以针治虚损者同一悖谬。

栖流所司药陈芝田，于仲夏患感，诸医投以温散，延至旬日，神昏谵妄，肢瘛耳聋，舌黑唇焦，囊缩溺滴，胸口隐隐微斑，一望而知其危矣。转邀孟英诊之，脉细数而促。曰：阴亏热炽，液将涸矣。遂用西洋参、元参、生地、二冬、知、檗、楝实、石斛、白芍、甘草梢、银花、木通、犀角、石菖蒲大剂投之（孟英能用大剂，故能起不治之证，亦古人所未有也）。次日复诊，其家人云：七八日来小溲不过涓滴，昨服药六七个时辰后解得小溲半杯。孟英曰：此即转机也。然阴气枯竭，甘凉濡润不厌其多。于前方再加龟版、鳖甲、百合、花粉，大锅煎之，频灌勿歇。如是者八日，神气始清，诸恙悉退，纯用滋阴之药调理匝月而瘳。予谓孟英学识过人，热肠独具，凡遇危险之候，从不轻弃，最肯出心任怨以图之。如此案八日后神气始清，若经别手，纵使治法不错，而一二帖后不甚起色，必规避坚辞，致病家惑乱，谋及道旁，虽不死于病，亦必死于药矣。此在医者之识老心坚，又须病家之善于择而任之专也，谈何易耶？且闻孟英尝云：温热液涸神昏，有投犀角、地黄等药至十余剂，始得神清液复者。因温热案最夥，不暇详录，姑识此以告司人之命者。

批：一派甘寒之药，既可涤热，又以生津，真治温良法也，惟湿温证宜稍加斟酌耳。

江小香，病势危笃，浼人迎孟英诊之，脉虚弦而小数，头痛偏于左

27

后，子夜热躁，肢冷欲呕，口干不欲饮，不饥不欲食，舌謇言涩，溺黄而频。曰：体属素虚，此由患感时过投温散，阴津阳气皆伤。后来进补而势反日剧者，滋腻妨其中运，刚烈动其内风（知此二语，方可论药），以致医者金云表之不应，补亦无功，竟成无药可治之证。虽然，不过难治耳，未可遽弃也。与秋石水拌制高丽参、苁蓉、首乌、生白芍、牡蛎、楝实、盐水炒橘红、桑椹、石斛、蒺藜、茯苓，煎，吞饭丸肉桂心五分，一剂躁平呕止，各恙皆减，连投数服，粥食渐安，乃去首乌、桂、楝，加砂仁末拌炒熟地、菊花、枸杞，半月而瘳。

批：从阴引阳，从阳引阴，绝妙机轴。

溽暑之令，瘄疹盛行，幼科仅知套药，升、柴、防、葛乱施。殆亦疫疠之病，造化默行其杀运欤？陈仰山家患此者十余人，其长郎书带孝廉之女势最剧，以瘄甫出而汛至也，医者却走，始延孟英视之。脉滑而数，舌绛大渴，面赤失音，不食便泻。曰：此由发散太过，火盛风炽，气血两燔。气分之邪由泻而略泄其焰，营分之热由汛而稍解其焚，岂可畏其脱陷，妄投止涩耶？与西洋参、石膏、知母、麦冬、犀角、生地、连翘、甘草、石斛、丹皮、桑叶、竹叶，大剂投之，三日而愈。养阴善后，遂以渐安。其余或轻或重，孟英一以清解而痊。

石诵羲，夏杪患感，多医广药，病势日增，延逾一月，始请孟英诊焉。脉至右寸关滑数上溢，左手弦数，耳聋口苦，热甚于夜，胸次迷闷，频吐黏沫，啜饮咽喉阻塞，便溏溺赤，间有谵语。曰：此暑热始终在肺，并不传经，一剂白虎汤可愈者，何以久延至此也？乃尊北涯出前所服方见示，孟英一一阅之，惟初诊顾听泉用清解肺卫法为不谬耳。其余温散升提，滋阴凉血，各有来历，皆费心思，原是好方，惜未中病。而北涯因其溏泄，见孟英君石膏以为治，不敢与服。次日复诊，自陈昨药未投，惟求另施妥法。孟英曰：我法最妥，而君以为未妥者，为石膏之性寒耳。第药以对病为妥，此病舍此法，别无再妥之方。若必以模棱迎合为妥，恐贤郎之病不妥矣。北涯闻而感悟，颇有姑且服之之意，而病者偶索方一看，见首列石膏，即曰：我胸中但觉一团冷气，汤水皆须热呷，此药安可投乎？坚不肯服。然素仰孟英手眼，越日仍延过诊，且告之故。孟英曰：吾于是证，正欲发明。夫邪在肺经，清肃之令不行，津液凝滞，结成涎沫，盘踞胸中，升降之机亦窒，大气仅能旁趋而转旋，是一团涎沫之中，为气机所不能流行之地，其觉冷也，不亦宜乎？且予初诊时，即断为不传经之候，所以尚有今日而能自觉胸中之冷。若传入心包，则舌黑神昏，才合吴古年之犀角地黄矣。然虽不传经，延之逾月，热愈久而液愈涸，药愈乱而病愈深，切勿以白虎为不妥，急急投之为妙。于是有敢服之心矣。而又有人云，曾目击所亲某，石膏甫下咽而命亦随之，况月余之病，耳聋泄泻，正气已亏，究宜慎用。北涯闻之惶惑，仍不敢投，乃约翌日广征名士，会商可否。比孟英往诊，而群贤毕至，且见北涯求神拜佛，意乱心慌，殊可怜悯。欲与众商榷，恐转生掣肘，以误其病，遂不遑谦让，援笔立案云：病既久延，药无小效，主人之方寸乱矣。予三疏白虎而不用，今仍赴招，诊视者欲求其病之愈也。夫有是病则有是药，诸君不必各抒高见，希原自用之愚。古云鼻塞治心，耳聋治肺，肺移热于大肠则为肠澼，是皆白虎之专司，何必拘少阳而疑虚寒哉？放胆服之，勿再因循，致贻伊戚也。坐中顾听泉见案，即谓北涯曰：孟英肠热胆坚，极堪倚赖，如犹不信，我辈别无善法也。顾友梅、许芷卿、赵笛楼亦皆谓是。疏方以白虎加西洋参、贝母、花粉、黄芩、紫菀、杏仁、冬瓜仁、枇杷叶、竹叶、竹茹、竺黄，而一剂甫投，咽喉即利，三服后各恙皆去，糜粥渐安，乃改甘润生津，调理而愈。予谓此案不仅治法可传，其阐发病情处，识见直超古人之上。

批：论亦根柢喻氏，而更加明透。

刘廉方，常州名士也。在西湖受暑，移榻于崔仲迁别驾处医治，垂危，庄芝阶舍人拉孟英往诊之。裸卧昏狂，舌黑大渴，溺赤便秘，脉数而芤，与犀角地黄汤加减服之，神识已清，略能进粥。次日复诊，颇知问答，大有生机，仍处甘凉法以赠之，并嘱伊格外谨慎。而越日，庄半霞诣孟英，偕往诊视，见其目张睛瞪，齿露唇焦，气喘汗出，扬手掷足，而不可救药矣。众楚交咻，谓是寒凉药凝闭而然。孟英曰：病之宜凉宜热，汝辈不知也。脉乃皮里之事，汝等不见也，吾亦不屑为之争辩。惟目瞪唇焦，人所共睹，则其死于何药自有定论。遂拂衣出。半霞再三请罪。孟英曰：俗人之见，何足介怀？是非日后自明，于我心无慊焉，第斯人斯病皆可惜也。既而始知有人主热药以偾事，岂非命耶？仅二载而仲迁病，孟英闻之，曰：殆矣。盖知其阴虚而受暑湿，恐主药者未必能悔悟于前车也。后果闻其广服温补之剂，以致真阴竭绝而死。覆辙相寻，迷而不醒，可哀也已。

瓯镇孙总戎令郎楚楼，自镇江来浙，主于石北涯家。途次即患寒热如疟，胁痛痰嗽。北涯见其面鳖形瘦，颇以为忧，即延医与诊。医谓秋疟，与疏散方，北涯犹疑其药不胜病，复邀孟英视之。曰：阴亏也，勿从疟治。以苇茎汤加北沙参、熟地、桑叶、丹皮、海石、旋覆、贝母、枇杷叶为剂。北涯见用熟地，大为骇然。孟英曰：君虑彼药之不胜病，吾恐此病之不胜药，赠此肃肺润燥滋肾清肝之法，病必自安。楚楼闻之，叹曰：妙手也，所论深合病情。前在姑苏服疏散药，甚不相安，居停勿疑，我服王公之药矣。果数日而痊，逾旬即东渡赴瓯去。

姚雪樵孝廉之太夫人，年逾花甲，患感两月，医皆束手，始延孟英诊之。身已不能转侧，水饮难于下咽，声音不出，便溺不通。曰：此热邪逗遛不去，津液剥削殆尽。计其受病之时，正当酷暑，岂即温补是投，但知其虚而不知其病耶？阅前服诸方，惟初手顾听泉从吸受暑邪轻清开上立治，为合法耳。余方非不是起死回生之药，其如与病无涉何？而阮某小柴胡方服之最多，盖医者执此和解之法，谓不犯汗吐下三者之险，岂不稳当？病家见其参、胡并用，谓补正祛邪，具一举两全之美，最为上策，孰知和解足少阳传经伤寒之剂不可以概和各经各气之各病，徒使参、胡提升热邪以上逆，致一身之治节无以清肃下行，而姜、枣温腻湿浊于中焦，致运化之枢机失其灌溉之布，气机愈窒，津液愈干，和解之汤愈进，而气愈不和，病愈不解。今则虽有良治，而咽喉仅容点滴，气结津枯，至于此极，英雄无用武之地矣。雪蕉昆季力恳挽救，乃疏甘凉濡润之方，嘱其不限时刻，不计多寡，频以水匙挑入，使其渐渗下喉，而一日之间仅灌一小杯许，其病势之危于此可想。直灌至旬余，气机始渐流行，药可服小半剂矣。人见转机之难，不无议论旁生，赖孟英静镇不摇，乃得日以向愈，粥食递加。惟大解久不行，或以为忧。孟英曰：无恐也，水到渠成，谷食安而津液充，则自解矣。若欲速妄攻，则久不纳谷之胃尚有何物以供其荡涤哉？至九月下旬，始有欲解之势，孟英连与补气益血之药，尚不能下，于前方加蜣螂一对热服，即解，凡不更衣者计及五十日矣，闻者莫不惊异，继以平补善后而痊。

仲冬大雪连朝，积厚丈许，严寒久冻，西湖可行车马。斯时也，盛少云患痰嗽夜热，自汗不寐，左胁痛如针刺，肌削不饥。自问不起矣，请孟英托以后事。及诊其脉，许以可生，盖病来虽恶，未经误药也。与固本加龟版、鳖甲、苁蓉、知、檗、青黛、石斛、花粉、白芍、楝实、海石、旋覆、贝母、蛤壳、牛膝出入，为大剂投之，即效，连服四五十帖而痊。予谓斯证患于斯时，若经别手，未有不投温补者，而少云能与孟英游，其亦具眼之人乎？此真所谓患难交不可不留心于平日也，然亦不能人人而遇之，殆佛氏所谓有缘存乎其间欤？

壬寅春，邵小墀室患汛愆，释医诊，以为妊，广服保胎药，渐至腹胀跗肿，气逆碍卧，饮食不进。入夏，延孟英视之。曰：血虚气滞，误补成胀也。先以黄连、厚朴、山楂、鸡内金、橘皮、大腹皮、枳实、茯苓、栀子、楝实、杏仁、紫菀、旋覆等药，少佐参、术服之（先疏其滞以治胀，亦一定之法），气机渐运，胀去食安，渐入滋阴养血之治，数月经行而愈。

一人患晨泄有年，累治不效，而春间尤甚。孟英按其脉曰：汝虽苦泻，而泻后腹中反觉舒畅乎？曰：诚然。苟不泄泻，又胀闷减食矣，而服四神、附、桂之药，其泻必加，此曷故也？曰：此非温升补涩之证，乃肝强脾弱，木土相凌。处一方，令其常服，数帖即安，后竟无此恙矣。方用白术、苡仁、黄连、楝实、桂枝、茯苓、木瓜、芍药、蒺藜、橘皮而已。

批：扶脾抑肝，制方灵动。

邵鱼竹给谏，起居饮食如常，惟仅能侧卧，略难仰睡，仰而寤，无恙也，稍一合眼则惊窜而醒，虽再侧眠，亦彻夜不得寐矣。多年莫能治。孟英以三才合枕中丹加黄连、肉桂服之，良效（心肾交治而以黄连、肉桂媾合之，用意甚巧）。

其长郎子瓶，久患痰多，胸膈满闷，连年发痛，药之罔效。孟英脉之曰：气分偏虚，痰饮阻其清阳之旋运，宜法天之健以为方，则大气自强而流行不息，胸次乃廓然如太空矣。与六君去甘草，加黄耆、桂枝、薤白、蒌仁、石菖蒲、蒺藜、旋覆服之，满闷渐舒，病亦不发矣。

批：凡心肾不交之人，多不能仰卧，以仰则肾气不能上乘，而心气愈浮也。

予荆人娩后，恶露不行。或劝服生化汤，适孟英枉顾，诊曰：阴虚内热，天令炎蒸，虽赤砂糖不可服也。以生地、丹参、丹皮、豆卷、茺蔚子、茯苓、桃仁、山楂、栀子、泽兰、琥珀投之，即效，且无别恙而易健。可见体质不齐，药难概用，况其致病之因不一，病机传变无穷。语云：量体裁衣。而治病者可不辨证而施治耶？孟英常曰：凡产后，世俗多尚生化汤，是以一定之死方疗万人之活病。体寒者固为妙法，若血热之人，或兼感温热之气者，而一概投之，骤则变证蜂起，缓则蓐损渐成。人但知产后之常有，而不知半由生化汤之厉阶。此风最盛于越，方本传于越之钱氏。自景岳采入八阵，遂致流播四海，人之阴受其害者数百年矣，从无一人能议其非。今特为此长夜之灯，冀后人不致永远冥行，或可稍补于世。但景岳最偏于温补，而独于产后一门力辨丹溪大补气血为主之非，可谓此老之一隙微明，惜犹泥于产后宜温之谬说，盖由未入仲圣之宫墙也。

批： 不寒不燥，真阴虚血滞者之良剂。通人之论，无论寒药热药，用不得当，皆足误人，不可不知。

戚媪者，年六十余矣，自幼佣食于黄莲泉家，忠勤敏干，老而弥甚，主仆之谊，胜于亲戚也。秋间患霍乱转筋，孟英视之，暑也，投自制蚕矢汤，两服而安。三日后，忽然倦卧，不能反侧，气少不能语言，不饮不食。莲泉惶惧，不暇远致孟英，即邀济仁堂朱某诊之。以为霍乱皆属于寒，且昏沉欲脱，疏附子理中汤与焉。莲泉知药猛烈，不敢遽投，商之王安伯。安伯云：以予度之，且勿服也。若谓寒证，则前日之药下咽即毙，吐泻安能渐止乎？莲泉闻之，大悟，著人飞赶孟英。至而切其脉，曰：此高年之体，元气随泻而泄，固当补者，第余暑未清，热药在所禁耳。若在孟浪之家，必以前之凉药为未当，今日温补为极是，纵下咽不及救，亦惟归罪于前手寒凉之误也。设初起即误死于温补，而世人亦但知霍乱转筋是危险之证，从无一人能知此证有阴阳之异，治法有寒热之殊，而一正其得失者，此病之所以不易治而医之所以不可为也。今君见姜附而生疑，安伯察病机之已转，好问者心虚，识机者智赡，二美相济，遂使病者跳出鬼门关，医者卸脱无妄罪，幸矣幸矣。乃以高丽参、麦冬、知母、葳蕤、木瓜、扁豆、石斛、白芍、苡仁、茯苓、蒺藜为方，服六剂，始能言动，渐进饮食，调理月余而健。

七月十八日夜，予患霍乱转筋，甚剧，仓卒间误服青麟丸钱许，比晓，急邀孟英。诊之，脉微弱如无，耳聋目陷，汗出肢冷，音哑肌削，危象毕呈。药恐迟滞，因嘱家慈先浓煎高丽参汤，亟为接续，随以参、术、白芍、茯苓、附、桂、干姜、木瓜、苡仁、扁豆、莲实为方，一剂而各证皆减。次日复诊，孟英曰：气分偏虚，那堪吐泻之泄夺？误饵苦寒，微阳欲绝，昨与真武、理中合法，脾肾之阳复辟矣，刚猛之品可以撤去。盖吐泻甚而津液伤，筋失其养则为之转，薛生白比之痉病，例可推也。凡治转筋，最要顾其津液，若阳既回而再投刚烈，则津液不能复而内风动矣。此治寒霍乱之用附、桂，亦贵有权衡而不可漫无节制，致堕前功也（此一段议论极精微，凡用寒用热，俱宜具此权衡，方无过当之弊。否则，药虽中病而服之不止，反受其害矣。喻氏论中寒证，亦具此意）。即于前方裁去姜、附、肉桂加黄耆、石斛，服至旬日而愈。予谓此番之病，危同朝露，若非孟英，恐不能救。常闻张柳吟云：但使病者听孟英论病之无微不入，用药之无处不到，源源本本，信笔成章，已觉疾瘳过半。古云檄愈头风，良有以也。

批：可见浙人禀赋之薄，若幽冀之人，即误服青麟丸数钱，亦不至如斯之甚也。

陈艺圃，亦知医，其室人于仲秋患霍乱转筋，自诊，以为寒也，投热剂，势益甚。延朱茂才视之，亦同乎主人之见也，病尤剧。始请孟英决之。曰：寒为外束之新邪，热是内伏之真病，口苦而渴，姜附不可投矣。与河间法，人皆不之信也，再与他医商之，仍投热药，乃至口鼻出血而死。极其悔叹，始服孟英之卓见也。谓霍乱一证，近来时有，而医皆不甚识得清楚，死于误治者极多。孟英特著专论，虽急就成章，而辨晰简当，略无支漏，实今日医家首要之书，以其切于时用，不可不亟为熟读而研究也。

顾云垞，体丰年迈，患疟于秋，脉芤而稍有歇止。孟英曰：芤者，暑也；歇止者，痰湿阻气机之流行也。大忌温补以助邪气（卓识）。及与清解蠲痰之法，病不少减而大便带血（邪将去矣）。孟英曰：暑湿无形之气，而平素多痰，邪反得以盘踞，颇似有形之病，清解不克胜其任，气血皆受其滋扰，必攻去其痰，使邪无依附而病自去，切勿以高年而畏峻药。伊侄桂生少府，亦精于医者也，闻之，极口称是。遂以桃仁承气汤加西洋参、滑石、芩、连、橘红、贝母、石斛为方，送礞石滚痰丸。乃郎石甫孝廉云，此药在他人必畏而不敢服，我昔年曾患暑湿证，深悉温补之不可轻试，况高明所见相同，更何疑乎？径服二剂，下黏痰污血甚多，疟即不作，仍以清润法善后而康。

批：此必别有外证可凭，故直断为暑与痰湿，未有专视脉之芤与歇止而如是定断者，读者勿被瞒过。此方可谓峻极，良由识高，非徒胆大。

邵子受令壸，患吐血，肌肤枯涩，口渴，脉虚大。孟英曰：气分之阴亏也，温补既非，滋填亦谬。以参、耆、二冬、知母、百合、葳蕤、石斛、桑叶、枇杷叶投之而愈。

批：用补亦要用得其宜，方能奏效，非一味蛮补即能愈疾也。案中诸治，可以为法。

九月间，张春桥患疟，寒少热多，间二日而作，甫两发，形即清瘦。孟英诊，曰：脉弦而细，尺中甚数，疾作于子夜，口干嗜饮，乃足少阴热疟也。两发遽尔形消，胡可玩视？吾以妙药奉赠，可期即已，但请即服，不可商于人而致生疑议也。方用元参、生地、知母、丹皮、地骨皮、天冬、龟版、茯苓、石斛、桑叶。春桥以向所心折，遂服之，一剂疟即止，再以滋阴善后而愈。予谓此证一帖而瘳，似乎轻易，但非真才实学，焉有此种妙治？设遇别手，非温补即提表，其祸可胜道哉？然天下之病，无论轻重，总贵初治得法，何致轻者重而重者危耶？奈世俗之情，必使轻者重而后转安，始知医药之功，殊可叹也。按此证，世人但知其为三阴疟，笼统治以温补之法，从未闻有分经用药者。今提出少阴二字，创立清凉之剂，用药精当，取效敏捷，法似新奇，理自完足，所谓活人治活病，全以活泼运之也。可以启人慧悟，垂作典型。

金宽甫，初冬患感，局医黄某，闻其向来不拘何病总须温药而痊，胸怀成见，进以姜、桂之方，渐至足冷面赤，谵语烦躁，疑为戴阳而束手矣。举家彷徨，延孟英诊焉。曰：此伏邪晚发，误与升提，热浮于上，清解可安。宽甫犹以向不服凉药为疑，方中芩连之类，坚不肯用。乃兄愿谷中翰极力开导，督人煎而饮之，果得霍然。

周晓沧乃郎品方，患冬温，所亲顾听泉知其体属阴亏，病非风寒也，不犯一分温升之品，而证不能减，势颇可危，乃虚怀转邀孟英。诊之，曰：所治良是也，但于方中加贝母、杏仁、紫菀、冬瓜子等味。与之遂效。可见药贵对病，虽平淡之品，亦有奇功。孟英尝云：重病有轻取之法。于此可见。

癸卯春，邵秋子令堂，年近六旬，患寒热如疟久矣，诸医杂治，罔效。孟英视之，曰：此湿邪久蕴，已从热化，误投提补，动其肝阳，痰饮因而上逆，与通降之法，寒热即减。而包某谓疟久阴虚，理宜滋养。病家闻之近是，遂进首乌、鳖甲等药，渐至脉伏胸痞，呃忒自汗，渴饮不食，颧赤便泄。包某束手，疏生脉散以塞责。举家彷徨，再求孟英。诊之，曰：此滋腻阻塞气机，清阳不司旋运，痰饮闭滞隧络（喜用熟地者鉴之），非脱象也，补药不可进。以栝蒌薤白合小陷胸，加菖蒲、竹茹、旋覆、贝母、杏仁、紫菀、枇杷叶投之（清热涤饮，旋转气机，以救滋腻之失），呃止脉出，大有转机。而郑某谓病固属痰，须温热以宣通，勿寒凉而凝遏。病家又惑焉，姜桂频投，既而唇肿咽疼，不能进饮，舌干短硬，难出语言。复请孟英救疗，与犀角地黄汤加元参、知母、银花、竺黄、花粉、胆星、石菖蒲、竹沥之类六七剂（甘寒生津，以救燥烈之失），吐出极臭胶痰甚多，粥饮渐进，此第三次生机也。奈狂澜莫障，邪说横行，辄以凉药不宜擅服，久病必定元虚，甘言悦耳，遂至升散温补，各逞所能，符咒乩（音jī）方，罔不遍试，延至仲夏，腭腐龈糜，唇高数寸，竟成燎原莫救。仍恳孟英设法，乃坚辞不能措手，付局医黄某敷治，肿烂日甚而终。

上年秋燥冬暖，略无霜雪，河井并涸。吾杭自九月间起，天花流行，十不救五，小儿之殇于是者日以百计。孟英曰：此痘疫也，治法当与常痘有异，惜幼科未之察耳。且天令发泄，不主闭藏，入春恐多喉患，特刊加味三豆饮方，俾未曾布痘者预服免患，将出者恣饮冀轻，又劝人频服青龙白虎汤，以杜春来喉恙。不料其言果应，三春不雨，喉疹甚多，医者犹不悟其致病之因，仅知发散，正如火上添油。孟英胸有成竹，一以仲圣白虎汤为救焚主剂，若已及于营分者，用晋三犀角地黄汤相机加减，又刊青龙白虎汤暨锡类散方，广为印送，赖此以活者不可胜数。

批：痘原感疫而发，《医林改错》中言之甚详。

附：加味三豆饮

生绿豆、生黄豆、生黑大豆（或用生白扁豆亦可）、生甘草、金银花，水煎服。

孟英原刻自注云：古方三豆饮，为痘证始终可服之妙药。未出时常服，痘可使稀；将出时急服，重可冀轻；已出时恣服，逆可转顺；尽出时频服，毒可易清。俗传种痘，是密室烘花，更有初生小儿十八日内服药令其出痘之法，是揠苗助长。此等矫揉造作，阴受其害者，古今来不知几恒河沙数矣。至于种种稀痘之方，皆无义意，或以毒药损人元气，或以秽物致生别恙，慎勿为其所惑。惟此方药极简易，性最平和，味不恶劣，易辨易服，不必论其体质，久服无弊，诚尽善尽美之王道药也。杭人惑于患痘不食豆之说，甚属可鄙。今特辨明，冀人醒悟。凡小儿能啜饮后，即以此药日日代茶，诚保赤之首章焉。原方用赤豆，性燥伤阴，予以黑大豆易之，更有补阴之绩，虽燥令燥体，皆无碍矣。再益银花、甘草，而化毒之功犹胜。或疑银花性凉，似难久用，不知三豆皆谷也，性能实脾，得银花以济之，更觉冲和。况小儿体禀纯阳，极宜此甘凉补阴之味，岂特稀痘？尤能明目消疳，不生疮疖泄泻等病，其功未能殚述也。

附：青龙白虎汤

橄榄、生芦菔，水煎服。

孟英自注云：此予自制方也。橄榄色青，清足厥阴内寄之火风而靖其上腾之焰，芦菔色白，化手太阴外来之燥热而肃其下行之气，合而为剂，消经络留滞之痰，解膏粱鱼面之毒，用以代茶，则龙驯虎服，脏腑清和，岂但喉病之可免耶？且二味处处皆有，人人可服，物易功优，久任无弊，实能弭未形之患，勿以平淡而忽诸。

附：锡类散

象牙屑（焙）、真珠各二分，飞净青黛六分，梅花冰片三厘，壁钱二十个（俗名喜儿窠，木板上者勿用），西牛黄、人指甲各五厘（男病用女，女病用男，合送济人，须分别配之），共研极细粉，吹患处，流出恶涎，即愈。

孟英自注云：此专治烂喉痧疹之神方也。尤鹤年附载于《金匮翼》，云张瑞符传此方以救人而得子，故予名之曰锡类散。

段春木之室，烂喉，内外科治之束手，姚雪蕉孝廉荐孟英视之。骨瘦如柴，肌热如烙，韧痰阻于咽喉，不能咯吐，须以纸帛搅而曳之，患处红肿白腐，龈舌皆糜，米饮不沾，汛事非期而至。按其脉，左细数，右弦滑。曰：此阴亏之体，伏火之病，失于清降，扰及于营。先以犀角地黄汤清营分而调妄行之血，续与白虎汤加西洋参等肃气道而泻燎原之火，外用锡类散扫痰腐而消恶毒，继投甘润药蠲余热而充津液。日以向安，月余而起。

吴雨峰明府家，嘱儿科为其仲郎所出之两孙种痘，下苗二三日，发热咽疼。医以为痘之将形也，投以升透之药（痘疹一门以护咽为第一要义，一见喉痛即急清降，大忌升提，何专科而不知此耶），赤斑似锦，喉烂如焚，半月之间，合家传染，诸医莫敢入其室。孟英往诊时，见其三郎耕有、四郎小峰尚未病，亟曰：已病者固当图治，未病者尤宜防患。传以青龙白虎汤代茶恣饮，竟得无恙。其令阃洪宜人及仲媳，皆为之治愈。此外如其长媳、其令爱、其三孙、其仆、其探病之女戚，殒于是病者七人焉。时雨峰、筑岩两乔梓咸宦于外，仲郎亦幕游江右，不料因种痘而酿此家祸，益信孟英劝人勿种痘之说为可训矣。

批：种痘之法，以人巧而夺天工，原属妙法，但须慎于择时，若疫气流行之时，感其气者尚有肿颐烂喉之酷，况又加以痘毒耶？此乃医之不明，未可尽归咎于种痘也。

潘洪畴，托儿医为其仲郎春波所出之孙种痘，下苗三日，即咽痛。医与升散药，发热斑烂，七朝而夭（咽痛而复升之，即非种出之痘，亦必不免）。春波及其弟祥衍皆染其病。春波之证，顾听泉治而愈矣。祥衍之恙，咽喉烂至于舌，胸膈痞塞不通，牙关紧涩，小溲淋痛，口流紫黑血块，人皆谓其脏腑烂焉。孟英视之，曰：恶血毒涎，正欲其出。吹以锡类散，用碗承其口，流出涎血甚多，咽喉牙环胸膈皆得渐舒。投以犀角地黄汤加元参、银花、童溺、藕汁、竺黄、花粉、贝母、石菖蒲之类，渐以向安，继与生津填补而痊。

夏间，顾听泉邀孟英视其亲屠绿堂之恙。孟英曰：阴生可虑。果于夏至前五日而卒。屠之五令郎患痰嗽者数年，近因悲哀病作。徐某见其嗽甚则吐也，投以参、术之剂，病益甚。闰七月十七日夜，绿堂忽示梦云：汝病须延孟英诊视，服温养药可愈。觉而异之，即迓过诊。孟英曰：此阴虚劳嗽，嗽久而冲气不纳则呕吐，非胃寒也。经言劳者温之，亦温养之谓，非可以温补施之者。病者见案，更为惊叹，始以父梦告焉，孟英亦为之肃然。方用西洋参、熟地、苁蓉、二冬、茯苓、坎版、牡蛎、紫石英、葳蕤、枇杷叶、橘皮（滋阴降气，加以镇慑，乃虚嗽良法，非兼外感者所可用），服之果安。予谓凡事皆可以感天地格鬼神，况医为性命之学耶？即此一案，可以知孟英之手眼通天，非幸获虚名者所能仰望也。

胡秋纫，于酷热时偶有不适，医以柴、葛、香薷散之，反恶寒胸痞，更医，用枳、朴、槟榔以泻之，势日剧。延孟英视之，自汗不收，肢背极冷，奄奄一息，脉微无神。曰：禀赋素亏，阳气欲脱，此必误认表证使然。与救逆汤加参、耆服之，渐安，继以补气生津调理匝月而痊。

陈芰裳，患淋，久不愈，延至溽暑，邀孟英诊之。曰：易事耳。与补中益气汤而愈。其子荷官，病痞积腹胀，发热干呛，善食黄瘦，便溏溺赤，儿科药广服无功，已将绝望矣。孟英闻而怜之，曰：吾于幼科虽未讨论，姑赠一方，或有生机也。以黄连、白芍、牡蛎、鳖甲、鸡肫皮、五谷虫、霞天曲、木瓜、山楂、楝实、橘皮、桔梗、旋覆、栀子、丹皮等药投之（作痞疾治），一剂知，旬余愈。

段尧卿之太夫人，患霍乱转筋，年逾七十矣。孟英投自制连朴饮，三啜而瘳。

霍乱案甚夥，不遑广采，姑录数则，以示一斑。

石诵羲室，久患痰嗽，诸医药之，勿瘳。孟英切其脉，曰：非伤风也。与北沙参、熟地、百合、麦冬、贝母、紫菀、葳蕤、枇杷叶、盐水炒橘皮、燕窝，一剂知，数剂已。初秋又患脘痛，上及肩尖，向以为肝气，转服破削之品。孟英曰：亦非也。以砂仁炒熟地、炙橘红、楝实、延胡、枸杞、当归、茯苓、桑椹、蒺藜为方，服之良效，继即受孕矣。

批： 合观二案，其人必阴虚肺燥之质，故用药如此。

石芷卿，患感，张某连投柴葛药，热果渐退，而复热之后，势更孔甚，乃延孟英诊焉。先以栀、豉、芩、连等药清解其升浮之热，俟邪归于腑，脉来弦滑而实，径用承气汤下之。时其尊人北涯赴瓯，无人敢主其可服否也，另招他医决之，以为太峻，且腹不坚满，妄攻虑变，举家闻之摇惑，暮夜复恳再诊。孟英辨论洋洋，坚主前议，服后果下黑矢。次日，大热大汗，大渴引饮，孟英曰：此腑垢行而经热始显。与竹叶石膏汤，二剂而安，继以育阴充液调理而康。

朱某，患痢于越，表散、荡涤、滋腻等药备尝之矣，势濒于危，始返杭，乞孟英诊之。神气昏沉，耳聋脘闷，口干身热，环脐硬痛异常，昼夜下五色者数十行，小溲涩痛，四肢抽搐，时时晕厥。曰：此暑湿之邪，失于清解，表散荡涤，正气伤残，而邪乃传入厥阴，再以滋腻之品补而锢之，遂成牢不可拔之势。正虚邪实，危险极矣。与白头翁汤加楝实、苁蓉、芩、连、栀、芍、银花、石斛、桑叶、橘叶、羚羊角、牡蛎、海蜇、鳖甲、鸡内金等药，大剂频灌，一帖而抽厥减半，四帖而抽厥始息，旬日后便色始正，溲渐清长，粥食渐进，半月后脐间之硬始得尽消，改用养阴调理逾月而康。

邻人汪氏妇之父王叟，仲秋患痰嗽不食，气喘不卧，囊缩便秘，心摇摇不能把握，势极可危，伊女浼家慈招孟英救之。曰：根蒂欲脱耳，非病也。以八味地黄汤去丹、泽，合生脉，加紫石英、青铅、龙、牡、胡桃肉、楝实、苁蓉投之，大解行而诸恙减，乃去苁蓉、麦冬，服旬日以瘳。

初冬，邵可亭患痰嗽，面浮微喘。医谓年逾花甲，总属下部虚寒，进以温补纳气之药，喘嗽日甚，口涎自流，茎囊渐肿，两腿肿硬至踝，不能稍立，开口则喘逆欲死，不敢发言，头仰则咳呛咽疼，不容略卧，痰色黄浓带血，小溲微黄而长。许芷卿荐孟英视之。脉形弦滑有力，曰：此高年孤阳炽于内，时令燥火薄其外，外病或可图治，真阴未必能复，且平昔便如羊矢，津液素干，再投温补，如火益热矣。乃以白虎汤合泻白散，加西洋参、贝母、花粉、黄芩，大剂投之，并用北梨捣汁，频饮润喉，以缓其上僭之火，数帖后势渐减，改投苇茎汤合清燥救肺汤，加海蜇、蛤壳、青黛、荸荠、竹沥为方，旬日外梨已用及百斤，而喘始息。继加坎版、鳖甲、犀角，而以猪肉煮汤代水煎药（此却不必，以病者难服也，何不另用之），大滋其阴而潜其阳，火始下行，小溲赤如苏木汁而诸证悉平，下部之肿随病递消，一月以来共用梨二百余斤矣。适大雪祁寒，更衣时略感冷风，腹中微痛，自啜姜糖汤两碗而喘嗽复作，口干咽痛，大渴舌破，仍不能眠，复用前方，以绿豆煎清汤代水煮药，始渐向安。孟英谓其乃郎步梅曰：《内经》云阴精所奉其人寿，今尊翁阴液久亏，阳气独治，病虽去矣，阴精非药石所能继续。况年逾六秩，长不胜消，治病已竭人谋，引年且希天眷。予以脉察之，终属可虞，毋谓治法不周，赠言不早，致有他日之疑成败之论也。

一卖酒人，姓陆，极窘而又遭颠沛，久而患一异疾，形消善痒，虱从皮肤而出，搔之蠕蠕，医治莫效。孟英诊曰：悲哀劳苦，阳气受伤，曲蘖浸淫，乃从虫化。与补气药加杉木、桑枝而愈。

亦湿热生虫之治法。

陈芰裳之太夫人，陡患呕吐，彻夜不止，次早延孟英诊之，自述因寒而致。孟英知芰裳进场，家无主药之人，若明言属热，必致畏药不服矣，漫应曰固寒也，而疏方则芩、连、栀、楝，以大苦寒为剂投之，良愈。

张郑封室，娩后即发热，服生化汤二帖，热益炽而发赤疹。顾听泉诊之，即与清解，三剂不应，欲进犀角地黄汤，而恐病家之狃于产后以生疑也，乃拉孟英质之。诊其脉，弦滑而数，面赤热躁，胸闷善悲，肢肿而疼，两肘白疱如扁豆大者数十颗，舌上亦有一颗，痛碍水饮，大便不解已旬日矣。曰：此不但胎前伏暑，且有蕴毒，而误服生化汤以助其虐，幸初手即清解，尚不至于昏陷。犀角地黄极是治法，犹恐不能胜任。乃与听泉商加西洋参、滑石、知母、银花、花粉、人中白、蒌仁、竺黄、贝母、桑叶、栀子为剂。其所亲曰：高明断为热证，何以病者虽渴而喜热饮耶？孟英曰：此方中所以多用痰药也。凡胸中有热痰阻碍气机者每如是，不可以其向不吐痰而疑吾言之妄也。若因此而指为寒证，则祸不旋踵矣。进四帖，始得大解，频吐稠痰，而各恙皆减，饮食渐加。孟英曰：病势虽稳，余热尚炽，苟不亟为清涤而遽投补益，犹有蒺损之虞。其母家果疑药过寒凉，必欲招专科调治，幸将前方示彼，尚不妄施温补，然隔靴搔痒，纪律全无，旬日后余火复燃。郑封坚恳孟英设法，仍用甘寒疗之，周身肤蜕如蛇皮，爪甲更新，其病之再生也可知，继与滋补真阴而起。

叶昼三，患咳逆上气，头偏左痛，口渴不饥，便泻如水。王瘦石荐孟英视之。曰：此肝阴胃汁交虚，时令燥邪外薄。与育阴息风、清燥滋液之法，日以渐安，服及两月，大便反形干结而痊。

郑某，吐血盈碗。孟英脉之，右关洪滑，自汗口渴，稍一动摇，血即上溢。人皆虑其脱，意欲补之。孟英曰：如脱，惟我是问。与白虎汤加西洋参、大黄炭，一剂霍然。

季秋，顾听泉邀孟英视康康侯副转之恙。切其脉，滑数而右歇左促，且肝部间有雀啄，气口又兼解索；望其面，宛如熏黄，头汗自出，呼吸粗促，似不接续，坐卧无须臾之宁，便溺涩滞浑赤极臭，心下坚硬拒按，形若覆碗；观其舌，色边紫苔黄，殊不甚干燥；问其所苦，曰口渴甜腻，不欲饮食，苟一合眼即气升欲喘，烦躁不能自持，胸中懊侬，莫可言状。孟英曰：此由湿热误补，漫无出路，充斥三焦，气机为其阻塞而不流行，蔓延日久，津液为之凝滞而成痰饮，不啻人禽杂处，苗莠同畴，邪正混为一家。医见肢冷自汗，不知病由壅闭而然，欲以培正，而邪气方张，得补反为树帜，岂非资寇兵而赍盗粮哉？非其类者锄而去之，乃为吃紧之治。听泉曰：良是也。夏间起病，闻自心悸少寐，杨某以为虚而补之，时尚出差办事，暑湿外侵，受而不觉。迨闻差未竣，其病斯发，而诸医之药总不外乎温补一途，以致愈补愈剧。今拟温胆法，待君可否。孟英曰：脉证多怪，皆属于痰。今胸痞如斯，略无痰吐，盖由痰能阻气，气不能运痰耳。宜于温胆中加薤白、蒌仁通其胸中之阳，又合小陷胸为治饮痞之圣法，参以栀、豉泄其久郁之热以除懊侬，佐以兰草涤其陈腐之气以醒脾胃。听泉深然之，连投二剂，各恙皆减，脉亦略和。而病者以为既系实证，何妨一泻而去之？连服大黄丸二次，承气汤半帖。孟英急止之，曰：畏虚进补固非，欲速妄攻亦谬。盖湿蒸为热，灼液成痰，病非一朝一夕而成，治以上下分消为是。不比热邪传腑，可一荡而愈也。越日，下部果渐肿。孟英曰：攻痞太速之戒，古人不我欺也。与听泉商以前法加黄芩，合泻心意，再配雪羹投之，痰果渐吐，痞亦日消，而自腹至足以及茎囊肿势日加。孟英谓：势已如此，难以遽消，但从三焦设法，则自上而下，病必无虞。与听泉商用河间桂苓甘露饮意，而姚平泉孝廉力主崇土胜湿之法，深以寒凉为不可用。众议仍投前日之药。孟英曰：前药原可服也，嫌力不足耳。次日，痰中带血甚多。孟英曰：湿热熏蒸不已，自气及营矣。与听泉暨王子能参军，商以知、檗、生地、犀角、鳖甲、白芍、苡仁、贝母、石斛、茅根、麦冬、滑石、栀子、藕汁、童溺，投之而止。逾数日又吐，且肢冷自汗，心馁畏脱。姚平泉谓气不摄血，当主归脾汤以统之。举家皇皇，连请诊脉者三次。孟英曰：脉来屡变，陈芝江所以不能指实其病，而杨、阮诸人皆疑为大虚之候也。然望闻问切，不可独凭于指下。今溲如赭石汤，浑赤有脚，其为湿热之病昭昭若揭。初伤于气分，则津液受灼以为痰，渐及于营分，则阴血不安而妄溢，邪气内盛，岂非病实？而真实类虚，吾不受病之欺也。坚守前议，静镇不摇，服二剂，果止。孟英曰：血之复吐也，由于气分之邪以扰及也。欲清气道之邪，必先去其邪所依附之痰，盖津液既为邪热灼烁以成痰，而痰反即为邪热之山险也，不妨峻攻其实而缓行其势。初进滚痰丸三钱，得下泄气一次。副转云：四十日来未有之通畅也。连投数日，始解胶痰黑矢多遍，而小溲亦渐清长，苔色亦退，寝食遂安，惟下部之肿犹尔也。马香崖、陆虚舟皆主实脾行水之法。孟英曰：谛参脉证，病不在脾，况善饥便燥，口渴溺多，吾方虑转消证，亟投甘润之不遑，恶可渗利伤阴补土劫液耶？且脾虚下陷之肿与湿盛而肿之肿，其膝之上下内外形势必然相贯。今膝之上下内外凹凸迥判，毫不毗连，盖由湿热所酿之痰饮。既误补而痞塞中焦，复妄攻以流窜隧络，所谓不能一荡而蠲，势必旁趋四射，吾当以法取之。会又咳痰带血，而精神食饮如常。孟英曰：无恐也，此乃前次嚼三七太多，兜涩留瘀，最不宜用，吐而去之极妙，但须金水同治，冀咳止而血络不震动为要耳。与甘露饮加藕汁、童溺服之，四剂而止，咳嗽亦宁。于是专治其下部之肿，以固本加知、檗、贝母、花粉、旋覆、橘络、丝瓜络、羚羊角、楝实、葱须、豆卷、薏苡、竹沥出入为剂，二三帖间，其高突隆肿之处即觉甚痒，搔之水出如汗而作葱气。六七日后两腿反觉干瘦燥痛，茎囊亦随之而消矣。孟英曰：用此润药消肿，尚且干痛咽燥，设从他议而投燥脾利水之法，更当何如哉？盖寒湿则伤阳，热湿则伤阴，血液皆阴也，善后之法还宜滋养血液，稍佐竹沥以搜络中未净之痰，使愈后不为他日之患，更属法中之法。服之，饮食中节，便溺有权，幸无消渴之虞而竟愈焉。

批：前云不可妄攻，此又投峻下之剂，何也？盖前徒攻其热，故不中病而致生他证，此则直攻其痰，始能与病相当也。

广孔愚司马，久患溏泄，而舌黑气短，自春徂冬，治而不效。孟英视之，曰：劳心太过，阳烁其阴。人见其溏泄，辄与温中，不知肺受火刑，气失清肃而短促于上，则水源不生，自然溺少便泻矣。投以肃肺清心凉肝滋肾之法，果得渐瘳。

周菊生令正，患少腹酸坠，小溲频数而疼。医投通利不效，继以升提温补，诸法备试，至于不食不寐，大解不行，口渴不敢饮水，闻声即生惊悸。孟英脉之，曰：厥阴为病也，不可徒治其太阳。先与咸苦以泄其热，续用甘润以滋其阴，毫不犯通渗之药而愈。

王氏医案续编

（又名《回春录》）

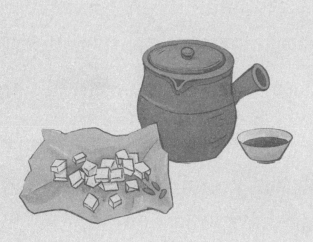

赵 序

古王者虑民之疾痛夭札也，而设医官，予之禄，使士人为之，綦善也。降自后世，民不聊生，于是去而为医以糊余口，问之医，盖茫如。此非生民之灾乎？孟英，志古之士也。尊甫础（音dài）沧先生喜施予，捐馆之日家赤贫，赖母夫人以俭勤支拄。孟英孤露，辄思自异，精于医，非所志也。故尝披览坟索，慨慕古人，落落自喜。其胸次有如此，而余则窥其处己之私有较然不欺者。如与弟同财，事母无私蓄，交友不负平生之言数端者，于古人为难，其他隐德细行，可无论也。今年春，儿妇产后病剧，诸医罔效，孟英自江右归，而五阅月之锢患以释。夫自来操术之奇，或富有著述，或独行堪师，见诸志乘者，代不过数人，若孟英兼而有之，其必传无疑。顾予独慨乎今之世去古日远，而士之有志于古者，不能不挟术以与今游，则几何而不以今之医溷之也，然则孟英亦慎持此志乎哉？孟英向有《回春录》医案行世，张君柳吟复辑近案，名曰《仁术志》，余参与其事，今将续梓，谨以余所知其人者录其大概焉以序。

庚戌七月仁和赵梦龄

庄　序

　　医之道难言矣！非有绝人之智，则不克澈其精深，非有济世之仁，则不肯殚其心力。仁且智矣，而无著述以传，则泽及一时而勿能垂百世，此轩岐所以有著述也。古者，医必三世，治尚十全，医者皆深通是道，故《内经》之书简奥不繁。至汉张机始备方，至宋许叔微始有医案，由后世以医为市业者多，而知者愈少，不得不详述医案，俾循途不误，亦仁人之用心也。叔微之后，张杲有《医说》，明孙泰来辑其父一奎之治验，陈桷记其师汪机之治验，并为医案，江瓘复有《名医类案》，国朝魏之琇续之，此皆宅心仁智，非炫世弋名者，故其书至今重焉。余家杭州五十载，阅医多矣，求其能通《内经》者盖鲜，能自述其治验者，则未尝有也。后交王君孟英而得见其书，心窃异之。今闻杨君素园将为续梓，余不知孟英之学于仲景何如也，若以继叔微诸君之书，诚无愧矣！故为之序。孟英内行之笃，治术之精，已见杨、赵序中，不复赘云。

庚戌七月既望秀水庄仲方

例 言

　　*孟英医案，周氏采自甲申，迄于癸卯，凡二十年治验，仅得二卷，其遗漏必多，然不遑补辑，兹起甲辰，仍仿编年之例，以便逐年采续。

　　*详载姓字，信而可征，此前例当遵，非浪费笔墨。第见闻有限，难免遗珠，还望四方同志广为搜罗也。

　　*《回春录》所载，杂证之案为多，感证之案，间及而已，良以感证方治每多相似，周氏不谙斯道，谅难鉴别，而孟英于内伤外感无所不长，至于治温，尤推巨擘。兹编于温证治案不忍多删，读者须于大同小异之中澄心研究，自可悟其微妙也。

　　*孟英之案，不徒以某方治愈某病而已，或议病，或辨病，或论方药，或谈四诊，至理名言，随处阐发，或繁或简，或浅或深，别有会心，俱宜细玩。

　　*案中有直用古方者，是胸有成竹，信手拈来，头头是道也；有不用古方之药而用其意者，盖用药如用兵，不能执死方以治活病也；有竟不用古方者，乃良药期于利济，不必期于古方也。苟非读书多而融会贯通于其心，奚能辨证清而神明化裁出其手，天机活泼，生面别开？不愧名数一家，道行千里矣。

　　*同人辑此，原为开医家之智慧，扩病者之生机，非有利心，翻刻不究，但须校对真确，庶不贻误后人。

王氏医案续编·卷一

　　高若舟，偶患腹胀，医投温运，渐至有形如痞，时欲冲逆吐酸，益信为虚寒之疾，温补之药备尝，饮食日减，其痞日增，肌肉渐消，卧榻半载。甲辰春，迓孟英诊。脉沉弦而软滑，大解不畅，小溲浑短，苔色黄腻，乃肝郁气结，郁则生热，补则凝痰，与栀、楝、萸、连、元胡、乌药、旋、枳、鸡金、鳖甲、茹、橘、苓、夏等药服之，证虽递减，时发寒热，四肢酸痛（此少阳之气郁而欲伸之象）。或疑为疟，孟英曰：此气机宣达，郁热外泄，病之出路，岂可截乎？参以秦艽、柴胡、豆卷、羚羊、蚕砂、桑枝之类（清热涤饮，条达肝气，允属合法），迎而导之。人皆疑久病元虚，药过凉散，而若舟坚信不疑，孟英识定不惑，寒热渐息，攻冲亦止。按其腹尚坚硬，时以龙荟滚痰丸缓导之（峻药缓投法），饮食递加，渐次向愈。若舟善作隶，因集《诗品》书一联以赠孟英云：古镜照神，是有真宰；明漪绝底，如见道心。盖颂其隔垣之视也。

　　赵听樵室，高若舟之妹也。去冬偶患脘痛，黄某治之，渐增头痛眩晕，气逆呕吐，痰多不寐，便溏不食，经事不行（脘痛而过投香燥，亦能致此证，况误投温补乎），始谓其虚。三月后又疑为娠，诸药遍试，病日以进。若舟延孟英脉之，左弦而数，右滑以驶。曰：病药耳，旬余可瘳。赵疑大病小视，不服其方。越半月，病者颈软，头难举，医谓天柱已倒，势无望矣。若舟闻之，复恳援于孟英，疏方仍是前诊之法。赵问：此病诸医束手，大剂补药尚无寸效，而君两次用药皆极清淡，虽分两颇重，亦焉能有济乎？孟英曰：子何愚耶？药惟对证，乃克愈病。病未去而补之，是助桀也；病日加而补益峻，是速死也。原彼初意，非欲以药杀人，总缘医理未明，世故先熟，不须辨证，补可媚人，病家虽死不怨，医者至老无闻，一唱百和，孰能挽此颓风？令壶（音 kǔn）体质虽丰而阴虚有素，是以木少水涵，肝阳偏盛，上侮于胃，则为脘痛，斯时投以酸苦泄肝，甘凉养胃（叶氏独得之秘），数日而愈矣。乃温补妄施，油添火上，肺津胃液，灼烁无余，怒木直升，枢机窒塞，水饮入胃，凝结为痰，虽见证多端，皆气失下降，岂可指眠食废以为劳，月汛爽而为妊耶？予以大剂轻淡之品，肃清气道，俾一身治节之令，肝胆逆升之火，胃腑逗留之浊，枢机郁遏之热，水饮凝滞之痰，咸得下趋，自可向愈，不必矫枉过正而妄以硝、黄伤正气。所谓药贵对证，而重病有轻取之法，非敢藐视人命，故将疲药塞责也。赵极感悟，投匕即效，逾旬果安。又一月经至，嗣与滋养，康复如常。越二载又病，复惑于黄某，而孟英之功尽堕。惜哉！

马某，年三十余，素用力。患发热恶寒，肢振自汗，少腹气上冲胸，头疼口渴。孟英诊，曰：卫虚风袭，而络脉久伤，肝风内动。与建中去饧（音 xíng），加龙、牡、石英、苁蓉、楝实、桑枝，数帖而痊（建中之力在饴糖，今去饧，仍是桂枝法）。

批： 发热恶寒，头疼自汗，皆桂枝证。此人必津液素亏，因汗出而益耗其津，故肝失所养而上冲，肺胃失所养而口渴也。

李燕标参戎，于癸夏将欲赴都，馆于石北涯家。项后患疽，外科金云不治。孟英荐老医朱嵩年疗之，渐安。孟英偶诊其脉，谓北涯曰：李证有可愈之机，脉难久享其年。北涯惊，问所以。孟英曰：左尺坚搏，真阴已伤，非善象也。既而告痊北上，今春果卒于京。

李叟，年越古稀，意欲纳妾，虽露其情，而子孙以其耄且瞀也，不敢从，因此渐病狂惑。群医咸谓神志不足，广投热补之药，愈服愈剧，始延孟

53

英诊之。脉劲搏指，面赤不言，口涎自流，力大无制。曰：此禀赋过强，阳气偏盛，姑勿论其脉证，即起病一端，概可见矣。如果命门火衰，早已萎靡不振，焉能兴此念头？医见其老，辄疑其虚，须知根本不坚实者，不能享长年，既享大寿，其得于天者必厚。况人年五十，阴气先衰，徐灵胎所谓千年之木，往往自焚，阴尽火炎，万物皆然。去冬吾治邵可亭孤阳喘逆，壮水清火之外，天生甘露饮灌至二百余斤，即梨汁也，病已渐平，仅误于两盏姜汤，前功尽堕，可见阴难充长，火易燎原。今附、桂、仙茅、鹿茸、参、戟、河车等药服之已久，更将何物以生其涸竭之水而和其亢极之阳乎？寻果不起。

程燮庭乃郎芷香，今春病温而精关不固，旬日后陡然茎缩寒颤，自问不支。人皆谓虚疟，欲投参附。孟英曰：非疟也。平日体丰多湿，厚味酿痰，是以苔腻不渴，善噫易吐，而吸受风温，即以痰湿为山险，乘其阴亏阳扰，流入厥阴甚易，岂容再投温补，以劫液锢邪而速其痉厥耶？伊家以六代单传，父母深忧之，坚求良治。孟英曰：予虽洞识其证，而病情缪轕（音 jiāo gé），纵有妙剂，难许速功，治法稍乖，亦防延损。虽主人笃信，我有坚持，恐病不即瘳，必招物议，中途岐惑，其过谁归？倘信吾言，当邀顾听泉会诊，既可匡予之不逮，即以杜人之妄议。程深然之。于是王、顾熟筹妥治，午后进肃清肺胃方，以解客邪蠲痰湿而斡枢机，早晨投凉肾舒肝法，以靖浮越搜隧络而守关键，病果递减。奈善生嗔怒，易招外感，不甘澹泊，反复多次，每复必茎缩寒颤，甚至齿缝见紫血瓣，指甲有微红色，溺短而浑黑极臭。孟英曰：幸上焦已清，中枢已运，亟宜填肾阴，清肝热。以西洋参、二冬、二地、苁蓉、花粉、知、檗、连、楝、斛、芍、石英、牡蛎、龟版、鳖甲、阿胶、鸡子黄之类相迭为方，大剂连服二十余帖，各恙渐退。继以此药熬膏晨服，午用缪氏资生丸方，各品不炒，皆生晒研末，竹沥为丸，枇杷叶汤送下，服至入秋，始得康健。孟英曰：古人丸药皆用蜜，最属无谓，宜各因其证而变通之，此其一法也。

批：此四损证之最重者，治稍不善，变证纷如，便不可保，此案深可为法。

翁嘉顺室，娩后发热。竹林寺僧治之，不应。温、龚二医皆主生化汤加减，病益剧。请孟英诊之，脉软滑微数。曰：素体阴亏，热自内生，新产血去，是以发热。惟谵妄昏瞀最是吓医之证，渴喜热饮宛似虚寒之据，宜其猜风寒而表散，疑瘀血以攻通，帖帖炮姜，人人桃桂，阴愈受劫，病乃日加。幸而痰饮内盛，津液未致涸竭。与蠲饮六神汤去橘、半，加西洋参、生地、花粉、竹茹、知母、生白芍为剂，数日而瘳。逾旬复发热，或疑凉药之弊，或谓产蓐成劳，众楚咻之，病渐进矣。其小姑适吴氏者，向役于冥曹，俗谓之活无常，偶来探病，忽仆地而僵，口中喃喃。或问汝嫂病何如，答云须服王先生药，人皆异之，次日仍乞诊于孟英。曰：脉浮数而弦，是风温也，与前病异。便泻无溺，肺热所迫；大渴无苔，胃汁受烁。亟与天生建中汤频灌，即蔗汁也，药主大剂甘凉，果得津回舌润，渐以瘳可。病染于姑，孟英诊，曰：高年阴气太亏，邪气偏盛。《玉版论要》云病温虚甚死，言人之真阴甚虚，曷足以御邪热而息燎原，可虞在两候之期乎？至十四天果殒。而嘉顺亦染焉，初发热即舌赤而渴，脉数且涩。孟英曰：非善证也。盖阴虚有素，值忧劳哀痛之余，五志内燔，温邪外迫，不必由卫及气，自气而营。急与清营，继投凉血，病不稍减，且家无主药之人，旁议哗然，幸其旧工人陈七颇有胆识，力恳手援。孟英曰：我肠最热，奈病来颇恶，治虽合法，势必转重，若初起不先觑破，早已殆矣。吾若畏难推诿，恐他手虽识其证，亦无如此大剂，车薪杯水，何益于事？吾且肩劳任怨，殚心尽力以图之。病果日重，昏瞀耳聋，自利红水，目赤妄言。孟英惟以晋三犀角地黄汤加银花、石膏、知母、石斛、栀、贝、花粉、兰草、菖蒲、元参、竹沥、竹茹、竹叶、凫茈、海蜇等出入互用。至十余剂，舌上忽布秽浊垢苔，口气喷出，臭难向迩，手冷如冰，头面自汗，咸谓绝望矣。孟英曰：生机也，彼阴虚热邪深入，予一以清营凉血之法，服已逾旬，始得营阴渐振，推邪外出，乃现此苔。惟本元素弱，不能战解，故显肢冷而汗仅出于头面，非阳虚欲脱也。复与甘寒频灌，越三日，汗收热退，苔化肢温。自始迄终，犀角共服三两许，未犯一毫相悖之药，且赖陈七恪诚，始克起九死于一生。继以滋阴善后而康。

批：凡痰饮内盛之人，服寒热药，皆如石投水，人皆以为禀赋之异，不知皆痰饮为患也。三江地气卑湿，天时温暖，伤寒之证绝少，最多湿温、风温之证。又人体质柔脆，不任荡涤之药，故惟以甘寒清解之剂渐次搜剔，斯邪去而正不伤。若在北方刚坚之体，此等药虽服百剂，亦若罔知，非加硝黄荡涤，邪终不去。故叶氏之法擅誉江浙，而吴氏之方驰名幽冀，易地则皆然，亦智者之因地制宜也。

翁嘉顺之妹，亦染病，势极危，因役于冥曹，自以为不起。孟英曰：年壮阴充，药治不谬，焉能死乎？昔人云见理明者阴阳五行不能拘，吾当以理胜数。遂按法治之，病乃日减，且慎寒暄，节饮食，守禁忌，调治二旬，果然康健。又，其姑亦病温，初不服药，七日外始迓孟英。诊之，曰：此病邪虽不盛，第频吐涎沫，不能出口，须以手撩，不饮不食，不便不眠，或多言不倦，或久问不答，是七情郁结，气久不舒，津液凝痰，邪得依附，治之中肯，尚难即愈，不药而待，病从何去？遂于清解方中寓蠲痰流气通胃舒肝之品，交十四日而热退，又数日痰沫渐少，又旬日大解始行，粥食日加而愈。此治一法直贯到底，不但不犯一分温燥升补之药，而滋腻入血之品亦皆避之，尚须三十剂奏绩。若病家不笃信，医者不坚持，旁人多议论，则焉克有济耶？然非乃媳前车之鉴，亦未必遽尔任贤不贰也。

沈东屏，年逾八秩，患腹胀便秘。孟英诊，曰：耄年脉实，天畀（音bì）独厚，证属阳结，法宜清火。与西洋参、石膏、白芍、知母、花粉、桑皮、杏仁、橘皮、枳壳、甘草，送更衣丸，四剂而愈。设投别药，势必迁延而败，人亦谓其天年之得尽，断不料其药治之误也。后四年始没。夏间，汪湘筠明府因食肉病胀，医谓老年气弱火衰，辄投温补，直至腹如抱瓮，始延孟英视之，弥留已极，不可救药矣。

顾石甫，宰娄县，患恙，医治日剧，解任归，求诊于孟英。脉见左寸如钩，曰：病不能夏矣。许子双适至，闻而疑之，谓：此证气逆血溢，腹胀囊肿，宛似上年康康侯之疾，若以外象观之，似较轻焉，胡彼可愈而此勿治耶？孟英曰：彼为邪气之壅塞，脉虽怪而搏指不挠，证实脉亦实也。此为真气之散漫，脉来瞥瞥如羹上肥，而左寸如钩，是心之真脏见矣。壅塞可以疏通，散漫不能收拾，客邪草木能攻，神病刀圭莫济。证虽相似，病判天渊，纵有神丹，终无裨也。季春果殁。

孙氏女，年将及笄，久患齿衄，多医莫疗。孟英诊，曰：六脉缓滑，天癸将至耳。与丹参、生地、桃仁、牛膝、茯苓、白薇、滑石、茺蔚子（亦治倒经之法），一剂知，数日愈，寻即起汛，略无他患。

遂安余皆山贰尹，起复赴都，道出武林而患疟。范某云春寒所致，用辛温散之，来某谓酒湿之痼，治以五苓，且杂参、归、姜、枣之类，病乃日甚。旬日后，脘闷腹胀，便秘气逆，躁渴自汗，昏瞀不瞑。亟迎孟英视之。曰：蕴湿固然，而温风外袭，已从热化，何必夏秋始有热疟耶？清解之法，十剂可安，服之果效，旬日径瘥。

朱念民，患泄泻，自谓春寒偶薄而饮烧酒，次日转为滞下，左腹起一痞块，痢时绞痛异常。孟英曰：阴虚木燥，侮胃为泄，误饮火酒，怒木愈张，非寒也。亟屏辛温之物，用白头翁加芩、楝、栀、连、海蜇、银花、草决明、枳椇子、绿豆皮。十余剂而愈。

锁某，弱冠吐血，杨医连进归脾汤，吐益甚。孟英视之，面有红光，脉形豁大，因问曰：足冷乎？探之果然。遂与六味地黄汤送饭丸肉桂心一钱，覆杯而愈。

批： 此虚火上炎之证，归脾中参、耆性皆上升，故吐益甚，易以引火归原之法，斯愈矣。

沈裕昆室，偶发脘痛，范某与逍遥法，痛颇止而发热咽疼。邀顾听泉视之，知感温邪，与清散法，疼已而热不退，七日后目闭鼻塞，耳聋肢搐，不言语，不饮食。顾疑证险，愿质之孟英，而沈之两郎皆从王瘦石学，因请决于师，瘦石亦谓孟英识超，我当为汝致之。时已薄暮，乃飞刺追邀。比孟英往诊，见其外候如是，而左手诊毕即缩去，随以右手出之，遽曰：非神昏也。继挖牙关，察其苔色白滑，询知大解未行，曰：病是风温，然不逆传膻中而顺传胃腑，证可无恐。听泉学问胜我，知证有疑窦而虚心下问，岂非胸襟过人处？但温邪传胃，世所常有，而此证如是骇人者，因素有痰饮盘踞胃中，外邪入之，得以凭籍，苔色之不形黄燥者，亦此故耳，不可误认为寒。夫温为热邪，脉象既形弦滑以数，但令痰饮一降，苔必转黄。此殆云遮雾隐之时，须具温太真燃犀之照，庶不为病所欺。且昔人于温证，仅言逆传，不言顺传，后世遂执定伤寒在足经，温热在手经，不知经络贯串，岂容界限？喻氏谓伤寒亦传手经，但足经先受之耳。吾谓温热亦传足经，但手经先受之耳。一隅三反，既有其逆，岂无其顺？盖自肺之心包，病机渐进而内陷，故曰逆；自肺之胃腑，病机欲出而下行，故曰顺。今邪虽顺传，欲出未能。所谓胃病，则九窍不和，与逆传神昏之犀角地黄汤证大相径庭。郭云台云：胃实不和，投滚痰而非峻，可谓治斯疾之真诠。遂疏小陷胸合蠲饮六神汤，加枳、朴，以芦菔煮水煎药，和入竹沥一杯，送下礞石滚痰丸四钱。沈嫌药峻，似有难色。孟英曰：既患骇人之病，必服骇人之药，药不暝眩，厥疾勿疗，盍再质之瘦石、听泉乎？沈颔之。王、顾阅方，金以为是，且云如畏剂重，陆续徐投可也。翌日，孟英与听泉会诊，脉证不甚减，询知昨药分数次而服。孟英曰：是势分力缓之故也，今可释疑急进，病必转机。听泉深然之，病家亦胆壮矣，如法服下，黎明果解胶韧痰秽数升，各恙即减，略吐语言，稍啜稀粥，苔转黄燥，药改轻清，渐以向安，嗣与育阴柔肝而愈。

朱氏妇，素畏药，虽极淡之品，服之即吐。近患晡寒夜热，寝汗咽干，咳嗽胁疼，月余后渐至减餐经少，肌削神疲，始迓（音 yà）孟英。诊之，左手弦而数，右部涩且弱。曰：既多悒郁，又善思虑，所谓病发心脾是也，而平昔畏药，岂可强药再戕其胃？诚大窘事。再四思维，以甘草、小麦、红枣、藕四味，令其煮汤，频饮勿辍（妙想可以益人神智）。病者尝药大喜，径日夜服之，逾旬复诊，脉证大减。其家请更方，孟英曰：毋庸。此本仲圣治脏躁之妙剂，吾以红枣易大枣，取其色赤补心，气香悦胃，加藕以舒郁怡情，合之甘、麦，并能益气养血，润燥缓急，虽若平淡无奇，而非恶劣损胃之比，不妨久任，胡可以果子药而忽之哉？恪守两月，病果霍然。

江某，年三十余，忽两目发赤，牙龈肿痛，渐至狂妄，奔走骂人，不避亲长。其父皇皇，求孟英诊焉。脉大而数，重按虚散。与东洋参、熟地黄、辰砂、磁石、龙齿、菖蒲、枣仁、琥珀、肉桂、金箔、龙眼肉为剂，投匕即安，翌日能课徒矣。

批：昔余友彭香林患此证，医虽知其虚而治不如法，竟以不起。今读此案，弥增惋叹。

金禄卿室，沈裕昆之女也。患温，顾听泉连进轻清凉解而病不减，气逆无寐，咳吐黏痰，舌绛咽干，耳聋谵语，旬日外始逆孟英诊焉。曰：体瘦，脉细数，尺中更乱，竟是阴气先伤，阳气独发，所谓伤寒偏死下虚人。譬之火患将临，既无池井，缸贮又空，纵竭心力，曷能有济？再四研诘，乃知发热前一日陡然带下如崩，是真液早经漏泄矣，否则药治未讹，胡反燎原益炽？痉厥之变，不须旋踵。禄卿坚恳勉图，孟英以西洋参、生地、二冬、二至、元参、犀角、黄连、鸡子黄、知母为方，另用石斛、龟版、鳖甲各四两，生牡蛎一斤，煮汤代水煎药。顾听泉又加阿胶，且云：我侪用此育阴镇阳、充液息风大剂，焉能津枯风动，痉厥陡生乎？服两剂，果不能减。后惑旁言而祷签，药附、桂、干姜，罔知顾忌，径至四肢拘挛而逝，是误药速其毙而增其惨也。继而裕昆患湿温，亦犯重暍而亡。

一妪，患右腰痛胀欲捶，多药不效。孟英视其形虽羸瘦，而脉滑痰多，苔黄舌绛。曰：体虚病实，温补非宜。苟不攻去其疾，徒以疲药因循，则病益实，体益虚，糜帑（音 tǎng）劳师，养成寇患，岂治病之道哉？先以雪羹加竹煎、楝实、绿萼梅、杏仁、花粉、橘红、茯苓、旋覆花，送控涎丹，服后果下胶痰，三进而病若失，嗣与调补获痊。

杨氏妇，孀居患泻，久治不瘥。孟英曰：风木行胃也。彼之不信，另招张某，大进温补，乃致腹胀不食，夜热不眠，吐酸经闭，头疼如劈。复乞孟英视之，先投苦泄佐辛通以治其药，嗣以酸苦息风安胃，匝月乃瘳。续与调补，汛至而康。

魏翎谷，浼（音 měi）孟英视其郁甥之病。热逾半月，自胸次胀及少腹，痛而不可抚摩，便秘溺赤，舌黑口干，自汗烦躁。六脉弦强无胃。曰：此恙酷似伤寒大结胸证，结胸烦躁，无药可治。越二日，便行而殁。孟英曰：伤寒之邪在表，误下则邪陷而成结胸，未经误下，不为结胸。温热之邪在里，逆传于心包而误汗，则内闭以外脱；顺传于胃腑而误汗，则盘踞而结胸。前人但云误汗劫夺胃汁而未及于结胸者，因结胸证不多见耳，然亦不可不知也，故谨识之。郁病初起，某医用葛根一剂，继则胡某之柴葛羌防十余剂，酿成是证。

批：温病忌误汗，不忌误下，以汗则津涸而热益炽，下则热势可籍以少减也。

施氏妇，产后四肢串痛，药治罔效，医谓其成瘫痪矣。延已逾月，丐孟英视之。膏药遍贴，呻吟不息，脉数而洪，舌绛大渴。曰：此非风湿为病，膏药亟为揭去。近日服药，谅皆温补祛风之剂，营血耗伤，内风欲动，势将弄假成真。且吾向见其体丰血旺，何以娩后遽患斯疾？必生化汤、砂糖、酒之类所酿耳。其父倪某，目虽瞽，闻而笑云：君诚天医也，小女服过生化汤二帖，赤砂糖八斤，从此渐病，不识尚可起废图全否？孟英曰：幸其体足于阴，恢复尚易。若阴虚血少之人而蹈此辙，虽不即死，难免不成蓐损。因投大剂凉润壮水之药，一剂知，旬日安，匝月起。

王士乾室，素多郁怒，气聚于腹，上攻脘痛，旋发旋安，花甲外病益甚，医治益剧。李西园荐孟英视之。曰：此非人间之药所能疗矣。辞不与方。其夫、子及婿环乞手援，孟英曰：既尔，吾当尽力以冀延可也。然腹中聚气为瘕，攻痛呕吐，原属于肝。第病已三十载，从前服药谅不外乎温补一途，如近服逍遥散最劫肝阴，理中汤极伤胃液，名虽疗疾，实则助桀（用古方不可不知此意）。人但知呕吐为寒，而未识风阳内煽，水自沸腾，专于炉内添薪，津液渐形涸竭，奈医者犹云水已不吐，病似渐轻，是不察其水已吐尽，仅能哕逆空呕，所以不能纳谷，便秘不行，脉弦无胃，舌痿难伸，蕴隆虫虫，何所措手？可谓女人亦有孤阳之病矣。勉以西洋参、肉苁蓉、麦冬、玉竹、生白芍、石斛、竹茹、柏子霜、紫石英为方，猪肉煮汤煎药，和入青蔗浆、人乳，服后呕哕皆止，人以为转机。孟英曰：譬草木干枯已久，骤加灌溉，枝叶似转青葱，奈根荄（音 gāi）槁矣，生气不存，亦何益耶？继而糜粥渐进，颇思肉味，其家更喜，以为有望。孟英曰：且看解后何如。越数日，大便颇畅，殊若相安，亟迓复诊。孟英曰：枉费苦心矣，脉不柔和，舌不润泽（审病者宜识此二语），虽谷进便行，而生津化液之源已绝，药石焉能于无中生有哉？夏至后果殒。

五月下旬，天即酷热异常，道路受暑而卒死者甚多，即古所谓中暍也。而不出户庭之人亦有是病，延医不及，医亦不识，此证虽死身不遽冷，且有口鼻流血者。孟英曰：是暑从吸入，直犯心脏也。惟新产妇人，阴血大去，热邪易袭，故死者尤多。奈愚者不知因时制宜，尚扃（音 jiōng）其窗户，幕以帘帏，环侍多人，皆能致病。又粗工不察天时、人秉之不齐，动辄生化汤，以致覆杯而毙者比比，即砂糖酒亦能杀人，不可不慎。孟英曰：六一散既清暑热，又行瘀血，当此酷暑之令，诚为产后第一妙方，特为拈出，幸救将来。孟英曰：吾闻姚氏妇妊已临月，腹中作痛，家人谓其将娩，急煎参汤令服，服后痛益甚，忙唤稳婆至，已浑身赤斑，喘逆昏狂，虽知受暑，竟不及救。又曹氏妇亦怀妊，临月腹痛，家人疑其欲产而煎参汤，迨汤成痛已止，察其情景，知不即娩。然炎威甚烈，参汤久存欲坏，其姑云：妇既未娩，岂可服参滞胎？我体素虚，常服补剂，参汤定亦相宜。遂服之，甫下咽，即觉气闷躁扰，霎时危殆，多方拯治，逾刻而终。予按：富贵人之死于温补者固为常事。当酷暑之令，漫不少惩，诚下愚之不可移矣。附录于此，以冀司命之士鉴而戒之。

酷热之际，症疾甚行。有储丽波患此，陆某泥今岁寒水司天，湿土在泉，中运又从湿化，是以多疟，率投平胃、理中之法，渐至危殆。伊表兄徐和圃荐孟英视之，热炽神昏，胸高气逆，苔若姜黄，溺如赭赤，脉伏口渴，不食不便。曰：舍现病之暑热，拘司气而论治，谓之执死书以困活人。幸其体丰阴足，尚可救药，然非白虎汤十剂不能愈也。和圃然之。遂以生石膏、知母、银花、枳、贝、黄连、木通、花粉、茹、芩、杏、斛、海蜇、竹叶等相迭为方，服旬日，疟果断。

外甥庄迪卿，患疟，大渴而喜热饮，脘闷脉伏，苔腻欲呕。孟英曰：蕴湿内盛，暑热外侵，法当清解。然脉证如是，乃痰阻气道使然，清之无益，温之助桀，宜以礞石滚痰丸先为开导。服后痰出甚多，脉即现弦滑而数，呕止胸舒，苔形黄燥，与石膏、知母、连、朴、杏、橘、半、茯、滑、斛、菖蒲、花粉等药而安。

批：论证论治，俱极明透。

庄晓村，芝阶姐夫之侄孙也，馆于金愿谷舍人家，病疟。孟英曰：吸受暑热，清涤即瘳。阅数日，疟作甚剧，目赤狂言，汗如雨下。居停大惊，闻服凉剂，疑为药误，亟速孟英至。正在披狂莫制之时，按其脉，洪滑无伦，视其舌，深黄厚燥，心疑其另服他药之故，而扑鼻吹来一阵姜枣气，因诘曰：得无服姜枣汤乎？曰：恣饮三日矣。孟英即令取西瓜一枚（解暑妙品），劈开，任病者食之，方从白虎，而生石膏用一两六钱，病即霍然。逾六年，以他病亡。继有陈仰山如君患疟，孟英连与清暑法，病不少减。孟英疑亦姜枣汤所致，询知果然，亟令屏绝，遂愈。余如汪子宽、魏云裳、胡秋纫等暑疟治案，皆以白虎化裁，案多不备载，录此以备读者之隅反焉。

陈某，自黔来浙，一小儿发热肢搐，幼科与惊风药，遂神昏气促，汗出无溺。适孟英至而视之，曰：暑也。令取蕉叶铺于泥地，与儿卧之，投以辰砂六一散，加石膏、知母、西洋参、竹叶、荷花露，一剂而瘳。继有胡氏女病略同，儿科云不治，因恳于孟英，亦以此法活之。

潘红茶方伯之孙翼廷，馆于许双南家。酷热之时，啜冷石膏一碗，遂致心下痞闷，四肢渐冷而上过肘膝，脉伏自汗。方某诊谓阳虚阴暑，脱陷在即，疏大剂姜、附、丁、桂以回阳。双南在苏，其三郎杏书骇，难主药，邀族人许芷卿诊而决之。芷卿云：此药断不可投，第证极危急，须逆孟英商之。时夜已半，孟英往视，曰：既受暑热，复为冷饮，冰伏胸中，大气不能转旋，是以肢冷脉伏，二便不行。速取六一散一两，以淡盐汤搅之，澄去滓，调下紫雪丹一钱（藉辛香以通冰伏之气，用意精妙）。翌日再诊，脉现胸舒，溺行肢热，口干舌绛，暑象毕呈，化而为疟，与多剂白虎汤而愈。丙午举于乡。

批：认证既确，治法又极精妙，真可为万世法程。

金晓耕，发热二旬，医与表散，竟无汗泄，嗣投温补，而大解泄泻，小水不行，口干肌削，势濒于危。胡秋纫荐孟英诊之。右寸独见沉数，曰：暑热锢于肺经耳。与白虎、苇茎、天水，加芩、桔、杏、贝为方，服后头面痦疹遍发，密无针缝，明如水晶光，人皆危之。孟英曰：此肺邪得泄也。果肤润热退，泻止知饥。又服甘凉濡润二十余剂，痦疹始愈。亦仅见之证也。

批：此温证之轻者，用药合法，故其愈速。

何永昌者，孟英之舆人也，其妻病疟，间二日而作。乃母曰：疟不可服官料药。径服签方，旬日后势甚危，永昌乞孟英救之。脉沉细而数，尺为甚，口渴，目不欲张，两腰收痛，宛如锥刺，寒少热多，心慌不能把握。曰：异哉病也！此暑入足少阴之证（卓识），喻氏所谓汗下温三法皆不可行者。若病在别家，虑其未必我信，病在汝而求诊于我，事非偶然也。汝母云官料药不可治疟，此语出于何书？而药别官私何人所创？既官料之勿服，则私料更不可妄试矣，殊属可嗤。然是证若延医诊，非表散即温补，不可谓非汝母之一得也。疏方元参八钱，龟版、石斛各一两，地骨皮六钱，知母五钱，桑叶、金银花各四钱，花粉三钱，丹皮二钱，令用大砂锅煎而频服，不必限剂，服三日，疟断而各恙皆减，粥食渐进，不劳余药而起。

批：暑邪入肾，必伤肾液，故重用滋阴之品以救之。

慎氏妇，产后腹胀泄泻，面浮足肿。医与渗湿温补，月余不效，疑为蓐损。孟英视之，舌色如常，小溲通畅，宛似气虚之证，惟脉至梗涩，毫无微弱之形。因与丹参、滑石、泽兰、茯苓、茺蔚、蛤壳、桃仁、海蜇、五灵脂、豆卷（亦行瘀利水之法），数服即瘳。

孙某，患感，医投温散，竟无汗泄。延至十一日，始请孟英视之，业已神昏囊缩，面赤舌绛，目不识人，口不出声，胸膈微斑，便泻而小溲不行者已三日。医皆束手，或议大投温补以冀转机（温病已至神昏，尚议温补，真盲论也）。孟英急止之，曰：阴分素亏，而温散劫津，邪热愈炽，则营卫不行，岂可妄云漏底，欲以温燥竭其欲绝之阴乎？曩浦上林先生治予先君之病，云：泄泻为热邪之出路，求之不可得者，胡可止也？以西洋参、生地、麦冬、丹皮、连翘、生芍、石菖蒲、盐水炒黄连、甘草梢、百合、茯苓、贝母、银花、紫菀为方，一剂即周身微汗而斑退，三剂始得小溲一杯而识人，四剂乃得大汗而身热退，面赤去，茎亦舒，复解小溲二杯。次日于方中减连翘、菖蒲、丹皮、黄连，加知母、葳蕤、竹叶投之，舌始润，神始清，知渴索水。孟英令将蔗、梨等榨汁，频灌不歇，其汗如雨下者三昼夜始休，于是粥渐进，泻渐止，溲渐长，前方又去贝母、银花、紫菀，加石斛、龙眼肉，服之全愈。

汪子与，病革，始延孟英视之。曰：阴虚之质，暑热胶锢，殆误投补药矣。乃叔少洪云：侄素孱弱，医投熟地药十余剂耳。孟英曰：暑热证，必看邪到血分，始可议用生地，何初病即进熟地？岂仅知禀赋之虚，未睹外来之疾耶？昔贤治暑，但申表散温补之戒，讵料今人于律外更犯滋腻之辜，而一误至此，略无悔悟，不啻如油入面，如漆投胶，将何法以挽回哉？越日果卒。夫小米舍人仅此一脉，完姻未久，遽尔珠沉，殊为惨然。冬间，吴忻山亦唯一子，素禀虚怯，滋补频投，医不察其患温发热，金谓阴虚，竟投腻滞培元之剂，乃至舌黑卷短，唇焦溺赤。孟英一诊，即云不救，顾听泉竭力图维，终不能愈。按虚人受感，每蹈此辙，特录以为戒。

汪左泉，病滞下，昼夜数十行，而即日须补岁考遗才，浼孟英商速愈之策。切脉弦滑，苔黄满布。曰：易事耳。重用芩、连，佐以楂、朴，送服青麟丸四钱，投匕而瘥，略无他恙。

陈昼三，病滞下，某进通因通用法，痛泄无度，呕恶不纳，汗出息微，脉弱眩晕。孟英曰：近多伏暑之痢，此独非其证也，元将脱矣。急投大剂温补，脉候渐安，一月后甫得健复。

金朗然之母，偶发脘疼呕吐。医与温补药，初若相安，渐至畏寒不寐，四肢不仁。更医，云是风痹，仍投温补，因而不饥不食，二便不行，肌肉尽削，带下如溺，始延孟英诊之。曰：暑伏肺胃耳。其多投温补而不遽变者，以熟地等阴柔腻滞为之挟制也。然津气灼烁而殆尽，脂液奔迫以妄行，治节无权，阳明涸竭，焉能卫皮毛而畅四肢，利机关以和九窍哉？与白虎汤加西洋参、竹茹、橘皮、丝瓜络、石斛、花粉、竹沥、海蜇，连进二十剂，始解黑矢，而各恙渐安。嗣与和肝胃、调八脉以善后，遂愈。

批：汪子与证误服熟地而不救，此证误服温补兼熟地而竟愈，盖体有虚实，治有迟早，邪有重轻，未可以一端拘也。

李某，向患脘痛，孟英频与建中法，获瘳。今秋病偶发，他医诊之，闻其温补相投，径依样而画葫芦，服后耳闭腿疼，不饥便滞，仍就孟英视之。曰：暑邪内伏，误投补药使然，治宜清涤为先。彼不之信，反疑为风气，付外科灼灸，遂致筋不能伸而成锢疾。孟英曰：此证较金病轻逾十倍，惜其惑于浅见，致成终身之患，良可叹也。独怪谋利之徒假河间太乙针之名而妄施毒手，举国若狂，竟有不惜重价求其一针，随以命殉之者，吾目击不少矣。夫《内经》治病，原有熨之一法，然但可以疗寒湿凝滞之证。河间原方惟二活、黄连加麝香、乳香耳，主治风痹。今乃托诸鬼神，矜夸秘授，云可治尽内伤外感四时十二经一切之病，天下有是理乎？况其所用之药，群集辛热香窜之品，点之以火，显必伤阴，一熨而吐血者有之，其不可轻试于阴虚之体与夹热之证也，概可见矣。吾友盛少云之尊人卧云先生误于此，而致周身溃烂，卧床数载以亡。仲圣焦骨伤筋之训，言犹在耳。操医术者胡忍执炮烙之严刑，欺世俗而罔利哉？

乔有南之侄，甫五龄，发热数日，儿医与柴葛解肌汤一剂，肢搐而厥，目张不语。其母孀居，仅此一脉，遍求治疗，毫无寸效。所亲徐和甫托王瘦石访一擅幼科之长者，瘦石谓：宜求善于外感者，盖人有大小，病无二致，切勿舍大方而信专科，此喻嘉言活幼金针也。盍延孟英视之？徐从之。孟英诊曰：病是暑邪，治以风药，热得风而焰烈，津受烁以风腾，乃风药引起肝风，再投俗尚惊风之剂，稚子根本不牢而狂风不息，折拔堪虞。与王氏犀角地黄汤，加羚羊角、生石膏、元参、桑叶、菊花、银花、牡蛎、知母、麦冬、竹叶诸药，数服而痊。

批： 清暑热，息肝风，方极平允。

赵铁珊乃郎子善，康康侯之婿也，因事抑郁，凛寒发热。汤某作血虚治，进以归、芎、丹、参之类，多剂不效。乃移榻康寓，延孟英诊之。脉涩而兼沉弦以数，然舌无苔，口不渴，便溺如常，纳谷稍减，惟左胁下及少腹自觉梗塞不舒，按之亦无形迹，时欲抚摩，似乎稍适。曰：阴虚夹郁，暑邪内伏。夫郁则气机不宣，伏邪无从走泄，遽投血药，引之深入，血为邪踞，更不流行，胁腹不舒，乃其真谛。第病虽在血而治宜清气为先，气得宣布，热象必露，瘀滞得行，厥疾始瘳。子善因目击去年妇翁之恙，颇极饮服，连投清气，热果渐壮，谵妄不眠，口干痰嗽。孟英曰：脉已转为弦滑，瘀血伏邪皆有欲出之机，继此当用凉血清瘀为治，但恐旁观诧异，事反掣肘。嘱邀顾听泉质之，顾亦云然，遂同定犀角地黄汤加味。而所亲陈眉生、许小琴暨乃兄子勉皆疑药凉剂重，纵是热证，岂无冰伏之虞？顾为之再四开导，总不领解，适病者鼻衄大流，孟英笑曰：真赃获矣，诸公之疑可否冰释？渠舅氏陈谷人蹉尹云：证有疑似，原难主药，鼻血如是，病情已露，毋庸再议，径煎而饮之。次日衄复至，苔色转黑，孟英曰：三日不大便，瘀热未能下行也。于前方加滑石、桃仁、木通、海蜇、竹沥、石斛、银花、知母、花粉之类，又二剂，大解始行，黑如胶漆，三日间共下七十余次而止，乃去木通、桃仁辈，加西洋参、麦冬以生液。病者疲惫已极，沉寐三昼夜，人皆危之。孟英曰：听之使其阴气来复，最是好机。醒后尚有微热谵语，药仍前法。又旬日，始解一次黑燥大便而各恙悉退。惟口尚渴，与大剂甘凉以濡之。又旬日，大便甫得复行，色始不黑，乃用滋阴填补而康。

批：此证不遇孟英，必成虚损，讫无知其为伏暑者，虽死亦不知前药之误也。

一圃人诣孟英，泣请救命，诘其所以，云：家住清泰门内马婆巷。因本年二月十五日卯刻雷从地奋，火药局适当其冲，墙垣廧宇，一震泯然，虽不伤人，而附近民房撼摇如簸。其时妻在睡中惊醒，即觉气不舒畅，半载以来渐至食减形消，神疲汛少，惟卧则其病如失，药治罔效。或疑邪祟所凭，祈禳厌镇，亦属无灵，敢乞手援，幸无却焉。孟英许之，往，见妇卧于榻，神色言动，固若无恙。诊毕，病人云：君欲睹我之疾也？坐而起，果即面赤如火，气息如奔，似不能接续者，苟登圊溲便，必贲逆欲死。前所服药，破气行血，和肝补肺，运脾纳肾，清火安神，诸法具备，辄如水投石。孟英仿喻氏治厥巅疾之法用药，一剂知，旬余愈。

批：仍是治肝之法。

高若舟之庶母，年逾花甲，体丰善泻。张某向用参、术取效。今秋患白痢，张谓寒湿滞中，仍与理中加减，病遂日增。因疑老年火衰，蒸变无权，前药中复加附子，白痢果减而腹胀且疼，不食不溺，哕逆发热，势已危殆，始迓孟英。视之，脉沉而滑数梗梗。曰：暑热未清，得无补药早投乎？

与芩、连、杏、朴、曲、芍、滑、楝、银花、海蜇、鸡内金之类，一剂溺行痛减，而痢下仍白。其女为屠西园之室，乃云：向服补药，白痢已止；今服凉药，白痢复作。盖病本久寒，凉药不可再用矣。孟英曰：言颇近理，使他医闻之，必改温补，但病机隐伏，测识匪易。前此之止，非邪净而止之，乃邪得补而不行之止。邪气止而不行，是以痛胀欲死。夫强止其痢，遽截其疟，犹之乎新产后妄涩其恶露也。世人但知恶露之宜通，而不知间有不可妄通者，但知疟痢之当止，而不知邪未去而强止之，其害较不止为尤甚也。今邪未清涤，而以温补药壅塞其流行之道，以致邪不能出，逆而上冲，哕不能食，是痢证之所畏。吾以通降凉润之剂搜邪扫浊，惟恐其去之不速，胡反以白痢复作为忧？岂欲留此垢滞于腹中，冀其化脂膏而填空隙，故若是之宝惜而不愿其去耶？幸若舟深信，竟从孟英议。寻愈。

批：通达之论，医所宜知。

十八涧徐有堂室，病痢，医作寒湿治，广服温补之药。痢出觉冷，遂谓沉寒，改投温燥，半月后发热无溺，口渴不饥，腹疼且胀，巅痛不眠。翁嘉顺嘱其求诊于孟英。察脉弦细，沉取甚数，舌绛无津，肌肉尽削，是暑热胶锢，阴气受烁。与北沙参、苁蓉、芩、斛、楝、芍、银花、桑叶、丹皮、阿胶合白头翁汤为剂，次日各患皆减，痢出反热。有堂不解，问故。孟英曰：热证误投热药，热结而大便不行者有之，或热势奔迫而泄泻如火者有之，若误服热药而痢出反冷者，殊不多见也，无怪医者指为久伏之沉寒。吾以脉证参之，显为暑热。然暑热之邪，本无形质，其为滞下也，必夹身中有形之垢浊，故治之之道，最忌补涩壅滞之品。设误用之，则邪得补而愈炽，浊被壅而愈塞，耗其真液之灌溉，阻其正气之流行，液耗则出艰，气阻则觉冷。大凡有形之邪，皆能阻气机之周流，如痰盛于中，胸头觉冷，积滞于腑，脐下欲熨之类，皆非真冷，人不易识，吾曾治愈多人矣。徐极叹服。仍议育阴涤热，病果渐瘳。

萧某，素患痰多，常服六君子汤。偶延孟英诊之，脉细数而兼弦滑。曰：六君亟当屏绝。病由阴亏火盛，津液受灼而成痰，须服壮水之剂，庶可杜患将来。萧因向吸鸦片烟，自疑虚寒，滋阴不敢频服，继患喉痛，专科治而不效，仍乞诊于孟英。因谓曰：早从吾策，奚至是耶？此阴虚于下，阳浮于上，喉科药不可试也。大剂育阴潜阳，其痛日瘥，而喉腭皆形白腐。孟英曰：吸烟既久，毒气熏蒸之故耳。令吹锡类散，始得渐退。愈后复患滞下，孟英曰：今秋痢虽盛行，而此独异于人，切勿以痢药治之。盖火迫津液，结为痰饮，酿以烟毒，熏成喉患。吾以燃犀之照而投激浊扬清之治，病虽愈矣，内蕴之痰浊尚多，奈向来为温补药所禁锢于肠胃曲折之间而不得出，今广投壮水之剂，不啻决江河而涤陈莝，岂可与时行暑热之痢同年而语耶？治不易法，食不减餐，日数十行，精神反加，逾月之后，大解始正，计服甘凉约二百剂，肌肉复充，痰患若失。

孙位申，患感，证见耳聋，医者泥于少阳小柴胡之例，聋益甚。孟英视之，曰：伏暑也，与伤寒治法何涉？改投清肺之药，聋减病安。将进善后法矣，忽一日，耳复聋，孟英诊之，莫测其故。因诘其食物，云：昨日曾吃藕粉一碗。孟英曰：是矣，肆间藕粉罕真，每以他粉搀混，此必葛粉耳，不啻误服小柴胡一剂。复投肃清肺胃药，寻愈。录此以见其审证周详，所谓无微不入也。

顾宗武，偶患微寒发热，医进温散法，热虽退而不饥，不大便，复用平胃散数帖，腹渐胀而偏于右，尚疑其中气之虚寒也，遂与温运燥补诸药，胀乃日增，杳不进谷。或谓恐属痈疡，因招外科连某诊之，作胁疽治，病如故。黄某作肠痈论，以大黄泻之，亦不应。严某谓胁疽部位不对，肠痈证据不符，作内疝治，仿子和活人之法，及当归龙荟丸相间而投，亦无效。乃延孟英视之，脉极弦细而促，舌绛大渴，小溲赤少，饮而不食者月余矣，证实脉虚，坚辞不治。其家问曰：此证究是何病？乞为指示。孟英曰：据述病患素慎起居而薄滋味，显非停滞与痈疽之患，良由暑湿内蕴，势欲外泄，是以初起有微寒发热之候。误与风寒药，热虽暂退于表，邪仍伏处于中，不饥不便，肺胃失其下行，再加辛燥温补，气机更形窒滞，伏邪永无出路，津液潜消，膜胀日甚，以气血流行之脏腑，为暑湿割据之窠巢，补之不可，攻之不能，病虽不在膏肓，卢扁望而惊走。逾旬径殁。

批：杂药乱投，一何可笑。

黄莲泉家戚妪，病痢，朱某以年老而为舍病顾虚之治，渐至少腹结块，攻痛异常，大渴无溺，杳不知饥，昼夜百余行，五色并见，呼号欲绝，始延孟英诊之。脉至沉滑而数，因谓曰：纵使暑热深受，见证奚至是耶？此必温补所酿耳。夫痢疾古称滞下，明指欲下而涩滞不通，顾名思义，岂可以守补之品更滞其气，燥烈之药再助其虐乎？少腹聚气如瘕，痢证初起因于停滞者有之，今见于七八日之后，时欲冲逆，按之不硬，则显非停滞之可拟，实为药剂之误投，以致邪浊蟠踞，滋蔓难图。及检所服诸方，果是参、术、姜、萸、附、桂、粟壳、故纸、川椒、乌梅等，一派与病刺谬之药。孟英曰：彼岂仇于汝哉？畏老而补之，见痢而止之，亦未尝不煞费苦心而欲汝病之即愈。惜徒有欲愈之心，未明致愈之道，但知年老元虚，不闻邪盛则实。彼亦年近古稀，悬壶多载，竟毕世沉迷于立斋、景岳诸书，良可叹也。岂造化果假权于若辈乎？不然，何彼书彼术之风行哉？戚云：壬寅之病，赖君再生，今乃一误至此，恐仙丹不能救矣。孟英曰：幸未呕哕，尚可希冀一二。遂与苁蓉、楝、芍、芩、连、橘、斛、楂、曲、延胡、绿梅、鳖甲、鸡金、鼠矢、海蜇出入互用，数帖渐安。继加驻车丸吞服，逾月始健。

批：痢疾初起即补，变成噤口者有之，延为休息者有之。邪因补而固结不解，虽有明手，无如之何，良可叹恨。

周某，患疟，间二日而作，寒少热多。医谓老年三疟，放手温补，渐至杳不进谷。所亲李石泉孝廉嘱迎孟英诊之。脉细硬如弦，毫无胃气，右尺洪数，舌色光绛，大渴溺滴。曰：此足少阴暑疟也，广服温补，津液尽劫，欲以草木生之，事不及矣。世但知治症不善有三患，邪留肝络则为疟母，戕及脾元则为疟鼓，耗乎肾阴则为疟劳，而此证以药助邪，邪将劫命，求转三患，亦不能得，所谓热得补而更炽，阴受烁以速亡，阴愈亡则邪愈炽，何殊炮烙之刑？病者何辜？可惨可惨。逾日果殁。特录以为戒，医者鉴之。

一老广文，俸满来省验看，患眩晕。医谓上虚，进以参、耆等药，因而不食不便，烦躁气逆。孟英诊，曰：下虚之证，误补其上，气分实而不降，先当治药，然后疗病。与栀、豉、芩、桔、枳、橘、菀、贝一剂，粥进便行，嗣用滋阴息风法而愈。

上虞陈茂才，患头痛，三日一发，发则恶寒，多药不效，饮食渐减。或拟大剂姜、附，或议须投金石。葛仲信嘱其质于孟英。察脉甚弦，重按则滑。曰：热暑伏厥阴也，温补皆为戈戟。与左金加楝、芍、栀、桑、羚、丹、菊、橘为剂，兼吞当归龙荟丸，三服而减，旬日即痊。

关颖庵，患寒热。医者泥于今岁之司天在泉，率投温燥，以致壮热不休。阮某用小柴胡和解之治，遂自汗神昏，苔黑舌强，肢瘈不语，唇茧齿焦；张某谓斑疹不达，拟进角、刺、荆、蒡；越医指为格阳假热，欲以附子引火归原。许芷卿知为伏暑，而病家疑便溏不可服凉药，复逆孟英诊之。曰：阴虚之体，热邪失清，最易劫液，幸得溏泄，邪气尚有出路，正宜乘此一线生机迎而导之，切勿迟疑。遂与芷卿商投晋三犀角地黄汤，加知、麦、花粉、西洋参、元参、贝、斛之类，大剂服八九日，甫得转机。续与甘凉充液六七剂，忽大汗如雨者一夜，人皆疑其虚脱。孟英曰：此阴气复而邪气解也，切勿惊惶。嗣后果渐安谷，投以滋补而愈。继有陈菊人明府乃郎，病较轻于此，因畏犀角不敢服，竟致不救，岂不惜哉？

批： 因前医之误而始思转计，已非良医所为，况明睹温燥表散之害而仍蹈覆辙，焉足云医？

余某，年三十余，发热数日。医投凉解之法，遂呕吐自汗，肢冷神疲。亟延孟英诊之，脉微弱。曰：内伤也，岂可视同伏暑而一概治之，径不详辨其证耶？与黄耆建中去饴，加龙骨、生姜、茯苓、橘皮，投剂即安。续加参、术，逾旬而愈。

钱氏妇，怀妊四月而患寒热如疟。医与发散安胎，乃至舌黑神昏，大渴便泄，臭痰频吐，腰腹痛坠，人皆不能措手。孟英诊，曰：伏暑失于清解，舌虽黑而脉形滑数，痰虽臭而气息调和，是胎尚未坏，犹可治也。重用气血两清之药，五剂而安，糜粥渐进，腰腹皆舒，胎亦跃跃。

方氏女，久患泄泻脘痛，间兼齿痛，汛事不调，极其畏热，治不能愈。上年初夏，所亲崔映溪为延孟英诊之，体丰，脉不甚显而隐隐然弦且滑焉，曰：此肝强痰盛耳。然病根深锢，不可再行妄补。渠母云：溏泄十余年，本元虚极，广服培补，尚无寸效，再攻其病，岂不可虞？孟英曰：非然也。今之医者每以漫无着落之虚字，括尽天下一切之病，动手辄补，举国如狂，目击心伤，可胜浩叹？且所谓虚者，不外乎阴与阳也。今肌肉不瘦，冬不知寒，是阴虚乎，抑阳虚乎？只因久泄，遂不察其脉证而金疑为虚寒之病矣。须知痰之为病，最顽且幻，益以风阳，性尤善变，治必先去其病而后补其虚，不为晚也。否则，养痈为患，不但徒费参药耳。母不之信，遍访医疗，千方一律，无非补药。至今秋，颈下起一痰核，黄某敷之使平，更以大剂温补连投百日，忽吐泻胶痰斗许而亡。予按此痰饮滋蔓，木土相仇，久则我不敌彼而溃败决裂。设早从孟英之言，断不遽死于今日也。

批：凡病皆宜如此，不独痰饮为然。

康康侯司马之夫人，泄泻频年，纳食甚少，稍投燥烈，咽喉即疼，治经多手，不能获效。孟英诊，曰：脾虚饮滞、肝盛风生之候也。用参、术、橘、半、桂、苓、楝、芍、木瓜、蒺藜（健脾涤饮平肝，丝丝入扣）投之，渐愈。今冬又患眩晕头汗，面热肢冷，心头似绞，呻吟欲绝，孟英以石英、苁蓉、牡蛎、绿萼梅、苓、蒺、楝、芍、旋覆为方（仍是柔肝涤饮之法），竟剂即康。

盛墨庄，冬患间疟，因腹胀畏寒，自服神曲姜汤，势益甚，延孟英视之。曰：暑湿内伏也。以黄连、枳、朴、栀、苓、杏、贝、知、斛、旋、橘、兰草等为剂，芦菔煮汤煎药（清暑渗湿而无燥烈之弊，洵妙方也），三啜而瘳。

鲍继仲，患哮，每发于冬，医作虚寒治，更剧。孟英诊之，脉滑苔厚，溺赤痰浓，与知母、花粉、冬瓜子、杏、贝、茯苓、滑石、栀子、石斛而安。孙渭川令侄亦患此，气逆欲死，孟英视之，口渴头汗，二便不行，径与生石膏、橘、贝、桂、苓、知母、花粉、杏、菀、海蜇等药而愈。一耳姓回妇病哮，自以为寒，频饮烧酒，不但病加，更兼呕吐泄泻，两脚筋掣，既不能卧，又不能坐。孟英诊，曰：口苦而渴乎？泻出如火乎？小溲不行乎？痰黏且韧乎？病者云：诚如君言，想受寒太重使然。孟英曰：汝何愚耶？见证如是，犹谓受寒，设遇他医，必然承教，况当此小寒之候，而哮喘与霍乱世俗无不硬指为寒者，误投姜、附，汝命休矣。与北沙参、生薏苡、冬瓜子、丝瓜络、竹茹、石斛、枇叶、贝母、知母、栀子、芦根、橄榄、海蜇、芦菔汁为方，一剂知，二剂已。

批：哮证乃热痰伏于肺络也，至冬则热为寒束，故应时而发。古人治法，于未寒时先以滚痰丸下之，使冬时无热可束则愈。但其法太峻，人多不敢用。今孟英以轻清通透之品搜络中之伏痰，斯有利而无弊，真可补古人所未及。

吴芸阁，因壮年时患梅疮，过服寒凉之药，疮虽愈，阳气伤残，虚寒病起，改投温补如金液丹、大造丸之类，始得获安。奈医者昧于药为补偏救弊而设，漫无节制，率以为常，驯致血溢于上，便泄于下，食少痰多，喘逆碍卧，两足不能屈伸。童某犹云寒湿为患，进以苓姜术桂汤多剂，势益剧，且溲渐少而色绿如胆汁。医皆不能明其故，延孟英诊之，脉弦硬无情。曰：从前寒药戕阳，今则热药竭阴矣。胃中津液皆灼烁以为痰，五脏咸失所养而见证如上，水源欲绝，小溲自然渐少，木火内焚，乃露东方之色，与章虚谷所治暑结厥阴，用来复丹攻其邪从溺出而见深碧之色者，彼实此虚，判分天壤，恐和缓再来，亦难为力矣。寻果殁。

戴氏妇，年五十六岁，仲冬患感，初服杨某归、柴、丹参药一剂，继服朱某干姜、苍术、厚朴药五剂，遂崩血一阵。谓其热入血室，不可治矣，始延孟英诊之。脉形空软促数，苔黑舌绛，足冷而强，息微善笑，询其汛断逾十载。曰：冬温失于清解，营血暴脱于下，岂可与热入血室同年而语耶？必由误服热药所致。因检所服各方，而叹曰：小柴胡汤与冬温何涉？即以伤寒论，亦不能初感即投，况以丹参代人参，尤为悖谬。夫人参补气，丹参行血，主治天渊。不论风寒暑湿，各气初感，皆禁用血药，为其早用反致引邪深入也。既引而入，再误于辛热燥烈之数投，焉得不将其仅存无几之血逼迫而使之尽脱于下乎？女人以血为主，天癸既绝，无病者尚不宜有所漏泄，况温邪方炽而阴从下脱，可不畏哉？病家再四求治，孟英与西洋参、苁蓉、生地、犀角、石斛、生芍、银花、知母、麦冬、甘草、蔗浆、童溺两剂，足温舌润，得解酱粪，脉数渐减而软益甚。乃去犀角，加高丽参，数帖脉渐和，热退进粥，随以调补，幸得向安。

批：即热入血室，亦岂不可治之证？可见此人并不知热入血室为何病，第妄指其名耳。

王开荣，素患痰嗽，兼有红证，今冬病头疼发热，渴饮不饥，便溏溺少，谵语神昏，自述胸中冷气上冲。医见其面赤痰喘，欲投附、桂、黑锡丹等药。所亲翁嘉顺嘱勿轻服，为延孟英诊之。脉滑且数，曰：温邪夹宿饮上逆，法当清解。与北沙参、冬瓜子、知母、滑石、花粉、石菖蒲、贝母、杏仁、芦根、葱白、淡豉、竹沥，两剂后面赤退，乃去葱豉，加麦冬、桑叶、枇杷叶，数帖热去泻减，谵语止，头痛息，喘定神清。乃裁菖、滑，加梨汁、地栗、海蜇，服数日痰渐少，谷渐安，渴止溺行，始进养阴之法，遂以霍然。

批： 此人肺气素不清肃，又兼阴虚夹饮，故感受温邪，弥见镠镖，非此始终如法施治，殊难奏效也。

石子章，患腹胀，朱某与大剂温补之药，殊若相安。孟英见而非之，彼云：服之略不助胀，正须多服图痊，君何疑焉？孟英曰：形瘦脉数，舌色干红，此为阴虚热胀。昔年范次侯室暨杨改之如君之恙皆类此，医咸攻补遍施，病无小效。吾以极苦泄热微辛通络之法投之，应手而瘳。今子病初起时胀不碍食，证非气分可知，而温补不助胀，遂服之不疑，不知阴愈耗，络愈痹，胀虽不加，而肌愈削，脉愈数，干呛气急，与女子之风消、息贲何以异耶？寻果不起。予按喻氏始言男子亦有血蛊证，可见男女虽别，而异中有同，同中有异，临证者不可胶柱以鼓瑟也。

沈某，患脘痛呕吐，二便秘涩。诸治不效，请孟英视之，脉弦软，苔黄腻。曰：此饮证也，岂沉湎于酒乎？沈云：素不饮酒，性嗜茶耳。然恐茶寒致病，向以武彝红茶熬浓而饮，谅无害焉。孟英曰：茶虽凉而味清气降，性不停留，惟蒸遏为红，味变甘浊，全失肃清之气，遂为酿疾之媒，较彼曲糵，殆一间耳。医者不察，仅知呕吐为寒，姜、萸、沉、附不特与病相反，抑且更煽风阳，饮借风腾，但升不降，是以上不能纳，下不能通，宛似关格，然非阴枯阳结之候。以连、楝、栀、芩、旋覆、竹茹、枇杷叶、橘、半、苓、泽、蛤壳、荷茎、生姜衣为方，送服震灵丹，数剂而平，匝月而起。

批：此上有停饮，下元虚寒，故用药如此。

石芷卿，骤患腹胀，旬日后脐间出脓（湿热积于小肠）。外科视为肠痈，与温补内托之药，遂咳嗽不眠，腹中绞痛异常，痰色红绿，大便不行，乃延孟英商之。脉弦细以数，舌绛而大渴。曰：察脉候是真阴大虚之证（乃真阴为热药所耗，非本如是也），耆、术、归、桂皆为禁剂。以甘露饮加西洋参、花粉、贝母、杏仁、冬瓜子投之，痰咳即安。外科谓此恙最忌泄泻，润药不宜多服（此何恙也？而以为最忌泄泻，真呓语也）。孟英曰：阴虚液燥，津不易生，虽求其泻不可得也，恶可拘泥一偏而不知通变哉？仍以前法去杏、贝、花粉，加知母、百合、合欢为方，并嘱其另邀老医朱嵩年敷治其外。如法施之，果渐向安，久之脐痂落，如小儿蜕脐带状，脐内新肉莹然而愈。

批：肠痈无温补内托之法。清其上源而下流自清，亦喻氏法也。

袁某，患噫，声闻于邻。俞某与理中汤暨旋覆代赭汤，皆不效。孟英诊之，尺中虚大，乃诘之曰：尔觉气自少腹上冲乎？病者云：诚然。孟英曰：此病在下焦。用胡桃肉、故纸、韭子、菟丝、小茴、鹿角霜、枸杞、当归、茯苓、覆盆、龙齿、牡蛎，服一剂其冲气即至喉而止，不作声为噫矣，再剂寂然，多服竟愈。

沈春旸之母，偶患咽喉微痛，服轻清药一剂，即觉稍安，且起居作劳如常，第五日犹操针凿至四鼓，第六日忽云坐立不支，甫就榻即昏沉如寐。亟延王瘦石视之，用犀角地黄汤化万氏牛黄丸灌之。继邀徐小坡，亦主是汤，云恐无济，乃邀孟英决之。切其脉，左数右滑，皆极虚软。曰：王、徐所见极是。但虽感冬温，邪尚轻微，因积劳久虚之体，肝阳内动，烁液成痰，逆升而厥，俨似温邪内陷之候。方中犀角靖内风，牛黄化痰热，不妨借用，病可无虞，今日不必再投药饵矣。翌日复诊，神气虽清，苔色将黑，孟英与肃肺蠲痰、息风充液之剂，热退而苔色松浮。孟英曰：舌将蜕矣。仍与前药，越宿视之，苔果尽褪，宛如脱液之舌，且呕恶时作，大解未行。孟英于甘润生津药内仍佐竹茹、竹沥、柿蒂、海蜇，数剂呕止便行，而舌上忽布白腐之苔，以及齿龈唇颊满口遍生，揩试不去，人皆异之（此湿热薰蒸于肺也）。孟英坚守肃清肺胃，仍佐茹、沥，加橄榄、银花、建兰叶。数剂白腐渐以脱下，舌色始露，惟啜粥则胸次梗梗不舒，夜不成寐。孟英曰：胃汁不充，热痰未净也。仍守前议。病家疑之，复商于瘦石。瘦石云：勿论其他，即如满口腐苔，酷似小儿鹅白，大方证甚属罕见，苟胸无学识者见之，必按剑而诧。今医者有不惑之智，而病家乃中道生疑，岂求愈之道耶？沈大愧服，一遵孟英设法。既而吐痰渐少，纳谷颇适，两胁又添辣痛。孟英诊脉，左关弦数，曰：必犯忿怒矣。诘之果然。加栀、楝、旱莲、女贞、生白芍、绿萼梅等，数服各恙皆安，肤蜕成片，而右腿肿痛，不能屈伸。或疑风气，思用艾灸，孟英急止之，曰：此阴亏耳，误灸必成废疾。吾以妙药奉赠，但不许速效也。疏方以西洋参、熟地黄、苁蓉、桑椹、石斛、木瓜、归、芍、二冬、杞、菊、楝实、牛膝，加无核白蒲桃干，为剂久服，果得向愈。越三载，以他疾终。

孙执中，于春前四日忽患鼻衄如注，诸法莫塞。夤（音 yín）夜请孟英视之，脉弦而数。曰：冬暖气泄，天令不主闭藏，今晚雷声大震，人身应之，肝阳乃动，血亦随而上溢，不可以其体肥头汗畏虚脱而进温补也。投以元参、生地、犀角、牡蛎、知母、生白芍、牛膝、茯苓、侧柏叶、童溺诸药，一剂知，二剂已。既而胁痛流乳，人皆异之，孟英与甘露饮加女贞、旱莲、龟版、鳖甲、牡蛎而瘳。

王氏医案续编·卷二

庄芝阶舍人之外孙汪震官，春前陡患赤痢。孟英诊之，脉滑数而沉，面赤苔黄，手足冷过肘膝，当脐硬痛，小溲涩少，伏热为病也。与大剂芩、连、栀、楝、滑石、丹皮、砂仁、延胡、楂、曲、银花、草决明等药（此大实证也，何不加大黄荡涤之），两服手足渐温（清热之效），而脚背红肿，起疱如蒲桃大一二十枚（湿热下注也，若于前方加大黄荡涤，当不至此）。四服后腹痛减，苔退而渴，于原方去楂、曲、砂仁，加白头翁、赤芍、海蜇。旬日后痢色转白而腿筋抽痛（热久伤阴也，古人急下存阴之法原以防此），乃去丹皮、滑石、赤芍，加鸡金、橘红、生苡、石斛（此救法好）。两服痛止溲长，粪色亦正，脚疱溃黄水而平，谷食遂安，改用养胃阴清余热之法而愈。闻孟英治此证，每剂银花辄两许，尚须半月而瘳。设病在他家，焉能如此恪信？苟遇别手，断无如此重剂，况在冬春之交，诚古所未有之痢案，后人恐难企及。

批：此案步步合法，特少一番荡涤之功，故觉少延时日耳。然凉剂已畏其寒，若加荡涤之品，必不敢服，此治病之所以难也。

吴馥斋室，新产后呕吐不止，汤水不能下咽，头痛痰多，苔色白滑。孟英用苏梗、橘、半、吴萸、茯苓、旋覆、姜皮、柿蒂、紫石英、竹茹（此痰饮夹肝气上逆也，故方以降气涤饮为治），一剂知，二剂已。

郑妪，患咳嗽，自觉痰从腰下而起，吐出甚冷。医作肾虚水泛治，渐至咽喉阻塞，饮食碍进，即勉强咽之，而胸次梗不能下，便溏溲频，无一人不从虚论。孟英诊，曰：脉虽不甚有力，右部微有弦滑，苔色黄腻，岂属虚证？以苇茎汤合雪羹，加贝母、知母、花粉、竹茹、麦冬、枇杷叶、柿蒂等药，进十余剂而痊。

批：此证明明虚寒，何以作虚寒治不效？盖虚寒乃此人之本体，而痰咳乃新受之外邪，不治其邪而专补其虚，则邪无出路，以致积补生热，此舌苔之所以黄腻也。孟英以清热化痰为治，尚是一半治病，一半治药误也。

满洲少妇，怀娠漏血。医投补药，漏如故。间或不漏则吐血，延逾二载，腹中渐动，孕已无疑，然血久溢于上下，甚至纳食即吐，多医不能治。孟英诊之，脉滑数有力，是气实而血热也。证不属虚，补药反能助病，愈补愈漏，胎无血荫而不长，其所以不堕者，气分坚实耳。与大剂清营药，血溢遂止，而稀沫频吐，得饮即呕，口渴心忡，气短似促，乃用西洋参、麦冬、知母、石斛、枇杷叶、竹茹、柿蒂、生白芍、木瓜，重加乌梅投之（清肺柔肝，益气生津，与证针锋相对），覆杯即安，次日能吃饭矣。

珠小辉太守令嫒，骤患颐肿，连及唇鼻，乃至口不能开，舌不得出。孟英视之，曰：温毒也（此俗所谓虾蟆瘟也）。用射干、山豆根、马勃、羚羊、薄荷、银花、贝母、花粉、杏仁、竺黄为剂（仿普济消毒饮意），并以紫雪搽于唇内，锡类散吹入咽喉，外将橄榄核磨涂肿处。果吐韧涎而肿渐消，诘朝即啜稀粥，数日而愈。

一男子，患便血，医投温补，血虽止而反泄泻浮肿。延及半年，孟英诊之，脉数舌绛，曰：此病原湿热，温补翻伤阴液。与芩、连、栀、芍、桑叶、丹皮、银花、石斛、楝实、冬瓜皮、龟甲、鸡金等药，旬余而愈。

陆厚甫室，陈芷浔主事之女也。产后经旬，偶发脘痛，专用与温补药（脘痛何以投温补？不问可知其误矣）。因寒热气逆，自汗不寐，登圊不能解，而卧则稀水自流，口渴善呕，杳不纳谷，佥云不起矣。乃父速孟英诊之，脉弦数而滑。曰：本属阴亏，肝阳侮胃（产后肝血大亏，所以阴虚；肝失血养，故阳独盛），误投温补涩滞之剂，气机全不下降，以致诸证蜂起，医者见而却走，是未明其故也。与沙参、竹茹、楝实、延胡、栀、连、橘、贝、杏、斛、枇杷叶，为肃肺以和肝胃法，覆杯即安。但少腹隐隐作痛，于前方去杏、贝、竹茹，加知母、花粉、苁蓉、白芍、橘核、海蜇，乃解宿垢而瘳。

周子朝，患恶寒头痛发热，酷似伤寒，而兼心下疼胀。孟英脉之，右部沉滑，苔黄不渴，溲如苏木汁。先以葱豉汤加栀、连、杏、贝、蒌、橘为方（先解表），服后微汗而不恶寒，反恶热，虽汤饮略温，即气逆欲死。孟英曰：客邪解矣，清其痰热可也。与知母、花粉、杏、贝、旋、滑、斛、橘、枇杷、茹、茅根、芦根、地栗、海蜇等药（后清里），果吐胶痰甚多，而纳食渐复。惟动则欲喘，于肃上之中佐以滋下，为善其后而瘳。

濮树堂室，怀妊五月，患春温，口渴善呕，壮热无汗。旬日后始浼孟英视之，见其烦躁谵语，苔黄不燥。曰：痰热阻气也，病不传营，血药禁用。试令按其胸次，果然坚痛，而大解仍行，法当开上，用小陷胸加石菖蒲、枳实、杏、贝、茹、郁、栀、翘等药，芦菔汤煎服。服二剂神情即安，四帖心下霍然。惟心腹如烙，呕止不纳，改投大剂甘寒加乌梅频啜，渐康。秋间得子，亦无恙。

批：孟英于湿热痰饮独有心得，故遇此等证如摧枯拉朽。合观诸案，可以得治温病之法。

胡振华，以花甲之年患溺后出血水，甚痛，自云溲颇长激，似非火证。孟英察脉有滑数之象，与元参、生地、犀角、栀、楝、槐蕊、侧柏、知母、花粉、石斛、银花、甘草梢、绿豆等药，旬日而痊。逾四载，以他疾终。

管氏妇，自去秋患赤痢，多医罔效。延至暮春，孟英诊，脉弦数，苔黄渴饮，腹胀而坠，日热夜甚，用白头翁汤合金铃子散，加芩、芍、栀、斛，吞驻车丸。浃旬而愈。

濮树堂室病，孟英甫为参愈而树堂继焉。起即四肢厥逆，脉伏，恶寒发热，头痛，左为甚，惟口渴，因与葱豉二帖。热虽退，脉仍伏，四肢冷过肘膝，大解频行，人皆疑为虚寒。孟英曰：此证俨似阴厥，然渴饮溲赤，真情已露，岂可泥于一起即厥而必定其为寒乎？径投凉解，热果复发，而肢冷脉伏如故。幸病者坚信，服药不疑，至第七日，大便泻出红水，溺则管痛，呕恶烦躁，彻夜不瞑，人更危之。孟英曰：热邪既已下行，可望转机。以白头翁汤加银花、通草、芩、芍、茹、滑、知、斛、栀、楝、羚角之类，投三日，红水始止，四肢渐和。颇有昏瞀谵语，用王氏犀角地黄汤一剂，四肢热而脉显滑数，苔转灰黄，大渴遗溺，病人自述如卧烘箱上，于昨方加入元参、银花、竹叶、生石膏、知、贝、栀、斛，服一剂，夜间即安寐而苔转黑燥。于昨方复加花粉，服一剂，热退而头面汗多（阳越于上），懒言倦寐，小溲欲解不通（阴虚于下），诸戚友咸以为危，各举所知，而群医佥云挽救不及（病已将愈，何危之有），病家皇皇。孟英曰：此证幸初起即与诊视，得尽力以为死里求生之举，非比他人之病，皆因误治致危，然不明言其险者，恐病家惶惑，而筑室于道旁也。今生机已得，不过邪去真阴未复，但当恪守予法，自然水到渠成，切勿二三其德，以致为山亏篑。赖有一二知音，竟从孟英议，服西洋参、生地、苁蓉、麦冬、楝、芍、知、斛药，一剂溺行索粥，再服而黑苔退，三服而神清音朗，舌润津回。唯有韧痰不能吐，左偏头微痛，于原方加二至、桑、菊、贝母、牡蛎，又复五剂，得解硬矢一次，各患始安，眠食渐适而瘳。

批：凡厥逆脉伏之证，其热深藏，多不易解，非卓识定力，不惑于证，亦必摇于众议矣。

陈足甫，溲后见血，管痛异常，减餐气短。孟英以元参、生地、知母、楝实、银花、侧柏叶、栀子、桑叶、丹皮、绿豆为方，藕汤煎服，二剂病大减，乃去丹皮、柏叶，加西洋参、熟地，服之而瘳。

王开荣，偶患腹中绞痛（伏暑在内），自服治痧诸药（香燥可以益热），而大便泻血如注。孟英诊之，左颇和，右关尺弦大而滑（弦滑者痰也，大者热也），面色油红，喘逆不寐。与苇茎汤合金铃子散，加银花、侧柏叶、栀、斛、芩、连，二帖后面红退，血亦止。乃裁柏叶、银花，加雪羹、枯荷杆，又二帖始发热，一夜得大汗，周时而腹之痛胀爽然若失，即能安寐进粥。改投沙参、知母、花粉、桑叶、杷叶、石斛、白芍、橘络、杏仁、冬瓜子、茅根、荷杆。三帖，大解行而脉柔安谷。

陈叟，久患痰嗽气逆（肺气不清），夏初因恶寒（热结在肺），自服理中汤，遂痰中带血，气喘而厥，二便不通，冷汗腹胀。孟英察脉洪大，按腹如烙，与苇茎汤加栀、楝、旋、贝、花粉、海蜇，外以田螺、大蒜、车前草捣贴脐下，即溺行而平。

高某，患两膝后筋络酸痛，略不红肿，卧则痛不可当，彻夜危坐（血不养筋）。孟英切脉虚细，苔色黄腻，咽燥溺赤（阴虚于下，火炎于上），与知、斛、栀、楝、牛膝、豆卷、桂枝、竹沥为方，送虎潜丸（煎剂以治其上，丸药以培其下，井井有法）。旬日而瘳。

杨某，方作事，不知背后有人潜立，回顾失惊，遂不言不食，不寐不便，别无他苦。孟英按脉沉弦，以石菖蒲、远志、琥珀、胆星、旋、贝、竺黄、杏仁、省头草、羚羊角为剂，化服苏合香丸。二帖，大解行而啜粥，夜得寐而能言。复与调气宁神蠲饮药，数日霍然。

赵听樵令妹，每汛至则腹胀呕吐（肝气逆），腰脊酸疼，两腿肿痛，筋
掣脘疼，甚至痉厥（肝血虚），多药不效。孟英以金铃子散合左金，加二陈、
竹茹、枳实、桂、苓，数剂而愈。续用苁蓉、菟丝、淫羊、杜仲、桑椹、木
瓜、续断、香附、归、芍、茴、楝调之（养血不用地黄，避其腻也，斯为收
用补之利而去其弊）。汛至如期，略无痛苦。初冬适杨子朴，寻即受孕。

批：俱肝气横逆之证，其发于汛期者肝失所养也。孟英先平肝驱痰，而
后养血柔肝，亦先标后本之法。

濮东明令孙女，素禀阴虚，时发夜热，少餐不寐，仲夏患感发疹（肺
热），汛不当期而至（血热）。孟英用犀、羚、知、贝、石膏、生地、栀、
翘、花粉、甘草、竹叶、芦根等药，疹透神清。唯鼻燥异常，吸气入喉，辣
痛难忍（肺中余热），甚至肢冷，复于方中加元参、竹茹、菊叶、荷杆，各
患始减。而心忡吐沫（血因热而虚），彻夜不瞑，渴汗便泻，改投西洋参、
生地、麦冬、小麦、竹叶、黄连、真珠、百合、贝母、石斛、牡蛎、龟板、
蔗汁诸药而愈。季秋适姚益斋为室。

批：病不甚重，治亦合法，而难收捷效者，以阴虚之体不胜温热之气
也。此即四损不可正治之例，设治不如法则危矣。

金亚伯廷尉簉室，产后恶露不行，渴泻痰多。孟英以北沙参、滑石、生
薏苡、生扁豆、蛤壳、豆卷、石斛、竹茹、枇杷叶、琥珀、茯苓等药，数剂
而愈。

顾竹如孝廉令媛，患感十余日，耳聋不语，昏不识人，而客未入室，彼
反先知（热极而神外越）。医以为祟，凡犀角地黄、牛黄清心、复脉等汤遍
服，无效（药不误，特病重药轻耳），已摒挡后事矣。所亲濮根厓嘱其延诊

于孟英。脉至滑数，舌不能伸，苔色黄腻，遗溺便秘，目不交睫者已四昼夜，胸腹按之不柔（下证已悉备矣）。与白虎汤去米、草，加石菖蒲、元参、犀角、鳖甲、花粉、杏仁、竹叶、竺黄、竹沥，投一剂即谵语滔滔。渠父母疑药不对病，孟英曰：不语者欲其语，是转机也。再投之，大渴而喜极热之饮。又疑凉药非宜，孟英姑应之，曰：再服一剂，更方可也。三投之，痰果渐吐。四剂后舌伸便下，神识渐清。乃去菖蒲、石膏、犀角、鳖甲，加生地、石斛、麦冬、贝母（温病后阴必耗竭，宜急救其阴，转方甚合法），数帖热尽退。而痰味甚咸，又去杏、贝、竺黄，加西洋参、牡蛎、龟版、苁蓉服之，全愈。愈年失怙，继遭祝融，郁损情怀，误投温补，至戊申年殒。

批：叶氏云温邪中人，首先犯肺，其次则入心，正此病也。虽不用下剂，而通经透络之品大剂用之，亦足以荡涤邪秽。

邵鱼竹给谏，患感。杨某作疟治，不应，始迓孟英诊之。脉软（热为湿所持，故脉软）汗多，热不甚壮，苔色厚腻，呕恶烦躁，痰多腿酸，显是湿温。因谓其令郎子旐曰：湿温者，湿蕴久而从时令之感以化热也，不可从表治，更勿畏虚率补。与宣解一剂，各恙颇减。奈众楚交咻，谓病由心力劳瘁而来，况汗多防脱，岂可不顾本原？众医附和，遂服参、归、熟地之药，病日以剧（增湿益热，宜乎不救）。最后吴古年诊之，云：此湿温也，何妄投补剂？然已未从挽救。交十四日而殒，始悔不从王议。

康康侯司马之夫人，久伤谋虑，心火外浮，面赤齿疼，因啖西瓜，遂脘闷不舒，喜得热按，泄泻不饥，自觉舌厚数寸，苔色灰腻（此寒湿郁闭其热也，用辛通淡渗之剂斯愈矣）。孟英与厚朴、滑石、葱白、薤白、枇杷叶、橘皮、薄荷、旋覆、省头草，一剂霍然。

叶杏江仲郎，患发热泄泻（肺移热于大肠）。医治十七日，不效，骨瘦如柴，音嘶气逆。所亲许芷卿荐孟英诊之。脉数大渴，汗多苔黄，以竹叶石膏汤加减十余剂，渐以向愈，大解反极坚燥，继与滋养而康。

张某，患发热，医知其非寒邪也，用清解药数帖，腿痛异常，身面渐黄。孟英诊之，脉滑实，腹胀口干，与茵陈大黄汤，两剂便行，而各恙霍然。

魏女，患脚肿呕吐，寒热便秘。孟英与龙胆泻肝汤而立效。继有孙氏妇患此，亦以是药获痊。

冯媪，患左目胞起瘰，继而痛及眉棱额角，巅顶脑后，筋掣难忍，医投风剂，其势孔亟。孟英诊脉弦劲，舌绛不饥。与固本合二至、桑、菊、犀、羚、元参、牡蛎、鳖甲、白芍、知母、石斛、丹皮、细茶等出入互用，匝月始愈。

批：此亦肝经郁热之证，孟英善于调肝，故应手辄效。

濮妪，于酷热之秋浑身生疖如疔，痛楚难堪，小溲或秘或频，大便登圊则努挣不下，卧则不能收摄，人皆谓其虚也（未闻虚而生疖者）。孟英诊脉滑数，舌紫苔黄而渴，与白虎加花粉、竹叶、栀子、白薇、紫菀、石斛、黄檗，十余剂而痊。

姚小蘅太史令侄女，初秋患寒热而汛适至，医用正气散两帖，遂壮热狂烦，目赤谵语，甚至欲制欲溢，势不可制。孟英按脉，洪滑且数，苔色干黄，尖绛，脘闷腹胀拒按，畏明口渴，气逆痰多。与桃仁承气汤加犀角、石膏、知母、花粉、竹沥、甘菊（照热入血室例治）。人谓热虽炽而汛尚行，何必大破其血而又加以极寒之药哉？孟英曰，叟勿过虑，恐一二剂尚不足以济事。果服两大剂始得大便，而神清苔化，目赤亦退。改用甘寒以清之，继而又不更衣，即脉滑苔黄而腹胀，更与小承气汤二帖，便行而各恙遄已。数日后又如此，仍投小承气汤二帖。凡前后六投下剂，才得波浪不兴，渐以清养而瘳。季秋适江右上高令孙明府之子沛堂为室。

董晓书令正，素患脘痛，甚至晕厥，今秋病腰疼腿木，胸闷气逆，不能卧。胡某进温补药，而喘汗欲脱，杳不思谷。孟英切脉，虚细中兼有弦滑，舌绛而渴，乃阴虚夹痰耳。与沙参、苁蓉、木瓜、石斛、蛤壳、蒺藜、石英、茯苓、紫菀、杏仁、楝实、首乌、牛膝诸药（滋阴调肝而不腻，祛饮利痰而不燥，此孟英独得之秘），旬日而安。继加熟地黄服之，全愈。

王荸塘，患滞下，医投枳、朴、槟、楂之药，数服后肢冷自汗，杳不进谷，脘闷腹胀，小溲牵疼，举家皇皇。孟英视脉细涩，舌绛无津，是高年阴亏，伏暑伤液，况平昔茹素，胃汁不充，加以燥烈之药，津何以堪？因与沙参、银花、苁蓉、白芍、石斛、木瓜、甘草、楝实、扁豆花、鲜稻头（滋阴养液，兼调肝气）。数剂痛闷渐去，汗止肢温。乃加生地、阿胶、麦冬、柿饼、蒲桃干等以滋之，居然而痢止餐加，惟舌色至匝月始津润复常，阴液之难充也如此。

沈绶斋令堂，患滞下色白，医与温运，病势日剧，腹胀昏瞀，汤饮不下。孟英诊为伏暑，用芩、连、滑、朴等药。沈疑高年，且素患脘痛，岂可辄用苦寒？孟英再四剖陈，始服半剂，病果大减，不数帖即愈。按此等证甚多，奈执迷不悟者虽剀切言之不能解其惑，亦可哀也已。

一叟，患滞下，色白不黏，不饥不渴，腹微痛而不胀。孟英切脉迟微，进大剂真武汤加参而愈。

程秋霞子，患脑漏（肺移热于肝）。医与辛夷、苍耳之药（方书所载不过如此），渐有寒热，改用柴、葛、羌、防数帖，遂致寒热，日发数次，神昏自汗，热甚可危。孟英用竹叶石膏汤（肃清肺气），一剂寒热退，而神清进粥。继以甘凉清肃，复投滋润填阴（上病取下），旬日而健。

朱浚宣令堂，患滞下，医闻色白而与升提温补，旬日后肢冷自汗，液脱肛坠。群医束手，虑其虚脱，因浼襆树堂乞诊于孟英。曰：药误耳。与大剂行气蠲痰清热之药，果渐吐痰而痢愈。又其弟同时患此，五色并见，神昏肢搐，大渴茎肿，腹痛夜热，危险异常。孟英察脉细数，与白头翁汤加犀角、生地、银花、石斛、楝实、延胡、芩、连、滑石、丹皮、木通、甘草梢等药，三剂后热退神清，溺行搐止。乃去犀角、草梢、丹皮、滑石、木通，加砂仁拌炒熟地、山楂炭，服之渐安，半月而愈。

姚小蘅大令患疟，寒微热甚，日作二次。汪某与柴胡药二帖，势遂剧，舌绛大渴，小溲全无。孟英曰：津欲涸矣。与西洋参、生地、知母、花粉、石斛、麦冬、栀子、百合、竹叶，投之五剂而疟止。越三载，以他疾终。其簉室同时患此，呕吐胁痛，畏寒不渴，苔色微白，孟英与小柴胡汤，三饮而瘳。

孙渭川，年逾七旬，脉象六阴，按之如无，偶患音嘶痰嗽，舌绛无津。孟英用甘凉清润法，音开而嗽不已。仍与前药，转为滞下，色酱溺赤，脐旁坚硬，按之趯趯（音tì），舌犹枯绛，渴饮不饥，人皆危之。孟英曰：脏热由腑而出，痢不足虑（此语甚精）。第高年阴液难充，不能舍凉润为方，苟犯温燥，其败可必。幸渠家平素恪信，竟服犀角、地黄、知母、银花、苁蓉、花粉、麦冬、白芍、石斛、楝实等药，十余剂痢止，而脐旁柔软。因去犀角，加西洋参，又服两旬，始解燥矢而溲澈胃苏。又服半月，复得畅解，舌亦润泽而愈。

王耕蓝室，素患脘痛，近发寒热（此肝郁之证，非疟也）。医与温补，渐至胸痞呕呃，谵语神昏，舌绛面赤，足冷自汗，疟仍不休。孟英用元参、犀角、石膏、石菖蒲、连翘、杏仁、贝母、旋覆、竹茹、枇杷叶、竺黄、柿蒂、竹沥、郁金诸药，化服万氏牛黄清心丸（全是救温补之误，而开郁降气化痰，故本病亦愈）。数服而愈。

潘祥行，在外患疟，买舟归，就孟英视。曰：苔腻脉软，伏邪所化，不与正疟同科，风寒药一味不可犯，姜枣汤一滴不可啜。与知、芩、橘、半、滑、朴、杏、斛、花粉、省头草，一剂而病若失。此等案极多，姑载一二。

张与之令堂，久患痰嗽碍卧，素不投补药。孟英偶持其脉，曰：非补不可。与大剂熟地药，一饮而睡。与之曰：吾母有十七载不能服熟地矣，君何所见而重用颇投？孟英曰：脉细痰咸，阴虚水泛，非此不为功。从前服之增病者，想必杂以参、术之助气。昔人云勿执一药以论方，故处方者贵于用药之恰当病情，而取舍得宜也。

陈足甫室，怀妊九月而患疟，目不能瞑，口渴自汗，便溏气短。医进育阴清解法，数剂不应。改用小柴胡，一帖而咽疼舌黑，心头绞痛。乃翁仰山闻之，疑其胎坏，延孟英过诊。曰：右脉洪滑，虽舌黑而胎固无恙也。病由伏暑，育阴嫌其滋腻。小柴胡乃正疟之主方，古人谓为和剂，须知是伤寒之和剂，在温暑等证，不特手足异经，而人参、半夏、姜、枣皆不可轻用之药，虽有黄芩之苦寒，而仲圣于伤寒之治犹有渴者去半夏加栝蒌根之文。古人立方之严密，何后人不加体察耶？投以竹叶石膏汤，四剂疟止。便秘，口渴不休，与甘凉濡润法数帖，忽腹鸣泄泻。或疑寒凉所致，孟英曰：吾当以凉药解之。人莫识其意，问难终朝，语多不备录。果以白头翁汤两啜而愈。迨季秋娩后，发热不蒸乳，恶露淡且少。家人欲用生化汤，孟英急止之，曰：血去阴更伤，岂可妄疑瘀停而攻之？与西洋参、生地、茯苓、石斛、女贞、旱莲、甘草，为大剂，数日而安。继因触怒，少腹聚气如瘕，酸痛夜甚，人又疑为凉药凝瘀所致，孟英力为辨析，与橘核、橘叶、橘络、楝实、苁蓉、木香、栀炭、乌药、丝瓜络、海蜇、藕、石斛、两头尖等药，外以葱头捣烂贴之，两帖后腹中雷鸣，周身汗出而痛止。人见其汗，虑为虚脱，急追孟英视之。曰：此气行而病解矣。但脉形细数，阴津大伤，苔黄苦渴，亟宜润补，奈枢机窒滞，滋腻难投，且以濡养八脉为法。服之，各恙皆蠲，眠食渐适。缘平素多郁，易犯瘀气，频发脘痛，屡次反复，孟英竭力图维，幸得转危为安，渐投滋补而愈。

批：疟亦分经而治。若阳明疟，正以白虎汤为主剂，岂有专守一小柴胡而能愈病者？

胡季权子珍官，甫六岁，目患内障，继则夜热痰嗽，小溲过多。医作童损治，服滋补数月，病日以甚。孟英持脉右大，口渴苔黄。曰：伏热在肺，法当清解。及详诘其因，始言病起瘄后，盖余热未净而投补太早。与滑石、知母、花粉、桑叶、茅根、枇杷叶、芦根、冬瓜子、杏仁，服二剂，遍身发出斑块，又二剂，斑退苔化。乃去滑石，加沙参饵之，其热头面先退，次退四肢以及胸背，又数日甫退于腹。人皆诧其热退之异，孟英谓：热伏既久，复为半年之补药腻滞于其间，焉能一旦尽涤？其势必渐清而渐去也。热退既净，溺亦有节，痰嗽递蠲，餐加肌润，而内障亦渐除矣。

顾奏云，季秋患感，医作虚治，补及旬日，舌卷痉厥，腰以下不能略动，危在须臾。所亲石诵羲延孟英设死里求生之策。察脉虚促欲绝，先灌紫雪一钱，随溉犀角地黄汤二大剂。服下，厥虽止而舌腭满黑，目赤如鸠，仍用前汤。三日间计服犀角两许，黑苔渐退，神识乃清。而呃忒频作，人犹疑其虚也。孟英曰：营热虽解，气道未肃耳。以犀角、元参、石斛、连翘、银花、竹茹、知母、花粉、贝母、竹叶为方服之，次日即下黑韧矢甚多，而呃忒止。又三剂，连解胶黑矢四次，舌色始润，略进米饮，腿能稍动。然臀已磨穿矣，与甘凉育阴药，续解黑矢又五次，便溺之色始正，投以滋养，日渐向安。己酉，举于乡。其弟翰云患左胯间肿硬而疼，暮热溺赤，舌绛而渴。孟英按脉细数，径用西洋参、生地、麦冬、楝实、知母、花粉、银花、连翘、甘草、黄檗等药，服旬余而愈。

康康侯司马令郎尔九，在玉环署中患心忡自汗，气短面赤，霎时溲溺数十次，澄澈如水。医佥谓虚，补之，日剧，乃来省就孟英诊焉。左寸关数，右弦滑，心下似阻，因作痰火阻气、心热移肺治，用蛤壳、黄连、枳实、楝实、旋覆、花粉、橘红、杏仁、百合、丝瓜络、冬瓜子、海䖳、荸荠、竹茹、竹沥、梨汁等出入为方，服之良愈。而司马为职守所羁，尝患恙，函请孟英诊视者再四，竟不克往，继闻司马于冬仲竟卒于瓴。乃知病而得遇良手，原非偶然，前岁遇而今岁不能致，岂非命也耶？

许自堂令孙子社，患感，延至秋杪，证交二十八日，诸医束手。渠伯母鲍玉士夫人荐孟英诊之。左部数，右手俨若鱼翔，痰嗽气促，自汗瘛疭，苔色灰厚，渴无一息之停。垂危若是，而皓首之祖、孀母少妻相依为命，环乞拯救，甚可悯也。孟英曰：据脉莫能下手，吾且竭力勉图，第恐一齐众楚，信任不坚，则绝无可望之机矣。其母长跽而言，曰：唯君所命，虽砒鸩勿疑也。于是先以竹叶石膏汤加减，至五剂，气平嗽减，汗亦渐收，苔色转黑，舌尖露绛。改投玄参、生地、犀角、石膏、知母、花粉、竹叶、银花等药，又五剂，瘛疭渐减，舌绛渐退。彼妇翁招羽士为其拜斗，飞符喷水，鼓乐喧阗，病者即谵妄不安，神昏如醉，羽士反为吓退。夤夜速孟英视之。与紫雪钱余，神即清爽，仍用前方，重加竹沥，服八剂，始解黑如胶漆之大便，而黑苔渐退，右脉之至数始清。惟烦渴不减，令其恣啖北梨，舌才不燥，痰出亦多。又六剂，舌色乃淡，溲出管痛，热邪得从下行矣。凡十二日之间，共服大剂寒凉已二十四剂，计用犀角三两有奇，而险浪始平。续以前法缓制，服六剂，又解黑矢五次，手足始知为己有。又五剂，筋络之振惕始定，略能侧卧，呓语乃息，渐进稀糜。继灌甘润充其汁（非此无以善其后），七八剂后渴止知饥，脉皆和缓，又浃旬谷食乃复，又旬余便溺之色始正。前后共下黑矢十余次，苔色亦净，授滋填善后而康。是役也，凡同道暨许之族人戚友，莫不以为秋冬之交，用药偏寒，况病延已久，败象毕呈，苟不即投峻补，必致失手。既闻鲍夫人云归许氏二十余年，目击多人，无不死于温补。此等病曾见之，此等药盖未尝闻也。孰知如此之证有如此之治，求之古案，亦未前闻，传诸后贤，亦难追步，盖学识可造，而肠热胆坚，非人力所能及，此孟英所以不世出之良医也。

段春木，秋杪患发热（外感温邪），而腰腿痛如刀割（真阴内损）。孟英视之，略不红肿，脉至细数（热伤少阴），苔色黑燥，溺赤便黑。与西洋参、麦冬、生地、犀角、银花、楝实、石斛、知母、甘草、竹沥、蔗汁，为大剂投之，热渐退，痛渐已。惟舌绛无津（阴亏也），仍与甘凉濡润为方，数日后忽舌绛倍加，燥及咽膈，水饮不能下咽。孟英曰：真阴涸竭，药难奏绩矣。然窃疑其何以小愈之后骤尔阴枯，或者背予而服别药乎？继其契友来询云，段死而舌出，此曷故欤？孟英闻之，爽然大悟，因撷伤寒女劳之文示之。其人顿足云：良然，彼于小愈后曾宿于外，次日归即转剧。苟直陈不讳，或尚冀治。孟英曰：未必然也。烧裈散、鼠矢汤，皆从足少阴以逐邪，不过热邪袭入此经，所谓阴阳易是也。今少腹无绞痛之苦，原非他人之病易于我，真是女劳之复，以致真阴枯涸，更将何药以骤复其真阴哉？然从此而女劳复与阴阳易一虚一实有定论，不致混同而谈治矣。

顾升庵参军之仲郎，久患多疑善恐，不出房者数年矣，食则不肯与人共案，卧则须人防护（痰之见证），寡言善笑，时或遗精（热之见证）。多医广药，略无寸效。孟英切脉，甚滑数（脉与证合）。与元参、丹参、竺黄、竹茹、丹皮、黄连、花粉、栀子、海蜇、荸荠为剂，送服当归龙荟丸（从痰火治），四帖即能出署观剧，游净慈而登吴山。参军大喜，叹为神治，次年为之配室。

陈某，偶患溏泄，所亲鲍继仲云：余往岁患泻，治不中肯，延逾半载，几为所困。今秋患此，服孟英方，数剂霍然，故服药不可不慎也。盍延孟英治之？陈因中表二人皆知医，招而视之，以为省便，辄投以温补健脾之药，数日后泻果减，而发热昏痉，咽喉黑腐（热得补而不行）。其居停瞿颖山疑病变太速，嘱其请援于孟英。孟英诊，曰：迟矣。病起泄泻，何必为寒？正是伏邪自寻出路，而温补以固留之，自然内陷厥阴，不可救药。果即殒焉。继有高小垞孝廉令弟雨生，因食蟹患泻，黄某用大剂温补药，泻果止，而颈筋酸痛，舌绛呕渴，口气甚臭。孟英持脉沉数，曰：食蟹而后泻，会逢其适耳，脉证如斯，理应清润。奈病人自畏凉药，复质于吴某，亦主温补，服及旬日，昏痉舌黑而毙。

金某，久患脘痛，按之漉漉有声，便秘溲赤，口渴苔黄，杳不知饥，绝粒五日，诸药下咽，倾吐无余。孟英察脉，沉弱而弦。用海蜇、荸荠各四两，煎汤饮之，径不吐，痛亦大减，继以此汤煎高丽参、黄连、楝实、延胡、栀子、枳椇、石斛、竹茹、柿蒂等药，送服当归龙荟丸，旬日而安，续与春泽汤调补收绩。盖其人善饮而嗜瓜果以成疾也。

批：此肝气夹停饮上逆也，缘素嗜瓜果，胃阳久伤，故于平肝涤饮之中加参以扶胃气。

乔有南，年三十九岁，患牝疟二旬，医治罔效。所亲徐和圃疑为伏暑，迓孟英往诊。脉微无神，倦卧奄奄，便秘半月，溺赤不饥，痰多口甘，稍呷米饮，必揉胸捶背而始下，苔色黑腻而有蒙茸之象。乃曰：此精气神三者交虚之证，不可与时行伏暑晚发同年而语也。幸前手之药法主运中，尚无大害。与参、术、桂、附、沉香拌炒熟地、鹿角、石英、苁、杞、归、茯、杜仲、枣仁、菟丝、山萸、橘皮、霞天曲、胡桃肉等出入，为大剂，投十余帖，寒后始有热，而苔色乃退，口不作渴，甘痰亦日少，粥食渐加。即裁桂、附、白术，加石斛，又服七剂，解黑燥大便甚多，凡不更衣者四旬二日，寒热亦断，安谷溲澄而竟愈。或谓：先生尝訾人温补之非，何一旦放手而大用？孟英曰：温补亦治病之一法，何可废也？第用较少耳。世之医者，眼不识病，仅知此法可以媚富贵之人，动手辄用，杀人无算，岂非将古人活世之方翻为误世之药？可不痛恨耶？

陈媪，患牝疟月余，腹胀便秘，嗳多不饥，口淡脉滑。孟英主连、朴、橘、贝、杏、茹、旋、菀、杷、蒌为方，数剂即瘳。

批： 此与前案虚实相反，正可对看。

孟英治其令弟季杰之簉室，因夜间未寐，侵晨饮酒解寒，适见人争诨，即觉心跳欲吐。家人疑其醉也，而欲吐不出，气即逆奔如喘，且肢麻手握，语言难出，又疑为急痧而欲刺之。孟英闻而视之，脉象弦驶。曰：夜坐阳升，饮醇则肝阳益浮，见人争诨，是惊则气更上逆，不可刺也。灌以苏合香丸一颗，下咽即瘥。

批： 此当是痰闭气结之故，苏合丸辛香通气，故愈。若是肝浮气逆，益以香窜之药，安能愈乎？

黄履吉，截疟后患浮肿。赵某闻其体素虚，切其脉弦细，遂用温补，驯致呃忒不休，气冲碍卧，饮食不进。势濒于危，请孟英决其及返余杭否。孟英曰：脉虽弦细而有力，子必误服温补矣，肯服吾药，犹可无恐。因与栝蒌薤白合小陷胸、橘皮竹茹汤，加柿蒂、旋覆、苏子、香附、赭石、紫菀、杷叶为方，四剂而瘳。

吴馥斋室，春间娩子不育，汛事亦未一行，偶患呕吐发热，眩晕心嘈，大解溏泄，口渴溲痛。或疑其娠，或疑为损。孟英诊，曰：产及一载而经不至，腹不胀，脉弦缓，非娠非损，乃血虚痰滞而感冬温也。以羚羊、淡豉、竹茹、白薇、栀子、杷叶、知母、葱白、花粉投之，三剂热退吐止，去葱、豉、羚羊，加生地、甘草、橘皮，调之而愈。

盛犀林广文之仆，患血痢，自秋徂冬，半年罔效。孟英察脉细弱，而口干腰膝酸疼，与鹿角霜、苁蓉、枸杞、杜仲、菟丝、续断、血余、石脂、木瓜、砂仁末炒熟地黄，十余剂而痊。

徐月岩室，患周身麻木，四肢瘫痪，口苦而渴，痰冷如冰，气逆欲呕，汛愆腹胀。频饮极热姜汤，似乎畅适，深秋延至季冬，服药不愈。孟英诊，脉沉弦而数。曰：溺热如火乎？间有发厥乎？病者唯唯。遂以雪羹、旋、赭、栀、楝、茹、斛、知母、花粉、桑枝、羚羊、橄榄、蛤壳为方，送下当归龙荟丸，服之递效，二十剂即能起榻，乃去羚、赭，加西洋参、生地、苁蓉、藕投之，渐愈。

张肖江妹，暮冬患感。朱某进温散药数服，病日剧。比孟英视之，目瞪不语，面赤气逆，昼夜需人抱坐，四日不著枕矣，乃冬温夹痰误提而气不肃降也。以旋、赭、杏、贝、花粉、茅根、冬瓜子、紫菀、薤白、蒌仁、苏子、石菖蒲、竹沥为剂，芦菔汤煎，三剂大便行而能卧矣。自言胸中迷闷，改用小陷胸合二子养亲，加沙参、知母、旋、贝、竹茹、枇杷叶，数剂热退知饥而愈。嗣有王炳华子患感，叶某用温散药而气逆碍卧，四明老医王秉衡作肾虚不能纳气治，连服大剂温补，喘嗽益剧，面浮跗肿，抬肩自汗，大渴胁痛。乞治于孟英，已半月不交睫矣。诊其脉，右部弦大而强，舌根黑苔如煤者两条，面黧形瘦，幸而大解溏泄，得能消受许多误药，径与旋、赭、黄连、枳实、栝蒌、苏子、杏仁、紫菀、生石膏、芦菔汁，六大剂始能就枕，而大渴不止，脘腹反形痞胀，按之坚痛，乃去旋、赭，少加白芥子、半夏、薤白，兼令日啖北梨数十枚，服旬日，胸腹皆舒，苔色尽退。惟嗽未已，改用西洋参、杏、贝、芦根、知母、冬瓜子、花粉、柿霜、杷叶、竹沥。十许剂嗽止，而跗肿渴泻亦皆霍然矣。凡啖梨三百余斤，闻者莫不诧异。

丙午春，高汉芳患滞下色酱，日数十行。年已七十七岁，自去秋以来，渐形疲惫，即服补药，驯致见痢。黄某径用温补，势乃剧。延孟英诊之，右脉弦细芤迟，口渴溲涩，时时面赤自汗，乃吸受暑邪（脉实证虚），误作虚治，幸其所禀极坚，尚能转痢，一误再误，邪愈盛而正反虚矣。以白头翁汤加参、术、银花、芩、芍、楝、斛、延胡，二剂即减，五剂而安，继与调补，竟得霍然。后三载，以他疾终。

叶昼三侄女，适朱氏上年四月分娩，七月患赤痢，其家谓产后之病，不敢服药，延至今春，肌消膝软，见食欲呕。昼三迓孟英诊之，左细软、右滑数，伏暑为病，幸未误药。与沙参、陈仓米、归、芍、续断、木瓜、扁豆、连、斛、石莲、荷蒂、柿蒂、枇杷叶、橘皮为方，送驻车丸而愈。

郑芷塘令岳母，年逾花甲，仲春患右手足不遂，舌謇不语，面赤便秘。医与疏风，不效。第四日延诊于孟英，右洪滑，左弦数，为阳明腑实之候，疏石菖蒲、胆星、知母、花粉、枳实、蒌仁、秦艽、旋覆、麻仁、竹沥为方。或虑便泻欲脱，置不敢用，而不知古人中脏宜下之脏字乃腑字之讹，柯氏云读书无眼，病人无命，此之谓也。延至二旬，病势危急，芷塘浼童秋门复恳孟英视之。苔裂舌绛，米饮不沾，腹胀息粗，阴津欲竭，非急下不可，即以前方加大黄四钱绞汁服，连下黑矢五次（急下存阴，合法），舌謇顿减，渐啜稀糜。乃去大黄，加西洋参、生地、麦冬、丹皮、薄荷（滋阴生津，尤合法）。服五剂，复更衣，语言乃清。专用甘凉充津涤热，又旬日舌色始淡，纳谷如常。改以滋阴，渐收全绩。逾三载，闻以他疾终。

　　章养云室，患感，适遇猝惊。黄、包二医皆主温补，乃至昏谵痉厥，势极危殆，棺衾咸备，无生望矣。所亲陈仰山闻之，谓云：去秋顾奏云之恙，仅存一息，得孟英救愈，子盍图之？章遂求诊于孟英。证交三十八日，脉至细数无伦（阴将竭矣），两手拘挛，宛如角弓之反张（肝无血养），痰升自汗，渴饮苔黄，面赤臀穿，昼夜不能合眼。先与犀、羚、贝、斛、元参、连翘、知母、花粉、胆星、牛黄、鳖甲、珍珠、竺黄、竹叶、竹茹、竹沥为方，三剂两手渐柔，汗亦渐收，又五剂热退痰降，脉较和。而自言自答，日夜不休，乃去羚、斛、珠、黄，加西洋参、生地、大块朱砂两许（太多）服之，聒絮不减。或疑为癫，似有摇惑之意，孟英恐其再误，嘱邀许芷卿商之。芷卿极言治法之丝丝入扣。复于方中加青黛、龙、牡，服二剂，仍喋喋不已（热在心而用肝肾药，宜乎不效）。孟英苦思数四，径于前方加木通一钱，投匕即效。次日，病者自云：前此小溲业已通畅，不甚觉热，昨药服后，似有一团热气从心头直趋于下，由溺而泄。从此神气安谧，粥食渐加，两腿能动，大解亦坚。忽咽肿大痛，水饮不下，孟英曰：余火上炎也。仍与前方，更吹锡类散而安。惟臀疮未敛，腿痛不已，乃下焦气血伤残，改用参、耆、归、芍、生地、合欢、山药、麦冬、牛膝、石斛、木瓜、桑枝、藕肉，数服痛止餐加，又与峻补生肌而愈。

　　批：温病误补，未有能生者。孟英独出手眼，实发前人所未发。用木通精当。凡心经蕴热，用犀角、黄连等药，必兼木通，其效乃捷，以能引心经之热从小肠出也。

　　吴酝香孝廉三令爱，患感。诸医首以升散，继进温补，至三月下旬证交三十五日，昏疫谵语，六昼夜不交睫，旬日不沾米饮。许龙卿视之，俨似养云室证，即拉孟英暨顾听泉、赵笛楼会诊。脉弦滑而微数，齿不能开，窥其舌缩苔垢。孟英曰：尖虽卷，色犹红润，且二便不秘，尚有一线生机未绝。

揆其受病，原不甚重，只因谬治逾月，误药酿成大证。势虽危险，吾侪当协力援之，第勿再犯一味悖药，事或有济。酝香颇极信从。孟英复询其服事婢媪曰：病已逾月，腰以下得毋有磨坏之虞乎？皆曰：无之，惟数日前易其所遗，略有血渍，必月事之不愆也。孟英颇疑之，嘱其再易之时留心细察，疏方以犀角四钱，石菖蒲二钱，贝母二两，整块朱砂两许（朱砂不宜入煎剂），竹沥碗许，佐以竹叶、竺黄、竹茹、知母、花粉、元参、旋覆、丝瓜络、苇茎、银花、鳖甲，调下紫雪丹。次日，诸君复会，渠母徐夫人即云：王君明视隔垣，小女腰下果已磨穿，糜溃如桦，婢媪辈粗忽，竟未之知也。昨药服后，证亦少减。孟英仍主原方，四服后夜始眠，痉才息，舌甫伸，苔乃黑。孟英于前方去鳖甲、朱砂、菖蒲，加生地、栀子，数服后苔转黄，大便黑如胶漆，且有痰色。盖从前大解黄色，似乎无甚大热，不知热由补药所酿，滞于肠胃曲折之地而不能下行，势必熏蒸于上，致有内陷入脏之逆也。黑矢下而神识渐清，余热复从气分而达，痰嗽不爽，右脉滑搏，孟英主用竹叶石膏汤加减，四剂渐安。而外患痛楚，彻夜呻吟，虽敷以珠黄，滋以甘润，未能向愈，孟英令以大蟾蜍治净煎汤，煎育阴充液之药服之，果痛止肌生，眠食渐进，汛事如期而瘳。冬间，适张舟甫之子为室。或疑其病虽愈，而过饵凉药，恐难受孕，迨戊申夏已得子矣。

批： 非此大剂不足以起垂危之证。

吴酝香之仆吴森，在越患感，旋杭日鼻衄数升，苔黄大渴，脉滑而洪。孟英投白虎汤，二帖而安。遽食肥甘，复发壮热，脘闷昏倦，孟英以枳实栀豉汤而瘥。数日后又昏沉欲寐，发热自汗，舌绛溺涩，仍求孟英诊之，左尺细数而芤，右尺洪大，是女劳复也。细诘之，果然。与大剂滋阴清热药，吞猥鼠矢而愈。

王月锄令媳，于庙见时忽目偏左视，扬手妄言。诸亲骇然，诘其婢媵，素无此恙。速孟英视之，脉弦滑而微数，苔黄脘闷。盖时虽春暮，天气酷热，兼以劳则火升，夹其素有之痰而使然也。与犀、羚、栀、翘、元参、丹参、薄荷、花粉，送礞石滚痰丸，三服而痰下神清，改投清养，遂愈。次年即诞子。

一妇患证年余，药治罔效。初夏延孟英视之，发热甚于未申，足冷须以火烘，痰嗽苔黄，间有谵语，渴饮无汗。亟令撤去火盆，以生附子捣贴涌泉穴，且嘱恣啖梨、蔗，方用人参白虎汤投之。七帖而年余之热尽退，继与养阴药而瘳。

单小园巡检，患右胁痛。医与温运药，病益甚，至于音喑不能出声，仰卧不能反侧，坐起则气逆如奔，便溺不行，汤饮不进者已三日矣。孟英诊，其脉沉而弦。与旋覆、赭石、薤白、蒌仁、连、夏、茹、贝、枳实、紫菀，加雪羹服之，一剂知，数剂愈。

一妇患带下腰痛，足心如烙，不能移步。孟英投大剂甘露饮而瘳。

赵子善令爱，患发热呕吐，口渴便秘，而年甫三龄，不能自言病苦。孟英视，其舌微绛而苔色干黄。因与海蜇、鼠矢、竹茹、知母、花粉、杏、贝、栀、斛之药二剂，果下未化宿食，色酱黏腻。设投俗尚温燥消导法，必致阴竭而亡。继往维扬，孟英临别赠言，谓其体质勿宜温补。次年偶病，果为参、术殒命，惜哉。

许某，于醉饱后腹中胀闷，大解不行，自恃强壮，仍饮酒食肉，二日后腹痛，犹疑为寒，又饮火酒，兼吸洋烟，并小溲而不通矣，继而大渴引饮，饮而即吐，而起居如常也。四朝，走恳孟英诊之。脉促歇止，满舌黄苔，极其秽腻，而体丰肉颤，证颇可危，因婉言告之曰：不过停食耳，且饮山楂神曲汤可也。午后始觉指冷倦怠，尚能坐轿出城，到家气逆，夜分痰升。比晓，胸腹额上俱胀裂而死。盖知下之不及，故不与药也。

何新之，亦儒医也，患感旬日。胡士扬诊，谓势欲内陷，举家皇皇。渠表弟沈悦亭茂才亦工岐黄，而心折于孟英，因拉视之。呃忒苔腻，便秘痰多，心下拒按，持其脉，右手洪大滑数。与小陷胸加沙参、菖、贝、菀、蒌、茹、杏、旋、杷之类，数帖而安。继以甘凉，二旬后得大解而痊。何乃执柯，为王、沈联姻娅焉。

翁氏妇，患目疾，自春徂夏，治不能瘳，渐至腹中痞胀，痛不可当，食不能下，便秘形消。孟英视之，乃肝郁痰滞而误补以致殆也，脉弦数而滑。与金铃子散合雪羹煎，吞当归龙荟丸暨礞石滚痰丸，三投即效，服至二十余日，各恙皆蠲，眠食如旧。

仲夏，瘄疹流行，幼科执用套药，夭札实多。有王子能参军所亲楚人刘某，仅一子，甫五龄，陆某见其瘄点不绽，连进桎柳等药，壮热无汗，面赤静卧，二便不行。参军闻其殆，迎孟英视之，投犀羚白虎汤而转机。陆某力沮石膏不可再饵，仍进温散，以至气喘痰升，复加麻黄八分，欲图定喘而喘汗濒危（麻黄定喘，乃方脉中感受风寒之证，施之麻疹，何其不通），二便复秘。再恳孟英救之，投白虎加西洋参、竹叶而愈。继有房氏子，亦为陆某误用温散致剧，痰喘便秘，口渴神昏，溲碧肢瘛。孟英与大剂白虎汤加犀角、元参、竹叶、木通，调紫雪。四帖而始安。

批：疹为阳邪，乃肺胃湿热所致。初宜辛凉发散，令其尽出，不宜骤用寒凉，恐冰伏热邪不能发出也，继即宜大清肺胃之药以解余毒。从未有温散之法，至麻黄尤为禁剂，何儿科之愦愦耶？

李新畲仲郎，瘄未齐而痰嗽气喘（疹中应有之证），苔色白滑，小溲不赤。或主犀角地黄汤加柴雪，服而不效（热在气而清其肝，故不效）。延孟英诊之，右脉洪滑而口渴（脉证相符），乃天时酷热，暑邪薄肺，夹其素有之痰而阻其治节，所以气机不行而疹不能达，苔不能化，溺不能赤也。温散大忌，凉血亦非。与竹叶石膏汤合苇茎，加杏、菀、旋、杷、海石投之，气平疹透，苔退舌红，小溲亦赤，数日而愈。

批： 治疹原以清肺为第一义。

有魏氏女者，家住横河桥之北，会过其门，将及天晓，适有带发头陀由门前趋过，瞥见之，大为惊骇，注目视之，知为僧也，遂亦释然。而次日即不知饥，眩晕便秘，医谓神虚，投补数帖（不问何证，概投温补，何其愚耶），反致时欲昏厥。更医，作中风治，势益甚。旬日后，孟英持其脉，弦伏而滑，胸腹无胀闷之苦，旬余不更衣，是惊则气乱，夹痰逆升，正仲圣所谓诸厥应下者，应下其痰与气也。以旋、赭、栀、连、雪羹、楝、贝、金箔、竹沥、蕹汁为方，并以铁器烧红淬醋，令吸其气，二剂厥止，旬日而瘳。

某媪，年六十余，患腰腿串痛，闻响声即两腿筋掣不可耐，日必二三十次，卧榻数载，诸药罔效。孟英察脉沉弦，苔腻便秘，亦广服温补而致病日剧也。与雪羹、羚、楝、胆星、橘络、竹沥、丝瓜络，吞礞石滚痰丸及当归龙荟丸，四剂，大泻数十次，臭韧异常，筋掣即已。乃去二丸，加栀、连、羊藿，服六剂，即健饭而可扶掖以行矣。

批： 此人初病，必系血虚不足以养肝，因妄服温补，以致积痰蕴热，胶固不开。孟英治法，亦是救药误为多，愈后必继以滋养血液之药，方收全功。

姚令舆令郎，瘄后两腿筋掣，卧则更痛。幼科作风治而愈剧，孟英以犀角、生地、木通、豆卷、葳蕤、桑枝、丹皮、栀子、丝瓜络投之而效。

批：此疹后血为热毒所耗，不足以养肝也，与前证大略相同，特未受温补之累耳。

徐艮生室，年四十余，于酷暑之时患瘤，所亲沈悦亭连与清解，不能杀其势，为邀孟英视之。体厚痰多，脉甚滑数，扬掷谵妄，舌绛面赤，渴饮便涩。乃与大剂白虎加犀角、元参、银花、花粉、贝母、竺黄、竹叶、竹茹、竹沥，送滚痰丸，服后大便下如胶漆，脉证渐和。数日后去丸药，其势复剧，甚至发厥，仍加丸药，乃平。如是者三次，险浪始息。悦亭复以白金丸涤其膈下留痰，续用甘凉濡润法，充津液而搜余热，渐以告愈。

批：此大实证也，非峻攻不愈。

沈新予令岳母，陡患昏厥，速孟英视之。病者楼居，酷热如蒸，因曰：此阴虚肝阳素盛之体，暑邪吸入包络，亟宜移榻清凉之地，随以紫雪丹一钱，新汲水调下，可安。而病者自言手足已受缧绁，坚不肯移。家人惊以为祟，闻而束手。孟英督令移之，如法灌药，果即帖然。

徐氏妇，重身而患四肢痛，不可屈伸，药之罔效。或疑为瘫痪，任殿华令其舍专科而质于孟英。诊曰：暑热入于隧络耳。吾室人曾患此，愈以桑枝、竹叶、扁豆叶、丝瓜络、羚羊、豆卷、知母、黄芩、白薇、栀子者。照方服之，果即得愈。

批：吴天士《医验录》有寒中经络之证，与此正相对待，可见病症有寒即有热，不可执一而论也。

陈氏妇，素无病，娩后甚健，乳极多而善饭。六月初，形忽遽瘦，犹疑天热使然，渐至减餐。所亲徐丽生嘱延孟英视之。脉细数，舌光锋，曰：急劳也，无以药为。夫乳者，血之所化也。乳之多寡，可征血之盛衰。兹乳溢过中，与草木将枯精华尽发于外者何异？即令断乳，亦不及矣。其家闻之，尚未深信，即日断乳服药，及秋而逝。

吴酝香孝廉令孙兑官，患发热洞泻，大渴溲少，涕泪全无。孟英曰：暑风行于脾胃也。以沙参、生薏苡、生扁豆、银花、石斛、滑石、甘草、竹叶、冬瓜皮，澄地浆煎服，数日而痊。按此等证幼科无不作惊风治，因而夭折者多矣。

蒋北瓯二尹，患疟，医与小柴胡、平胃散而渐甚，继以大剂温补，势濒于危，复用桂枝白虎，狂乱如故。所亲董兰初龊尹延孟英视之。曰：暑疟也。桂枝白虎用于起病之时则妙矣，今为温散补燥诸药助邪烁液，脉数无伦，汗渴不已，虽宜白虎，岂可监以桂枝助热耗津而自掣其肘耶？因与大剂白虎加花粉、竹叶、西洋参、元参、石斛，服之即安。至十余帖，疟始瘳，而舌尚无苔，渴犹不止，与甘凉濡润三十余剂，始告痊。

孙心言，以七十之年患滞下，胡某知为暑热，以清麟丸下之，治颇不谬，继则连投术、朴、夏、葛等药，渐至咽疼口糜，呃忒嗓口。诸医进补，其势孔亟。伊婿童秋门迓孟英诊之。右脉滑数上溢，身热面赤，溲涩无眠，体厚痰多，时欲出汗，在痢疾门中固为危候，第以脉证参之，岂是阳虚欲脱？实由升散温燥之剂烁其阴液，肺胃之气窒塞而不能下行也。与大剂肃清之药，一剂知，二剂已，随以生津药慨之，痢亦寻愈。按此等痢呃，古书未载，而治法悬殊。世人但守成法，不知变通，治而不愈，倭之证危，况属高年，病家亦不之咎也，孰知有此随时而中之妙法耶？

曹泳之二尹，将赴代理昌化任，而疟痢并作，寒少热多，滞下五色。逆孟英视之，面垢苔黄，干呕口渴，痛胀溺赤，汗出神疲，脉至洪数不清。与大剂芩、连、滑、朴、知母、花粉、银花、石膏、连翘、竹茹等药，投匕即减，三服而起。

陈邠眉令郎，孟秋患感，医与表散温补，病随药剧。至八月初，渠叔祖陈霭山延孟英视之。目瞪神呆，气喘时作，舌绛不语，便泻稀水，肢搐而厥，人皆以为必死矣。察其脉，弦而软数，乃阴亏肝盛之质，提表助其升逆，温补滞其枢机，痰饮缪蓼，风阳肆横，祷神驱祟，有何益哉？与鳖甲、龙、牡、旋、赭、芩、连、楝、贝、菖、茹、胆星、犀、羚等药，息风镇逆，清热蠲痰，数帖而平。

龚念匏室，故舍人汪小米之女也，患秋感，服温散药而日重。渠叔母韩宜人请援于孟英。脉见弦数软滑，苔黑肢瘈，疏方用沙参、元参、知母、花粉、犀、羚、茹、贝、栀、菖等药。曰：亟饵之，否将厥矣。时念匏幕于江南，族人皆应试入场，侍疾者多母党，伊叔少洪疑药凉，不敢与服，迨暮果欲厥矣，众皆皇皇。幸彼女兄为故孝廉金访叔之室，颇具卓识，急煎孟英方灌之，遂得生机。次日复诊，脉较和，一路清凉，渐以向愈。

仲秋久雨，吴汾伯于乡试后患恙，自言坐于水号，浸及于膝。人皆以为寒湿之病。孟英切脉甚数，溲赤苔黄，口渴燥呛。因谓其尊人酝香曰：病由暑湿，而体极阴亏，已从热化，不可以便泄而稍犯温燥之药。先与轻清肃解，继用甘凉撤热，渐能安谷。半月后，热始退尽，而寝汗不眠。投以大剂滋填潜摄之药，兼吞五味子、磁朱丸数十帖，乃得康复。此证误治即败，少谬亦必成损，苟非识信于平日，焉能诚服于斯时？闻其寝汗不收，夜不成寐之间，旁言啧啧，孟英恐其摇动主意，必致全功尽弃，嘱其邀顾听泉、许芷卿质政，而顾、许咸是孟英议，于是主人之意益坚，而大病乃痊。吁！谈何易耶？

张慈斋室，自春间半产后，发热有时，迄于秋季，广服滋阴之药，竟不能愈。其大父陈霭山延孟英诊脉，按之豁然，投当归补血汤而热退，继以小建中愈之。

此众人用滋阴者，而孟英以阳和之品愈之，可见医在认证，不在执方也。

俞博泉令郎，患感，即兼腹痛而胀。胡某投以温散，二便不行，昏谵大渴，舌苔黑刺。孟英以犀、翘、楝、薄、栀、连、花粉、元参、大黄服之，便下神清。为去犀角，加丹皮，二帖苔化热退。惟少腹梗胀，不甚知饥，改投栀、连、楝、蒺、延胡、橘核、苁蓉、花粉、制军诸药，连解黑矢，渐以向安。正欲养阴之际，而惑于旁言，另招金某，服大剂温补药，以图元气骤复。不知余烬内燔，营受灼而血上溢，液被烁而肌渐消，犹谓吐血宜补，形瘦为虚，竟竭力补死而后已。

周同甫，患疟多汗，医恐其脱，与救逆汤而势剧。孟英视之，曰：湿疟耳。湿家多汗，无恐也。况口渴溺赤，温补勿投。与清解药，渐安。继而乃翁秋叔病，初服温补，病进，更医，知为伏暑，与药数剂，热果渐退。偶延孟英诊之，尺中甚乱，因谓其侄赤霞曰：令叔之证必不能起，吾不能药也。已而果然。

许守存，久患痰嗽，孟英主滋水舒肝法，以阴亏而兼郁也。业已向愈。所亲某，亦涉猎医书，谓滋阴药不可过服，投以温补，已而咳嗽复作，渐至咽痛。冬初，又延诊于孟英。曰：六脉皆数，见于水令，其不能春乎？果验。世人不辨证之阴阳，但论药之凉热，因而偾事者多矣。

朱砥斋司李之夫人，屡患半产，每怀妊，服保胎药，卒无效。今秋受孕后病嗽，孟英视之，尽屏温补，纯与清肺。或诘其故，曰：胎之不固，或由元气之弱者，宜补正；或由病气之侵者，宜治病。今右寸脉滑大搏指，吾治其病，正所以保其胎。苟不知其所以然，而徒以俗尚保胎之药投之，则肺气愈壅，咳逆愈甚，震动胞系，其胎必堕矣。朱极钦佩，服之良效。次年夏诞子，甚茁壮。

批：通达之论，凡病俱宜如此看。

项肖卿，家拥厚赀，人极好善。年甫三十五岁，体甚壮伟，微感冬温，门下医者进以姜、桂之剂，即觉躁扰。更医迎媚，径用大剂温补，两帖后发狂莫制。又招多医会诊，仅以青麟丸数钱服之。所亲梁楚生宜人闻其危，速孟英视之，业已决裂，不可救药。甚矣！服药之不可不慎也，富贵之家可为炯戒。

邵奕堂室，以花甲之年仲冬患喘嗽，药之罔效，坐而不能卧者旬日矣。乞诊于孟英，邵述病原云：每进参汤，则喘稍定，虽服补剂，仍易出汗，虑其欲脱。及察脉，弦滑右甚，孟英曰：甚矣，望闻问切之难，不可胸无权衡也。此证当凭脉设治，参汤切勿沾唇。以栝蒌、薤白、旋覆、苏子、花粉、杏仁、蛤壳、茯苓、青黛、海蜇为方，而以竹沥、莱汁和服，投匕即减，十余帖全愈。同时有石媪者，患此极相似，脉见虚弦细滑。孟英于沙参、蛤壳、旋覆、杏仁、苏子、贝母、桂枝、茯苓中重加熟地而瘳。所谓病同体异，难执成方也。

许太常滇生之夫人，患腿痛而素多噫气，若指头一搓，或眉间一抹，其噫即不已。向以为虚，在都时服补剂，竟不能愈。冬间旋里，孟英诊脉弦滑，乃痰阻于络，气不得宣也，以丝瓜络、竹茹、旋覆、橘络、羚羊、茯苓、豆卷、金铃、柿蒂、海蜇、荸荠、藕为方，吞当归龙荟丸而安。其媳为阮芸台太傅之女孙，在都因丧子悲哀，患发厥，屡服补剂，以致汛愆。或疑为娠，孟英曰：脉虽弦数以滑，乃痰夹风阳而为厥也。与大剂蠲痰息风舒郁清营之剂，渐以获愈。

歙人吴永言，于十年前读《论语》不撤姜食之文，因日服之，虽盛夏不辍。至三年前患大溢血，虽以凉药治瘥，而时时火升，迄今不愈。季冬，就诊于孟英，身不衣绵，头面之汗蓬蓬也，且云服芩、连则烦渴益甚，以苦能化燥也，用生地即闷滞不饥，以甘能缓中也，蔗梨入口亦然。按其脉，沉取滑数，是从前之积热深伏于内。与白虎汤去草、米，加竹叶、竹茹、花粉、海蜇、荸荠、银花、绿豆，恣服，渐吐胶痰而愈。继闻赵秋舲进士令郎子循，每啖蔗则鼻衄必至。或疑蔗为大热之性，孟英曰：蔗甘而凉，然甘味太重，生津之力有余，凉性甚微，荡热之功不足，津虚热不甚炽者最属相宜，风温证中救液之良药，吾名之曰天生复脉汤。若湿热痰火内盛者服之，则喻氏所谓翻受胃变，从而化热矣。凡药皆当量人之体气而施，岂可拘乎一定之寒热耶？子循之体，水虚而火旺者也，蔗性不能敌，反从其气而化热，正如蔗经火炼则成糖，全失清凉之本气矣。枸杞子亦然。

批： 精透之论，由斯类推，可以知药性之功能矣。

李华甫继室，娠三月而崩。孟英按脉，弦洪而数，与大剂生地、银花、茅根、柏叶、青蒿、白薇、黄芩、续断、驴皮胶、藕节、胎发灰、海螵蛸而安。奈不能安伏，越数日，胎堕复崩，孟英于前方去后六味，加犀角、竹茹、元参为治。或谓胎前宜凉，产后则否，乃招专科暨萧山竹林寺僧治之，咸用温药，且执暴崩宜补，服药数剂，虚象日著，时时汗出昏晕，畏闻人声，懒言息微，不食不眠，间有呃忒，崩仍不止，皆束手，待毙矣。复邀孟英视之，曰：此执死书以治活病也。夫血因热而崩，胎因崩而堕，岂胎堕之后热即化为寒乎？参、术、姜、桂、棕灰、五味之类，温补酸涩，既助其热，血益奔流，又窒其气，津亦潜消，致现以上诸证。脉或不知，而苔黄黑燥岂不见乎？因与犀角、石膏、元参、知母、花粉、竹沥、麦冬、银花、栀子、石斛、旋覆、青蒿、白薇等，大剂投之，神气渐清，旬日后各恙始平。继去犀角，加生地，服两月全愈。

王氏医案续编·卷四

小 引

余承世业，幼读医书，而阅历三十年，愈觉斯道之难精。窃谓宋元以来，名家夥矣，无不立言有所偏倚，若薛立斋、张会卿、赵养葵、李士材之派，则其尤甚者也。国朝一切著述，莫不迈越前古，医林自喻氏崛起之后，群贤迭出，于斯为盛。然张路玉精于论温而劳损之阴阳不别，徐灵胎通乎古今之变而拘守柴胡以治疟，虽尺有所短而瑕不掩瑜。彼柯韵伯之辨而好为穿凿，黄坤载、陈修园之博而偏于温燥，坐而言则可，起而行则碍。以吴鞠通之明而混疫于温，致招章虚谷之议，更不知霍乱有寒热之分，则尤陋矣。此孟英《霍乱论》之所由述也。余读其书，神交数载，幸一苇可杭，复蒙寄示《回春医案》二卷，展绎之余，益信其抱有猷有为有守之才，故能铸古熔今，随机应变，可以坐而言，可以起而行，不愧为一代之名家。今春来越，视樗里王姓之证，始得把臂，快慰平生，赏奇析疑，别聆妙悟，翻恨相见太迟，致余闻道之晚也。且知尚有《仁术志》一书，乃张、赵诸君辑其近案，犹未梓行，余不敏，敢不步尘续采，以当执鞭之忻慕乎？

丁未春，金朗然令堂陡吐狂血，肢冷自汗。孟英切脉弦涩，察血紫黯，乃肝郁凝瘀也，证虽可愈，复发难瘳。予丹参、丹皮、茺蔚、旋覆、苓、栀、柏叶、郁金、海蜇之方，覆杯果愈。然不能惩忿，逾二年复吐，竟不起。

张孟皋少府令堂，年逾古稀，患气逆殿屎，烦躁不寐。孟英切脉滑实，且便闭面赤，舌绛痰多，以承气汤下之霍然。逾年，以他疾终。

王致青艖尹令正，患痰喘，胡某进补肾纳气及二陈、三子诸方，证濒于危。顾升庵参军令延孟英诊之。脉沉而涩，体冷自汗，宛似虚脱之证，惟二便不通，脘闷苔腻，是痰热为补药所遏，一身之气机窒痹而不行也。与蒌、薤、旋、赭、杏、贝、栀、菀、兜铃、海蜇、竹沥等以开降，覆杯即减，再服而安。

王汇涵室，年逾六旬，久患痰嗽，食减形消，夜不能眠，寝汗舌绛。广服补剂，病日以增。孟英视之，曰：固虚证之当补者，想未分经辨证而囫囵颟顸（mān hān），翻与证悖，是以无功。投以熟地、苁蓉、坎版、胡桃、百合、石英、茯苓、冬虫夏草等药，一剂知，旬日愈。以其左脉弦细而虚，右尺寸皆数，为阴亏气不潜纳之候。及阅前服方，果杂用耆、术以助气，二陈、故纸、附、桂等以劫阴也，宜乎愈补而愈剧矣。

张簏伯之室，患感，连服温散，继邀顾听泉诊之，云有骤变，须延孟英商治。渠不之信。旬日后倏然昏厥，自寅正至辰初不苏。病者之兄吴次瓯速孟英视之。脉伏而弦滑，与大剂犀、羚、茹、贝、知母、花粉、元参、银花，调局方至宝丹，灌下即安。

赵子循，患喉痹。渠叔笛楼用大剂生军下之（病在上而用荡涤肠胃之药，殊未合法），而药不能人。孟英以锡类散吹之，即开，与白虎法而瘥。

王雪山令媳，患心悸眩晕。广服补剂，初若甚效，继乃日剧，时时出汗，肢冷息微，气逆欲脱，灌以参汤，稍有把握，延逾半载，大费不赀。庄芝阶舍人令延孟英诊视。脉沉弦且滑，舌绛而有黄腻之苔，口苦溲热，汛事仍行，病属痰热缪辖，误补则气机壅塞。与大剂清热涤痰药，吞当归龙荟丸（痰热体实者，此丸颇有殊功）服之，渐以向安，仲夏即受孕，次年二月诞一子。惜其娠后停药，去疾未尽，娩后复患悸晕不眠，气短不饥。或作产后血虚治，不效。仍请孟英视之，脉极滑数，曰：病根未刈也。与蠲痰清气法，果应。

许子双令堂梁宜人，仲春之杪偶患微感，医与温散，热已渐退。孟英偶过诊，右寸脉促数不调。因谓子双曰：此风温证，其误表乎？恐有骤变。渠复质之前医，以为妄论，仍用温燥，越二日，即见鼾睡。再延孟英诊之，促数尤甚。曰：鼻息鼾矣，必至语言难出，仲圣岂欺我哉？风温误汗，往往皆然，况在高年，殊难救药。果浃旬而逝。

批： 此证虽经仲景指出，而人多不识，往往杂药乱投，卒至鼾睡而死，医家病家，两俱茫然。孟英此案，可为仲景之功臣矣。

姚某，年未三旬，烟瘾甚大。适伊母病温而殁，劳瘁悲哀之际，吸受温邪，胁痛筋掣，气逆痰多，热壮神昏，茎缩自汗，医皆束手。所亲徐丽生嘱其速孟英诊之。脉见芤数，舌绛无津，有阴虚阳越、热炽液枯之险，况初发即尔，其根蒂之不坚可知。与犀、羚、元参、知母壮水息风，苁蓉、楝实、鼠矢、石英潜阳镇逆，沙参、麦冬、石斛、葳蕤益气充津，花粉、栀子、银花、丝瓜络蠲痰清热，一剂知，四剂安，随以大剂养阴而愈。

批： 吸食鸦片之人津液素亏，感受温邪较平人倍重，非此标本并治之剂，必不救矣。

周光远，无疾而逝，其母夫人年逾七旬，遭此惨痛，渐生咳嗽，气逆痰咸，夜多溲溺，口苦不饥。孟英曰：根蒂虚而兼怫郁也。与沙参、甘草、麦冬、熟地、龟板、石斛、贝母、蛤壳、小麦、大枣而安。迨夏间，吸暑而患腹痛滞下，小溲热涩，其嗽复作，脉仍虚弦，略加软数，但于前方增滑石（去暑），吞香连丸（治痢）而瘥。因平昔畏药，即愈即停，至仲秋，嗽又作，惟口不苦而能食，因于前方去沙参，加高丽参、五味、石英、牛膝，熬膏，频服而痊。十月下旬，天气骤冷，陡患吐泻腹痛，肢冷音嘶，急邀孟英视之，脉微，为寒邪直中，亟与大剂理中加吴萸、橘皮、杜仲、故纸、石脂、余粮而瘥。其夫人亦因悲郁而患崩漏，面黄腹胀，寝食皆废，孟英用龟板、海螵蛸、女贞、旱莲、贝母、柏叶、青蒿、白薇、小麦、茯苓、藕肉、莲子心而康。次年夏，其母夫人患温邪痰嗽，脘闷汗多，孟英投石膏、竹茹、知母、花粉、旋覆、贝母、蒌仁、紫菀等药，三十剂而愈，闻者无不叹异。

批：滋阴解郁，丝丝入扣。此因不兼外邪，故加五味、牛膝等药径固其本，若少兼外邪者断不可用。

胡季权令正，许子双之女弟也。初于乙巳患乳房结核，外科杂投温补（此乳岩之渐也，岂有用补之理），核渐增而疼胀日甚，驯致形消汛愆，夜热减餐，骨瘘于床。孟英诊，曰：郁损情怀，徒补奚益（岂惟无益，愈增其病矣）？初以蠲痰开郁之剂吞当归龙荟丸（因误补之后，故用此丸，否则可以不必），痛胀递减，热退能餐，月事乃行。改投虎潜加减法，服半年余而起。凡前后计用川贝母七八斤，他药称是。今春因哭母悲哀，陡然发厥，与甘麦大枣加龙、牡、龟、鳖、磁硃、金箔、龙眼而安。

王小谷，体厚善饮，偶患气逆，多医咸从虚治，渐至一身尽肿，酷肖《回春录》所载康副转之证，因恳治于孟英。脉甚细数，舌绛无津，间有谵语，乃真阴欲匮，外候虽较轻于康，然不能收绩矣。再四求疏方，与西洋参、元参、二地、二冬、知母、花粉、茹、贝、竹沥、葱须等药，三剂而囊肿全消，举家祈幸。孟英以脉象依然，坚辞不肯承手，寻果不起。

批：脉至细数，则阴竭阳亢，不拘何病，均忌此脉，而虚劳为尤甚。

朱敦书令爱，患感，医投温散，服二剂，遍身麻瘠。汛事适来，医进小柴胡汤，遂狂妄莫制，乞援于孟英。脉至洪滑弦数，目赤苔黄，大渴不寐，是瘠因温邪而发，所以起病至今时时大汗，何必再攻其表？汛行为热迫于营，胡反以姜、枣温之，参、柴升之？宜其燎原而不可遏也。与大剂犀角、元参、生地、石膏、知母、花粉、银花、竹叶、贝母、白薇以清卫凉营，服后即眠，久而未醒。或疑昏沉也，屡为呼唤（俗情可哂）。病者惊寤，即令家人启箧易服，穿鞋梳发，告别父母，云欲往花神庙归位（此即一呼唤之效也），人莫能拦。举家痛哭，急迓孟英复视。脉象依然，嘱其家静守勿哭，仍以前方加重，和以竹沥、童溲，灌下即安，继用养阴清热而愈。

批：温散惟宜于伤寒，何可乱投？且既已见疹，则肺胃之热已现于外矣，与柴胡汤有何干涉？此医直是不通。

瞿颖山仲媳，许培之之妹也，患舌糜。沈悦亭知其素禀阴亏，虚火之上炎也，与清凉滋降之法及朱、黄等敷药而不愈。乃兄延孟英往视，舌心糜腐黄厚，边尖俱已无皮，汤饮入口，痛不可当，此服药所不能愈者。令将锡类散掺之，果即霍然。或疑喉药治舌，何以敏捷如斯？孟英曰：此散擅生肌蚀腐之长，不但喉舌之相近者可以借用，苟能隔反，未可言馨，贵用者之善悟耳。且糜腐浓腻，不仅阴虚，要须识此，自知其故。

妙语可思。

高绿卿室，吴濂仲之妹也，孟夏分娩发热，初疑蒸乳，数日不退。产科治之，知夹温邪，进以清解而大便溏泄（此邪去之微，识力不坚，遂为所眩），遂改温燥，其泄不减。另招张某视之，因谓专科误用蒌仁所致，与参、耆、姜、术、鹿角、肉果等药，泄泻愈甚，连服之，热壮神昏，汗出不止，势濒于危。酝香孝廉徐夫人，病者之从母也，心慈似佛，有子十人，皆已出，闻其殆，黾夜命四郎季眉请援于孟英。按脉洪数七至，口渴苔黄，洞泻如火，小溲不行。因谓季眉曰：病犹可治，第药太惊人，未必敢服。季眉坚欲求方，且云在此监服，乃疏白头翁汤加石膏、犀角、银花、知母、花粉、竹叶、栀、楝、桑叶与之。次日复诊，脉证较减，仍用前方，而病家群哗，以为产后最忌寒凉，况洞泻数日乎？仍招张某商之，张谓：幸我屡投温补在前，否则昨药下咽，顷刻亡阳（盲语）。复定耆、术之方，业已煎矣，所亲张芷舟孝廉闻之，飞告于酝香处。汾伯昆季即驰至病家，幸未入口，夺盏倾之，索孟英方煎而督灌，且嘱群季轮流守视，免致再投别药。孟英感其情谊，快舒所长，大剂凉解，服至七帖，泻全止，热尽退。乃去白头翁汤，加生地、元参、茹、贝，服半月，始解黑色燥矢而眠食渐安。第腑脏之邪虽已清涤，而从前温补将热邪壅滞于膜络之间者，复发数痈于胸乳之间，孟英令其恪守前法，复入蒲公英、丝瓜络、橘叶、菊叶等药，服至百剂，始告全愈，而天癸亦至。孟英曰：世俗泥于产后宜温之谬说，况兼泄泻，即使温补而死，病家不怨，医者无憾也。或具只眼，谁其信之？此证苟非汾伯昆仲笃信于平时，而力排众论于危难之间，余虽见到不疑，亦恶能有济耶？余尝曰：病不易识，尤不易患；医不易荐，尤不易任；药不易用，尤不易服。诚宇宙间第一难事也！而世人浅视之，可不悲哉？

批：方尊古法，并不惊人，特读立斋、景岳书者见之，未免吃惊耳。不意浙省名手狃于温补如此，真不能不归咎于景岳、立斋诸公矣。

赵秋舲进士，去秋患左半不遂。伊弟笛楼暨高弟许芷卿茂才主清热蠲痰治之，未能遽效。邀孟英诊之，脉甚迟缓，苔极黄腻，便秘多言。令于药中和入竹沥一碗，且以龙荟、滚痰二丸相间而投（用药固甚合法，何于脉之迟缓处未见照顾）。二丸各用斤许，证始向愈（如此而止，殊少善后之法）。今春出房，眠食已复，而素嗜厚味，不戒肥甘，孟夏其病陡发。孟英诊之，脉形滑驶如蛇，断其不起，秋初果殁。

吴沄门，年逾花甲，素患脘痛，以为虚寒，辄服温补，久而益剧。孟英诊之，曰：肝火宜清。彼不之信，延至仲夏，形已消瘦，倏然浮肿，胁背刺痛，气逆不眠，心辣如焚，善嗔畏热，大便时泻，饮食下咽即吐。诸医束手，乃恳治于孟英，脉弦软而数，与竹茹、黄连、枇杷叶、知母、栀、楝、旋、赭等药而吐止。饮食虽进，各恙未已，投大剂沙参、生地、龟板、鳖甲、女贞、旱莲、桑叶、丹皮、银花、茅根、茹、贝、知、檗、枇杷叶、菊花等药出入为方。二三十剂后，周身发疥疮而肿渐消，右耳出黏稠脓水而泻止，此诸经之伏热得以宣泄也。仍以此药，令其久服，迨秋始愈，冬间能出门矣。

批： 所现诸证俱属痰热，与弦数之脉相合，但软则根柢不坚，初方乃急则治标之法，次方乃顾及根本，亦不易之次第也。

比邱尼心能，体厚蹒跚，偶患眩悸，医以为虚，久服温补，渐至发肿不饥。仲夏，延孟英视之，脉甚弦滑，舌色光绛，主清痰热，尽撤补药。彼不之信，仍服八味等方，至季夏再屈孟英诊之，脉数七至，眠食尽废，不可救药矣。果及秋荼毗。

金叶仙大令病，其媳刲股以进，因无效也，悲哀欲绝，遂发热。胡某治以伤寒药，而神迷自汗，惊惕畏冷，改换补药，乃气逆不进水谷矣。孟英视之，七情有伤，痰因火迫，堵塞空灵之所也。与沙参、元参、丹参、丹皮、茯苓、麦冬、连翘、竹茹、竹叶、莲心、小麦，加以川贝母一两投之，数剂而瘳。

李竹虚令郎，初秋患感，医闻便溏而止之，乃至目赤谵妄，舌绛苔黄，溲涩善呕，粒米不能下咽。孟英先与犀角、石膏、竹叶、竹茹、枇杷叶、茅根、知母、花粉、栀子以清之，呕止神清，热亦渐缓。继以承气汤加减，三下黑矢，黄苔始退，即能啜粥，以其右关尺迟缓有力，故知有燥矢也。续投甘凉调理而痊。

朱养之令弟媳，初患目赤，服药后渐至满面红肿，壮热神昏，医者束手。孟英切脉，洪实滑数，舌绛大渴，腹微胀。以酒洗大黄、犀角、元参、滑石、甘草、知母、花粉、银花、黄芩、连翘、薄荷、菊花、丹皮两下之，径愈。

都城售透土长寿丹，极言其功之大，能治诸疾而价甚廉，人皆称之。孟英谓勿论其所用何药，执一方以疗百病，无此治法。每以禀赋不齐，证因有别，劝人切勿轻尝。况以绿豆汤为引，必有热毒之品在内，不可不慎也。继而张孟皋少府饵之患疽，广粤亭司马服之咽烂，孟英投多剂甘寒而愈。王雪山久患下部畏冷，吞末百丸，齿痛目赤，诸恙蜂起。孟英察脉弦滑，与多剂石膏药，兼以当归龙荟丸频服，新疾既瘳，腿亦渐温，令其常饮柿饼汤，以杜将来之恙。伊弟患腹胀而喜服温补，久而不效。孟英曰：湿热也，宜清化。彼不信，因服透土丹，初颇应，已而血大溢，始得悔悟。志此数则，以为世之好服奇药者戒。

广孔愚司马之大公子，仲秋患间疟，寒少热多，面目甚黄，苔腻大渴，腹胀溺赤，仍能纳谷，且素嗜肥甘，不能搏节。孟英按其脉，滑实而数，与承气加知、芩、半、贝、翘、连、滑石、石膏、大腹、花粉之类，二十余剂而始愈。是膏粱夹暑湿热之治也。

王瘦石，禀属阴亏，卒闻惊吓之声而气逆肢冷，自汗息微。速孟英视之，身面皆青绿之色，脉沉弦而细，乃素伤忧虑而风阳陡动也。与牡蛎四两，鳖甲二两，蛤壳一两，石英五钱，龙齿、小麦、辰砂、麦冬、茯神、贝母、竹茹为方，一剂知，二剂已，续以滋养而瘳。

批： 凡阴虚之体，血不足以养肝，则肝阳易僭用，大剂镇逆养阴开郁，法治丝丝入扣，宜乎应手辄效也。

陈书伯庶常令弟保和，年未冠，患失音咽痛。孟英与犀、羚、石膏、元参、豆根、牛蒡、射干等大剂清肃之药，音开而咽糜。吹以锡类散，糜愈。而疹点满布，左目及耳后皆肿。方中加以鲜菊叶二两，疹愈。痰嗽不已，仍主前法，服三十余帖而痊。此证脉滑且数，口大渴，初终未曾误药，故能愈。其庶母同时患喉糜而头偏左痛（肝风），心悸欲呕，壮热烦躁，脉弦细数。孟英曰：此兼阴亏风动也。初以犀、羚、元参、菊花、丹参、栀子、桑叶、马勃投之，外吹锡类散，咽愈热退，续用二至、二冬、生地、石英、苁蓉、龟版、茯苓滋阴潜阳而瘳（善后之法，非此则细数之脉何以能复）。又其二令妹亦患喉疹，汛事适行，四肢酸痛，略难举动，气塞于咽。孟英诊脉弦滑，以犀、羚、旋、赭、茹、贝、兜铃、牛蒡、射干、豆根、花粉、银花、海蛰、竹沥、丝瓜络等出入为方，兼吹锡类散而瘥。

此则专事清热蠲痰而已，须合三案而细参其同异处，方有会心。

批：变证虽多，不外肺胃二经积热，得其主脑，尚非难愈之证。

吴尔纯，八月下旬患滞下，腹痛异常。伊外祖许仲廉延孟英往诊。形瘦，脉数而弦，口渴，音微溺涩，乃阴分极虚，肝阳炽盛，伏暑为痢，治法不但与寒痢迥异，即与他人之伏暑成痢者亦当分别用药也。与白头翁汤加知母、花粉、银花、丹皮、金铃、延胡、沙参、芩、连服之（亦通治伏暑成痢之方）。次日复视，痢减音开。而右腹痛胀拒按，为加冬瓜子、乌药、鼠矢，三剂而消，滞下亦愈。惟薄暮火升，面赤自汗，重加介类潜阳而痊（此方顾及阴虚）。

杨某，患感旬日，初则便溏。医与温散，泻止，热不退，昼夜静卧，饮食不进。孟英诊脉迟缓，浮取甚微，目眵，舌色光红，口不渴，溲亦行，胸腹无所苦，语懒音低，寻即睡去，是暑湿内伏而有燥矢在胃，机关为之不利也。先与清营通胃药二剂，热退舌淡而脉证依然，加以酒洗大黄、省头草，即下坚黑燥矢甚多，而睡减啜粥。继以凉润，旬日而痊。

批：此湿胜于热之暑证也。以其湿胜，故不甚现热证，最足眩人，断为暑湿，足征卓识。

陈春湖令郎子庄，体素弱，季秋患腹痛自汗，肢冷息微，咸谓元虚欲脱。孟英诊之，脉虽沉伏难寻（痛脉多沉），而苔色黄腻，口乾溺赤，当从证也，与连、朴、楝、栀、元胡、蚕砂、省头草等药而康。次年患感，复误死于补。又夏酝泉延孟英视钱妪腹痛欲绝证，因见弦滑之脉，与当归龙荟丸而安。

朱湘槎令媳，患小溲涩痛，医与渗利，反发热头痛，不饥口渴，夜不成眠。孟英诊之，脉细数，乃阴虚肝郁，化热生风，津液已烁，岂容再利？与白薇、栀子、金铃、知母、花粉、紫菀、麦冬、石斛、菊花服之，即愈（愈后仍当以滋阴善后）。其侄新泉之室，怀娠患痢，医投温燥止涩，腹痛甚而遍身发黄，饮食不思。孟英视之，暑湿也。与芩、连、银花、茅根、桑叶、栀、楝、竹叶、茵陈、冬瓜皮而愈。

吴酝香大令仲媳，汛愆而崩之后，脘痛发厥，自汗肢冷。孟英脉之，细而弦滑，口苦便涩，乃素体多痰，风阳内鼓，虽当崩后，病不在血。与旋、赭、羚、茹、枳、贝、蕹、蒌、蛤壳为方，痛乃渐下，厥亦止，再加金铃、延胡、苁蓉、鼠矢服之而愈。迨季冬，卒惊发狂，笑骂不避亲疏。孟英察脉，弦滑而数，与犀、羚、元参、丹皮、丹参、栀子、菖蒲、竹叶、鳖甲、竹沥，吞当归龙荟丸，息风阳以涤痰热，果数剂而安然。平时喜服补药，或有眩晕，不知为风痰内动，益疑为元气大虚，孟英尝谏阻之，而彼不能从。至次年季春，因伤感而狂证陡发，毁器登高，更甚于昔。孟英视之，苔黑大渴，与前方加真珠、牛黄服之，苔色转黄，弦滑之脉略减。而狂莫可制，改以石膏、朱砂、铁落、菖蒲、青黛、知母、胆星、鳖甲、金铃、旋覆、元参、竹沥为大剂，送礞石滚痰丸，四服而平。继而脚气大发，腹痛便秘，上冲于心，肢冷汗出，昏晕欲厥，与连、楝、栀、茹、小麦、百合、旋、贝、元胡、乌药、雪羹、石英、鼠矢、黄檗、藕等药而安。

批：凡药中用朱砂者，宜另研冲服，不可同入煎剂。

徐氏妇，怀妊患痢，医投温补，胸腹痛极，昏厥咽糜，水饮碍下。孟英诊之，脉洪数，舌绛燥。亟吹锡类散，灌以犀角、元参、海蜇、茹、贝、栀、菀、知、斛、豆根、射干、银花、楝实诸药。胎下，已朽，咽腹之疾随愈，续用甘凉清热存津调之。

许培之令祖母，年逾七旬，久患淋漏，屡发风斑。孟英持其脉，弦而滑，舌绛口干，每以犀角、生地、二至、芩、蒿、白薇、元参、龟版、海螵之类息其暴，甘露饮增损调其常。人皆疑药过凉，孟英曰：量体裁衣，禀属阳旺，气血有余，察其脉色，治当如是。病者云：十余年前偶患崩，而广服温补，遂成此恙。始知先天阳气虽充，亦由药酿为病。秋杪，患寒热如疟，善怒不眠，苦渴易饥，不能纳食。孟英察脉，弦数倍常，与清肺蠲痰、柔肝充液之法，渐以向安。今冬有荐吴古年诊治者，询知病原，作高年脱营论，而以血脱益气裁方，初服三四剂，饮食骤增，举家祈幸，已而血漏甚多，眠食欲废。复延孟英视之，仍主前议，果得渐康。

王天成牙行一妇，年五十余，初患左目赤，渐至发热。医投温散，便泄而厥，进以补剂，少腹宿瘕攻痛，势极危殆。丐孟英诊之，脉甚弦软，舌绛而渴。与苁蓉、橘核、当归、元胡、龟版、石英、螵蛸、茯苓、栀、楝、萸、连，数服而安。逾年，以他病卒。

何新之令爱，适汤氏，孟冬分娩，次日便泻一次，即发热痉厥，谵语昏狂。举家皇皇，乃翁邀孟英审之，脉弦滑，恶露仍行。曰：此胎前伏暑乘新产血虚痰滞而发也。与大剂犀、羚、元参、竹叶、知母、花粉、栀、楝、银

119

花投之，遍身得赤疹而痉止神清，乃翁随以清肃调之而愈。

批：有是病则有是药，不拘拘于产后之元虚，此明医之所以异于庸医也。

胡秋谷令爱，年甫笄，往岁患眩晕。孟英切其脉滑，作痰治，服一二剂，未愈。更医谓虚，进以补药，颇效。渠信为实。然今冬复发，径服补药，半月后眠食皆废，闻声惊惕，寒颤自汗，肢冷如冰，以为久虚欲脱，乞援于孟英。脉极细数（阴已伤矣），目赤便秘，胸下痞塞如样，力辨其非虚证，盖痰饮为患，乍补每若相安，具只眼者，始不为病所欺也。投以旋、赭、茹、贝、蛤壳、花粉、桑、栀、蒌、薤、连、枳等药，数服即安。而晕不能止，乃去赭、薤、蒌、枳，加元参、菊花、二至、三甲之类，服匝月，始能起榻。

批：痰火为患，十人常居八九，而医书所载皆治寒痰之法，十投而十不效。今得孟英大阐治热痰之法，真可谓独标精义矣。

汪氏妇，自孟秋患痢之后，大解溏泄未愈。已而怀娠，恐其堕也，投补不辍。延至仲冬，两目赤障满遮，气逆碍眠，脘疼拒按，痰嗽不食，苦渴无溺。屈孟英诊之，脉甚滑数。曰：此温补所酿之疾也。夫秋间滞下，原属暑湿热为病，既失清解，逗留而为溏泄。受孕以来，业经四月，虑其堕而补益峻，将肺胃下行之令皆挽以逆升，是以胸次堵塞而疼，喘嗽不能卧，又恐其上喘下泄而脱也，补之愈力，治节尽废，溲闭不饥，浊气壅至清窍，两目之所以蒙障而瞽也。与沙参、蛤壳、枇杷叶、冬瓜子、海石、旋覆、苏子、杏仁、黄连、枳实、海蜇、黄芩、栀子，重加贝母，服二剂，即知饥下榻，目能睹物矣。

批：论极透快，说尽庸医之弊。

黄履吉，患痛吐，孟英已为治愈。仲冬复发，他医药之，已七日不进谷矣，二便秘涩，形肉遽消，再托孟英诊之。与旋、赭、茹、苓、萸、连、柿蒂、楝实、延胡等药，一剂知，三剂愈。

许仲筠，患腹痛不饥，医与参、术、姜、附诸药，疼胀日加，水饮不沾，沉沉如寐。孟英诊脉弦细，苔色黄腻，投以枳、朴、萸、连、栀、楝、香附、蒺藜、延胡等药，二剂便行，脉起苔退，知饥而愈。

毕方来室，患痰嗽碍眠。医与补摄，而至涕泪全无，耳闭不饥，二便涩滞，干嗽无痰，气逆自汗。孟英切脉，右寸沉滑，左手细数而弦，乃高年阴亏，温邪在肺，未经清化，率为补药所锢，宜开其痹而通其胃。与蒌、薤、紫菀、兜铃、杏、贝、冬瓜子、甘、桔、旋、茹之剂而安（亦少善后之法）。逾二年，以他疾终。

赖炳也令堂，年近古稀，患左半不遂。医与再造丸暨补剂，服二旬，病如故。孟英按脉，弦缓而滑，颧赤苔黄，音微舌謇，便涩无痰。曰：此痰中也，伏而未化。与犀、羚、茹、贝、菖、夏、花粉、知母、白薇、豆卷、桑枝、丝瓜络等药，服三剂而苔化，音渐清朗，六七剂腿知痛，痰渐吐，便亦通。既而腿痛难忍，其热如烙，孟英令涂葱蜜以吸其热，痛果渐止。半月后眠食渐安，二旬外手能握，月余可扶掖以行矣。

胡季全令郎珍官，右颧偶发紫斑一块。时当季冬，孟英与犀角、石膏凉解之药，二三帖后始发热，斑渐透，犀角服二十帖始撤。素有目疾，余热复从目发，令以石膏药久服，居然渐愈，且能食肌充，略无他患，闻者莫不异之。

赵春山司马，向患痰嗽，自秋仲以来，屡发寒热。吴古年从伏暑化疟治，颇为应手，而一旬半月之后病必复至。延至季冬，董兰痴醵尹嘱其质于孟英。按脉滑数，舌绛苔黄，渴饮溲赤，动则喘逆，夜不成眠，痰多畏冷，自问不能起矣。孟英曰：无恐也，不过膏粱酿痰，温补助热，是为病根。迨夏吸暑邪，互相缪辏，秋半而发，势颇类疟。古年虽识其证，惜手段小耳。因与羚羊、豆豉、连翘、薄荷、知母、花粉、竹茹、贝母、旋覆、海蜇、元参、栀子、醒头草、梨汁等药，服五剂，热退不畏冷。去前四味，加沙参、麦冬、葳蕤、枇杷叶，渐能安寐，各恙递减。再加生地，服匝月而体健胜昔，登高不喘。司马云：余昔曾服参、茸大补之药而阳痿，今服君方而沉疴顿起，乃知药贵对证，不贵补也。

王氏医案续编·卷五

戊申元旦，陈秋槎参军大便骤下黑血数升，继即大吐鲜红之血（血为热迫而妄行），而汗出神昏，肢冷搐搦（心无血养故神昏，肝无血养故惊厥），躁乱妄言。速孟英至，举家跪泣救命。察其脉，左手如无（虚在阴分），右弦软，按之数（热在气分）。以六十八岁之年，佥虑其脱，参汤煎就，将欲灌之，孟英急止勿服。曰：高年阴分久亏，肝血大去，而风阳陡动，殆由忿怒兼服热药所致耶？其夫人云：日来颇有郁怒，热药则未服也。惟冬间久服姜枣汤，且饮都中药烧酒一瓶耳。孟英曰：是矣。以西洋参、犀角、生地、银花、绿豆、栀子、元参、茯苓、羚羊、茅根为剂，冲入热童溲灌之，外以烧铁淬醋，令吸其气，龙牡研粉扑汗，生附子捣贴涌泉穴，引纳浮阳，两服血止，左脉渐起。又加以龟板、鳖甲（介以潜阳法），服三帖，神气始清，各恙渐息，稍能啜粥。乃去犀、羚，加麦冬、天冬、女贞、旱莲投之，眠食日安，半月后始解黑燥矢，两旬外便溺之色皆正，与滋补药调痊。仍充抚辕巡捕，矍铄如故，秋间赴任绍兴。己酉秋，以他疾终。

姚令舆室，素患喘嗽而病春温（新旧合邪），医知其本元久亏，投以温补，痉厥神昏（肺原包心而生，故肺热必及于心），耳聋谵语，面青舌绛，痰喘不眠，皆束手矣。延孟英诊之，脉犹弦滑。曰：证虽危险，生机未绝，遽尔轻弃，毋乃太忍？与犀角、羚羊、元参、沙参、知母、花粉、石膏以清热息风，救阴生液，佐苁蓉、石英、鳖甲、金铃、旋覆、贝母、竹沥以潜阳镇逆，通络蠲痰，三剂而平。继去犀、羚、石膏，加生地黄，服旬日而愈。

仲秋令舆病，竟误服温补，数日而殒，岂非命耶？

运粮千总马香谷，患溺秘欲死。所亲赵春山司马延孟英视之，脉坚体厚，口渴苔黄，投知、檗、栀、楝、犀、菀、蒌、茹之药，送当归龙荟丸而瘳，竟不复发。

谢某，患嗽，卧难偏左。孟英切其脉，右寸软滑。曰：此肺虚而痰贮于络。以苇茎、丝瓜络、生蛤粉、贝母、冬瓜子、茯苓、葳蕤、枇杷叶、燕窝、梨肉投之，果愈。

许叔超令大母，患疟，延孟英治之，脉弦滑而数，脘闷便秘，合目汗出，口渴不饥。或虑高年欲脱，孟英曰：此温邪夹素盛之痰所化，补药断不可投。与知、芩、蒌、杏、翘、贝、旋、茹、连、斛、雪羹为方。服，果渐效。

蒲艾田，年逾花甲，陡患鼻衄，诸法不能止，速孟英救之。面色黑黯而有红光，脉弦洪而芤，询知冬间广服助阳药，是热亢阴虚之证。与大剂犀角、元参、茅根、女贞、旱莲、石斛、茯苓、泽泻、天冬、知母。投匕而安，续予滋阴药填补而康。

许少卿室，故医陈启东之从女也。夏初患感，何新之十进清解，病不略减，因邀诊于孟英。脉至弦洪豁大，左手为尤，大渴大汗，能食妄言，面赤足冷，彻夜不瞑。孟英曰：证虽属温，而真阴素亏，久伤思虑，心阳外越，内风鸱张，幸遇明手，未投温散，尚可无恐。与龙、牡、犀、珠、龟版、鳖甲、贝母、竹沥、竹叶、辰砂、小麦、元参、丹参、生地、麦冬，为大剂投之。外以烧铁淬醋，令吸其气，蛎粉扑止其汗，捣生附子贴于涌泉穴。甫服一剂，所亲荐胡某往视，大斥王议为非，而主透疹之法（真盲人）。病家惑之，即煎胡药进焉。病者神气昏瞀，忽见世父启东扼其喉，使药不能下咽，且嘱云：宜服王先生药。少卿闻之大骇，专服王药，渐以向愈，而阴不易复，频灌甘柔滋镇，月余始能起榻。季夏讯行，惟情志不怡，易生惊恐，与麦、参、熟地、石英、茯神、龙眼、甘麦大枣、三甲等药善其后（一定不易之法）。秋杪归宁，微吸客邪，寒热如疟，孟英投以清解，已得向安。胡某闻之，复于所亲处云：此证实由夏间治法不善，以致邪气留恋，再服清凉，必死无疑。汤某复从而和之（总是病者该死，故一时有此两妖孽）。许氏即招汤某诊治。谓其阳气伤残，沉寒久伏（既已沉寒，焉能作寒热），以理中汤加威灵仙、桂枝、半夏、厚朴、姜、枣等药（勿论其认证之误与不误，即理中汤亦岂有此等加减法耶），病者颇疑药太燥烈，汤复膏唇拭舌，说得天花乱坠，病家惑之。初服胃气倍加，继而痰嗽不饥，黄苔满布，肌消汛断，内热汗多，心悸不眠，卧榻不起。病者坚却其药，然已进二十剂矣。再邀何新之商之，亦难措手，仍嘱其求诊于孟英。按脉弦细软数，篡患悬痈，纵有神丹，不可救药矣！

批：服清解药致邪气留恋，岂服滋补药邪气反不留恋耶？此等人而亦自命为医，岂非怪物？

周鹤亭令郎，年甫五龄，痘后月余，清凉药尚未辍，忽发壮热，幼科治之，势益张，肢瘛面赤，呕吐苔黄，渴而溺清，时或昏厥。证交六日，其外祖何新之邀英诊之。脉甚弦洪滑数，心下拒按，便秘汗多。投小陷胸加石膏、知母、花粉、竹叶、枇杷叶、贝母、雪羹，二剂各恙皆减，溲赤便行，继与清养而安。

批：凉药未辍而忽见如此之证，即不按脉，亦可知为新感温邪矣。

费伯元分司，患烦躁不眠，医见苔白，投以温药，因而狂妄瘛疭，多方不应。余荐孟英视之，左脉弦细而数，右软滑，乃阴虚之体，心火炽，肝风动，而痰盛于中也。先以犀、羚、桑、菊息其风，元参、丹皮、莲心、童溲清其火，茹、贝、雪羹化其痰，两剂而安。随与三甲、二至、磁朱潜其阳，甘麦大枣缓其急，地黄、麦冬养其阴，渐次康复。

何揩阶令正，素患肝厥，仲夏患感。沈越亭按温证法治之，内风不致陡动，而大便泄泻（泄泻乃湿温应有之证，不足为异），脉细而弦，渴饮痰多，不饥不寐，因邀孟英商之。投白头翁汤加三甲、石斛、茯苓、竹茹而安，随以峻补善后而痊。

许氏妇，患间疟，寒少热多，不饥大渴，善呕无汗，脉滑而弦。孟英投白虎汤加花粉、柴胡而愈。

吴酝香大令四令媳，时患腹胀减餐，牙宣腿痛，久治不效，肌肉渐消。孟英诊脉，弦细而数，肝气虽滞而阴虚营热，岂辛通温运之可投耶？以乌梅、黄连、楝、芍、栀子、木瓜、首乌、鳖甲、茹、贝服之，果愈。继与甘润滋填，肌充胃旺，汛准脉和，积岁沉疴，宛然若失。

顾云萝令正，久患脚气，屡治屡发，驯致周身筋掣，上及于巅，龈痛指麻，腰酸目眩，口干食少，夜不能眠。孟英察其脉，芤而弦数，真阴大亏，腿虽痛从无赤肿之形，脚气药岂徒无益而已？与二地、二冬、二至、知、永檗、桑、菊、栀、楝、蒿、薇、龟版、鳖甲、藕等药服之，各恙渐减。盖因平素带下太甚，阴液漏泄而筋骨失其濡养也，故治病须澄源以洁流。秋间以海螵蛸粉、鱼膘、黄檗、阿胶为丸服之，全愈。

石北涯令正，久患龈疼，渐至身面浮肿。或以为虚，或以为湿，病日以剧，气逆不饥。孟英察脉，左洪数，右弦滑，阴分虽虚，先当清其肺胃之痰热者。投白虎加沙参、花粉、冬瓜皮、枇杷叶、栀子、竹茹、芦根服之，肿即消，继佐滋阴，龈疼亦止。

金畹香令媳，半产后营分不摄，淋漓数月，治之弗瘳。孟英于季夏诊视，两尺皆浮，左寸关弦。与三甲、二至、二地、蒿、薇、柏叶、螵蛸、黄檗为方服之，渐愈。仲秋，诊其脉，即断受孕。渠谓怀娠必无病矣，而不知病久初痊，正须培养，虽即受孕，涵蓄无权。果至仲冬而胎堕矣。

批： 肝主疏泻，肾主闭藏。两尺浮而不沉，是肾失其闭藏之职矣；左寸关弦，是肝木太过，独行其疏泄之权矣。填补肾阴，即以涵养肝木，加黄檗之苦以坚之，螵蛸之涩以固之，用药如法，故收效倍捷。

德清蔡初泉，陡发寒热，咽痛大渴，脘闷舌绛。孟英诊脉甚数，径投大剂犀、羚、元参、丹皮、桑、栀、银花、花粉、翘、蒡之药，服后遍身发赤疹，而热退知饥矣。

歙人吴茂林，患右颊肿痛，颏下结核，牙关仅能呷稀糜。外科称名不一，治若罔知。孟英投以天麻、僵蚕、羚羊、石膏、省头草、升麻、当归、秦艽、花粉、黄芩等药（祛肝风清痰热之法），渐愈。

吴诵青室，年近五旬，天癸已绝，偶患腹胀。局医黄某知其体素羸也，投以肾气汤而寒热渐作，改从建中法。旬日后病剧而崩，愈补愈甚，乞援于孟英。脉洪而数，渴饮苔黄，是吸受暑邪，得温补而血下漏也。与犀角、元参、茅根、柏叶、栀、楝、知、斛、花粉、白薇等药，数剂始安，续加生地、二至、二冬滋养而愈。次年患病，仍为误药而殒。

阮范书明府令正，患腹痛欲厥，医见其体甚弱也，与镇逆通补之法而势日甚。孟英察脉，弦数左溢，是因忿怒而肝阳勃升也。便秘不饥，口苦而渴。与雪羹、栀、楝、旋、绛、元胡、丹皮、茹、贝，下左金丸而愈。逾年，以他疾殁于任所。

海盐周子因，工于画，体素弱，偶患间疟，黄某用首乌、鳖甲、姜、枣等药，病日以甚。加以参、桂，狂躁妄言，始延孟英视之。面赤舌绛，溲涩便溏，渴饮汗多，脉形细数，是暑证也。与元参、银花、知、芩、茹、贝、竹叶、荷杆、莲心、西瓜皮为剂，寻愈。

吴薇客太史令堂，患痰嗽喘逆，便秘不眠，微热不饥，口干畏热，年逾六旬，多药勿痊。孟英切其脉，右寸关弦滑而浮，左关尺细软无神，是阴虚于下，痰实于上，微兼客热也，攻补皆难偏任。与茹、贝、旋、斛、浮石、芦根、冬瓜子、枇杷叶、杏仁、花粉为剂，而以熟地泡汤煎服，则浊药轻投，清上滋下，是一举两全之策也。投匕果应，再服而大便行，渐次调养获瘳。戌春患感证，比孟英自江西归，已不能治矣。

谢谱香，素属阴亏，情志抑郁，因远行持重而患咳逆，左胁刺痛，寸步难移，杳不知饥，卧难著枕。延孟英诊之，脉象弦细软数，苔腻痰黏，便艰涩少，乃肾气不纳，肝气不舒，肺气不清，胃气不降。投以沙参、枇杷叶、茹、贝、旋、栀、龟版、鳖甲、丝瓜络、冬瓜子、青铅、白前、金铃、藕肉，而以熟地汤煎服。数剂而平，继渐滋填，向愈。

叶承恩室，怀妊患感，昏谵不眠，善呕便秘，汗出不解，脉涩口干，乃营阴素亏，邪热内炽。以元参、石膏、知、芩、茹、贝、银花、枇杷叶、薇、栀、楝、斛，投数帖而愈。

江梦花如君，患两目肿痛，不能略张。医投风药，昏痉欲厥。浼孟英诊之，脉至洪滑，大渴便秘，与白虎汤，二剂霍然。

潘馥堂令爱，患感，沈悦亭治之，渐愈。惟咽阻无形，水谷碍下，孟英以竹叶石膏汤加紫菀、白前、旋覆、枇杷叶，以清肺而降肺气，果即帖然。

吴西瀍，患疟，寒微热甚，旬余不愈。孟英诊之，脉滑而长，疏大剂白虎汤与之。渠兄濂仲云：沈、顾二君皆主是方，屡服无效。孟英索方阅之，汤虽白虎，而石膏既少且煨，兼不去米，因谓其兄曰：汤虽同，君药已重用，而去米加花粉、竹茹等，其力不同科矣。濂仲大悟，服之寻愈。此可以见服药不可徒有汤头之名也。

曹稼梅令爱，患眩晕脘痛，筋掣吐酸，渴饮不饥，咽中如有炙脔。朱某与温胃药，病日剧。孟英诊脉弦滑，投茹、贝、茰、连、旋、赭、栀、楝、枳、郁、雪羹之药（和肝开郁清痰）。十余剂始愈。

夏氏妇，怀娠患感，医投温散，渐至气冲不寐，时欲痉厥，脘闷呻吟，渴难受饮。所亲张养之延孟英诊之，脉滑数而溢。与小陷胸，加旋、蒌、石膏、知、栀、茹、杏、腹皮、苏子、竹沥、海蜇，大剂投，旬日而愈。设用轻浅之方，焉克有济耶？

沈悦亭令正，齿衄，五日不止，去血已多，诸方不应。孟英脉之，弦滑上溢。投犀角、泽兰、元参、旋覆、生地、花粉、茯苓、牛膝、桃仁、泽泻而安。既而询其经事，本月果已愆期，盖即逆行之候也。继用滋阴清热，乃渐康复。

王雪山，于上年误饵透土丹之时，孟英诊治向愈，即嘱其常饮柿饼汤，以杜关格于将来。迨今四月间，形体日瘦，张某进导湿疏风补气之药，孟英偶见之，力劝其温补莫投，且以凡物遇火则干瘪，得滋则肥润为譬。雪山深韪之，奈为张某辈朝夕虚言所眩，仍服补药。延至秋间，始延孟英视之。胁痛畏风，周身络胀，时欲敲扑，食少便难，日晡微有寒热，脉来弦涩而数，右寸关弦软以滑，是升降之令久窒，痰邪袭于隧络，关格之势将成（将断语与脉证合参，便知审病之法）。再四求治，与沙参、茹、贝、薇、蒿、旋、斛、栀、楝、兰草、枇杷叶、丝瓜络、冬瓜子、芦根、茅根等出入为方。服之，寒热既蠲，胁痛亦减。雪山大喜，复请诊之。脉颇转和，第肝阴久为谋虑所伤，最怕情志不怡，必生枝节，小愈奚足为恃？嘱其另邀明眼图之。渠即招沈辛甫、顾听泉、吴卯君、任心柏诸君商之，方案皆与孟英相合，雪山转恳孟英设法，且云：读君之案，洞彻病情，倘幸成全，足感再生之德。即使无效，我亦瞑目而亡。孟英感其言，殚竭心力，以图久延。无如嗔怒萦思，诸多牴触，频有转关，屡生枝节，大便必极捶背尻而始解，上则吐痰恶谷，果成关格之候。肩至伊子旋杭，惑于谗言，翻以竹茹、竹沥为药性太凉，而以不用温补为谤，求乩方，径以麻黄、细辛、鹿角等药投之，遂至舌色干紫，津涸而亡。不知者未免以成败论，所谓道高谤多。然柿饼汤投于年余未病之前，其卓见已不可及，而见危授命，勉力图维，肠热心孤，更可钦也。特采其案，以为世之有识者鉴焉。

批：此证即叶氏所谓下竭上结之候也。叶氏虽有方案，亦未知果能取效否，不知古名家遇此当作何治法，方书中迄无论及者。孟英此案，已是开人不敢开之口，至其悉当病情与否，则殊未敢轻论也。

徐梦香，年近六旬，患手颤不能握管，孟英以通补息风药吞指迷茯苓丸而安。仲冬类中，遗溺痰升，昏迷妄言，汗多面赤，急延孟英视之。脉浮弦洪滑，盖吸受热邪而连日适服参汤也。与羚羊角、石菖蒲、连翘、栀子、桑叶、菊花、楝、斛、知母、花粉、竹沥、银花、蒿、薇等药，一剂知，二剂神清。乃去羚、菖，加茹、贝、滑石投之，下痢赤白如脓垢者数日，始知饥纳谷，继以调理而愈。匝月即能作画，季秋仍幕游江右。

张月波令弟，陡患腹痛，适饱啖羊肉面条之后，医皆以为食滞。连进消导，痛甚而渴，得饮大吐，二便不行。又疑寒结，叠投燥热，其病益加，呻吟欲绝，已四日矣。孟英视之，脉弦数，苔干微黄，按腹不坚。以海蜇一斤，凫茈一斤，煎汤频灌，果不吐。令将余汤煎栀、连、楝、斛、茹、芩、枇杷叶、知母、延胡、柿蒂、旋覆为剂，吞龙荟丸，投匕而溲行痛减，次日更衣而愈。

黄鼎如令堂，年七十七岁，季秋患间疟，每发加剧，寒甚微而热必昏痉，舌不能伸，三发之后，人皆危之。孟英视之，颧赤目垂，鼻冷，额颏微汗，苔色黄腻，舌根纯红，口渴痰多，不思粥饮，脉至弦数，重按少神，证属伏暑夹痰而阴虚阳越。先与苁蓉、鳖甲、楝、斛、茹、贝、燕窝、藕，两剂而颧红颏汗皆蠲。继佐参、沥、蕤、麦、枇杷叶、旋覆，去竹茹、苁蓉，投三帖而昏痉不作。又去蕤、楝，加生地、花粉，服五日而疟休，饮食渐加，居然告愈。方疟势披猖之际，鼎如、上水两昆仲颇以为忧，延诸名家议治，有主人参白虎汤者，有用犀角地黄汤者，有欲大剂温补者，有执小柴胡加减者。赖孟英力排众论，病家始有把握，与孟英意见相合者，何君新之也，怂恿参赞，与有功焉。

许芷卿，患外寒，须覆重衾，内热，饮不解渴，仍能安谷，便溺皆行。或以为虚寒，或以为疡患，投以温散，即显咽痛。孟英脉之，沉弦而缓，作痰热内伏，投以犀、羚、元参、丹皮、白薇、黑栀、茹、贝、旋、蒡之剂，两帖而寒渴咽疼皆减。乃去犀、羚、牛蒡，加二至、知母、花粉、银花，解酱矢而瘳。

韩组林，年近古稀，孟冬患肢厥头肿，谵语遗溺。包某作虚风类，进以温补，势益剧。孟英脉之，脉弦数右滑溢，乃痰热内阻，风温外侵。与羚、贝、茹、栀、翘、薇、桑、菊、丹皮、花粉、旋覆，以芦菔汤煎服而瘳。

钱闻远仲郎，患感，汤某进桂、朴、姜、柴等药，而痰血频咯，神瞀耳聋，谵语便溏，不饥大渴，苔黑溲少，彻夜无眠。范应枢、顾听泉叠进轻清，黑苔渐退，舌绛无津，外证依然，不能措手。孟英诊之，脉皆细数，乃真阴素亏，营液受灼，不必以便溏不食而畏滋腻也。授以西洋参、生地、二至、二冬、龟版、燕窝、茹、贝、银花、藕汁、梨汁、葳蕤、百合等药。二剂咯血渐止，痰出甚多，渐进稀糜，夜能稍寐。五剂热退泻止，渴始减，脉渐和。旬日后，解燥矢而痊。

朱湘槎令郎留耕，忽于饱食后大吐而厥，冷汗息微。急延孟英视之，厥甫回而腹痛异常，口极苦渴，二便不行，脉来弦缓，乃痰滞而热伏厥阴，肝气无从疏泄也。投雪羹、栀、楝、元胡、苁蓉、黄、连、橘核、旋覆、竹茹、菔汁之药，一剂痛减，再服便行而愈。

韩妪，年近花甲，患三疟于仲冬。朱某主温散，并以姜枣汤恣饮，旬日后粒米不沾，疟至大吐。黄某以热补进，势益甚。又浃旬，孟英视之，胸中痞结如枰，苔黄苦渴，溲如热汤，脉弦滑右甚，带下如注。投小陷胸合温胆，加薤白，服后大吐胶痰，十余日胸痞始消。改授甘凉，疟亦渐罢，递参滋阴，遂以霍然。

魏西林令侄女，娩后恶露，延至两月。继闻乃翁条珊主政及两弟卒于京，悲哀不释，而为干嗽吐血，头痛偏左，不饥不食，不眠不便，渴饮，而溲必间日一行，久治不效。孟英切脉，虚弦豁大，与甘麦大枣加熟地、首乌、鳖甲、二至、菊花、旋覆、芍药、贝母、麻仁、青盐等药，服后脉渐敛，血亦止，七八剂头疼始息，旬日后便行安谷。逾年，接柩悲恸，血复溢，误投温补而亡。

韩石甫大令令正，患感发疹。沈悦亭治以清解，热渐退而神气不爽，舌黑难伸，太息便秘，胸次拒按，脉弦缓而滑。投凉膈散，加知母、花粉、枳实、竹茹，一帖而苔即退黄，再服而黑矢下，神气清，即以向愈。

陈赤堂令正，患感，面赤不眠，烦躁谵语，口甘渴腻，溲涩而疼。顾听泉多剂清解，未应。孟英切其脉，左弦洪而数，右滑而溢，胸次宿结，大解未行，肝阳上浮，肺气不降，痰热阻搏，邪乃逗留。与小陷胸合温胆、雪羹，加旋、蕹投之，胸结渐开。乃去半、蕹而送当归龙荟丸，谵语止，且能眠。参以通幽汤下其黑矢，三次后始进养阴和胃而痊。

翁嘉顺令正，娩后阴户坠下一物，形色如肺（气虚不固），多疗之，不收。第三日始求治于孟英，令以泽兰叶二两煎浓汤，熏而温洗，随以海螵蛸、五倍子等分研细粉，糁之，果即收上。继而恶露不行，白带时下，乳汁全无，两腿作痛（前方只治其标，未治其本，故复发此患），又求方以通之。孟英曰：此血虚也，乳与恶露虽无，其腹必不胀，前证亦属大虚，合而论之，毋庸诊视。因与黄耆、当归、甘草、生地、杜仲、大枣、糯米、脂麻、藕，浓煎羊肉汤煮药，服后乳汁渐充，久服乃健。

屠某，患梦遗，久治不愈，耳出脓水，目泪难开，肩胁胸背酸疼，微有寒热，食减神疲。孟英察脉，左弦数，右虚软。以三才封髓加龙、牡、黄耆、桑、丹、栀、菊，旬日而瘳。

李华甫令正，患头震，孟英脉之弦滑，乃肝经郁怒火升也，投当归龙荟丸而瘥。然不能惩忿，其病屡发之后，更兼溺秘腹胀，喘汗欲绝，亟邀孟英视之。脉甚弦涩，口苦苔黄，舌色紫黯，汛虽不愆，内有瘀滞也。以雪羹加金铃、旋覆、栀子、滑石、桃仁、茺蔚、车前子、木通，仍吞龙荟丸，外以田赢、大蒜、车前草捣帖脐下。服后果即下黑血，溲即随通，继而更衣，粪色亦黑，遂愈。

王氏医案续编·卷六

己酉春，胡孟绅山长患疑，坐卧不安，如畏人捕，自知为痰，饵白金丸吐之，汗出头面，神躁妄闻（撩动猖狂之势）。孟英切其脉，弦滑洪数，不为指挠。投石膏、竹茹、枳实、黄连、旋覆、花粉、胆星、石菖蒲，加雪羹、竹沥、童溲，吞礞石滚痰丸，下其痰火，连得大解，夜分较安。惟不能断酒，为加绿豆、银花、枳椇子，吞当归龙荟丸。旬余脉证渐平，神气亦静。尚多疑惧，改授犀角、元参、丹参、丹皮、竹叶、竹茹、贝母、百合、莲心、猪胆汁、炒枣仁、盐水炒黄连，吞枕中丹，以清包络肝胆之有余而调神志。又旬日，各恙皆蠲，即能拈韵，继与十味温胆法善其后。

乃弟季权同时患黑斑，苔秽脉浑，气粗面垢。孟英即以凉膈散投之，大解得行，脘亦不闷，斑皆透绽。脉显滑数而洪，遂与大剂凉润清肃之药，直俟其旬日外大解不泻，药始缓授。复又沉卧不醒，人皆疑之。孟英曰：痰热尚炽也。仍投大剂数帖，果频吐胶痰累日而眠食渐安。是役也，当两病披猖之际，举家皇皇。他医或以前证为神不守舍，议投温补，后证则以为必败，闻者无不危之。赖季权之夫人独具卓识，任贤不贰，孟英始无掣肘之虑，而咸得收功也。

屠敬思，体气素弱，去冬因子殇于痘，医与舒郁填阴，病日以剧，金云不治，乃延孟英诊之。两关甚数，寸上洪滑，嗽逆痰多，卧不著枕，溺赤便难，极其畏冷，是冬温未罢误补热郁之候。世间之死于劳损者，何尝尽是虚证？每为补药偾事。授以廓清肺胃之药，周身发疹，各恙渐安。蕴伏既清，始投滋养善后，不仅病愈，次年春更得一子。

许芷卿，亦精于医，偶患外感，即服清散之药而证不减。或疑其非春温也，邀孟英质之。诊脉迟涩，二便皆行，筋掣不眠，畏寒能食，喉舌皆赤，与大剂清营药，数服而瘥。迨夏，两腿患疡，外科治之，久而不愈。孟英谓其平昔善饮，蕴热深沉，疡科药亟宜概屏，令以雪羹汤送当归龙荟丸，果得渐瘳。

秋间，其太夫人患感，连服温散，转为肢厥便秘，面赤冷汗，脉来一息一歇，举家皇皇，虑即脱变（肢厥而便秘面赤，可决其非脱症矣）。孟英视其苔黄腻不渴，按其胸闷而不舒，且闻其嗅诸食物无不极臭，断为暑湿内伏，夹痰阻肺，肺主一身之气，气壅不行，法宜开降，是虚脱之反面也。设投补药，则内闭而外脱，昧者犹以为投补迟疑而不及救，孰知真实类虚，不必以老年怀成见（世之愈补愈虚以至于脱者，大半由此），总须以对证为良药。果一剂而脉至不歇，转为弦滑。再服汗止肢和，便行进粥，数帖而痊。方用紫菀、白前、竹茹、枳实、旋、贝、杏、蒌、兜铃、枇杷叶也。

沈辛甫，善轩岐之学，其令正体素弱而勤于操作，年逾四秩，汛事过多，兼以便溏，冷汗气逆，参、耆屡进，病日以危。孟英诊，曰：心脾之脉尚有根，犹可望也。与龙骨、牡蛎、龟版、鳖甲、海螵蛸、石英、石脂、余粮、熟地、茯苓为方，一剂转机，渐以向愈。

批： 亦下虚而误补其上者。应补之证补不如法，尚且致害，况不应补而补者乎？

陈舜廷，患疟久不愈，其体素亏，医皆束手。孟英视之，舌绛无津，微寒溲赤，原属春温化疟，体与病皆不是小柴胡之例，过投温散，热炽阴伤。与竹叶石膏汤，撤热存津而愈。

谢再华室，素患肝厥，孟英于癸卯岁授药一剂，六载安然。今夏偶患齿衄，继渐臭腐，头疼汛阻，彻夜无眠。盖秦某作格阳证治，进以肾气汤，数服而致剧也。孟英与大剂神犀汤加知、檗，旬日而瘳。

胡韵梅，年已逾冠，因夜坐感寒，患头痛恶冷，呕吐肢冷。孟英视之，曰：舌绛脉数，斑疹之候，断非受寒也。幸胡平昔钦信，遂与清透药服之，次日点形圆绽，细询果未出痘。但火势甚炽，恐其惑于俗论，嘱请专科王蔚文会诊，所见略同。一路清凉，自起发至落痂，毫不杂一味温升攻托之药，而满身密布，形色粗紫，浆浓痂黑，便秘不饥，渴无一息之停。苟不如是用药，其能免乎？此建中《琐言》之所以有功于世也。

批：此大实之证，故治宜如此。予见一小儿出痘，自始至终参、芪不辍于口，稍停其药，即恹然不振，正与此案相对待。可见用寒用热，皆宜随证变通，未可执一而论也。

朱养心后人名大镛者，新婚后神呆目瞪，言语失伦。或疑其体弱神怯，与镇补安神诸药，驯致善饥善怒，骂詈如狂。其族兄已生邀孟英诊之，右脉洪滑。与犀角、石膏、菖蒲、胆星、竹沥、知母，吞礞石滚痰丸而愈。其大父患四肢冷颤，常服温补，延久不瘥。孟英切其脉，弦而缓，曰：非虚也。与通络方，吞指迷茯苓丸而瘥。

许安卿，患咽痛，疡科黄秀元连与升散之药，延及龈肿，牙关不开，舌不出齿，自汗脉涩，绝谷濒危。其族兄辛泉逆孟英往勘，即洗去满颈敷药，而以菊叶捣涂，吹以锡类散，煎犀、羚、元参、射干、马勃、栀、贝、山豆根等药灌之，数日而痊。

批：宜降而反升之，宜其病之增剧也。

庄芝阶舍人三令媳，患搐搦，间日而作。孟英诊脉弦数，泛泛欲呕，口苦不饥，凛寒头痛，汛事愆期，溲热如火，乃足厥阴暑疟也。投以大剂犀、羚、元参、栀、菊、木通、知、楝、花粉、银花之药，数日而愈。

仲夏淫雨匝月，泛滥为灾，季夏酷暑如焚，人多热病。有沈小园者，患病于越，医者但知湿甚而不知化热，投以平胃散数帖，壮热昏狂，证极危殆。返杭日，渠居停吴仲庄浼孟英视之。脉滑实而数，大渴溲赤，稀水旁流，与石膏、大黄数下之而愈。仲庄欲施药济人，托孟英定一善法。孟英曰：余不敢师心自用。考古惟叶天士甘露消毒丹、神犀丹二方，为湿温暑疫最妥之药，一治气分，一治营分，规模已具，即有兼证，尚可通融，司天在泉，不必拘泥。今岁奇荒，明年恐有奇疫，但甘露二字，人必疑为大寒之药，消毒二字，世人或误作外证之方，因易其名曰普济解疫丹。吴君与诸好善之家，依方合送，救活不知若干人也。

附：普济解疫丹（雍正癸丑叶天士先生定）

飞滑石十五两，绵茵陈十一两，淡黄芩十两，石菖蒲六两，川贝母五两，木通五两，藿香、射干、连翘、薄荷、白豆蔻各四两。

右药晒燥，生研细末（见火则药尽热），每服三钱，开水调服，日二次。或以神曲糊丸如弹子大，开水化服，亦可。

孟英自注云：此治湿温时疫之主方也。按《六元正纪》五运分步，每年春分后十三日交二运，微火旺，天乃渐温；芒种后十日交三运，宫土旺，地乃渐湿。温湿蒸腾，更加烈日之暑，烁石流金，人在气交之中，口鼻吸受其气，留而不去，乃成温热暑疫之病，则为发热倦怠，胸闷腹胀，肢酸咽肿，斑疹身黄，颐肿口渴，溺赤便秘，吐泻疟痢，淋浊疮疡等证。但看病患舌苔淡白，或厚腻，或干黄者，是暑湿热疫之邪尚在气分，悉以此丹治之，立效。而薄滋味（家慈每于夏季茹素，且云：汝辈为医者当知之。吾见疫疠流行之岁，无论贫富，无可避之，总由不知坚壁清野之故耳。试看茹素者独可不染，岂非胃中清虚，邪不能留乎？旨哉斯言，特谨识之），远酒色，尤为辟疫之仙方，智者识之。医家临证，能准此化裁，自可十全为上。

右参喻嘉言、张石顽、叶天士、沈尧封诸家。

附：神犀丹

犀角尖（磨汁）、石菖蒲、黄芩各六两，直生地（冷水洗净浸透，捣绞汁）、银花各一斤（如有鲜者，捣汁用尤良），粪清、连翘各十两，板蓝根九两（无则以飞净青黛代之），香豉八两，元参七两，花粉、紫草各四两。

各药生晒（切忌火炒），研细，以犀角、地黄汁、粪清和捣为丸（切勿加蜜，如难丸，可将香豉煮烂），每重三钱，凉开水化服，小儿用半丸。如无粪清，可加人中黄四两研入。

孟英自注云：温热暑疫诸病，邪不即解，耗液伤营，逆传内陷，痉厥昏狂，谵语发斑等证，但看病人舌色干光，或紫绛，或圆硬，或苔黑，皆以此丹救之。若初病即觉神情昏躁而舌赤口干者，是温暑直入营分，酷热之时，阴虚之体，及新产妇人患此最多，急须用此，多可挽回，切勿拘泥日数，误投别药以偾事也。兼治痘瘄毒重夹带紫斑危证，暨痘瘄后余毒内炽，口糜咽腐，目赤神烦诸证。

右本叶氏，参治验。

姚禄皆，在金陵，适遇大水，继而回杭，途次酷热患感。顾某诊为湿邪，与桂枝葛根药三帖，病乃剧。赵笛楼知其误治，连用清解，因见蓝斑，不肯承手。邀孟英视之，脉细数而体弱，平昔阴亏，热邪藉风药而披猖，营液得温燥而干涸，斑色既绀，危险万分。勉投大剂石膏、知母、白薇、栀子、青蒿、丹皮、竹叶、竹沥、童溲之药，调以神犀丹，三服，大解下如胶漆，斑色渐退而昏狂遗溺，大渴不已，仍与前方，调以紫雪数剂，热退神清。而言出无伦，犹如梦呓，或虑其成癫。孟英曰：痰留包络也。与犀角、菖蒲、元参、鳖甲、竹茹、花粉、黄连、生地、木通、甘草为方，调以真珠、牛黄，始得渐安，改授存阴调理而愈。

陈蕴泉，陡患昏谵，黉夜乞诊于孟英。脉甚滑数，苔色腻黄，乃平素多痰，兼吸暑热。与清解药一剂，化而为疟，脉亦较平。或谓其体弱不宜凉药，须用人参，渠家惶惑，孟英坚持以为不可。盖暑脉颇类乎虚，而痰阻于肺，呼吸不调，又与气虚短促者相似，平昔虽虚，有病必先去病，况热能伤气，清暑热即所以顾元气也。何新之亦赞是议。遂连投白虎加减而愈。次年春，因丧妾悲悼，复感温邪，失于肃清，病日以甚，迨孟英自豫章归诊，已不可救药矣。

批：暑证，人多不识此二层，昔人虽曾论及，而无此明晰。

高若舟庶母，患脱肛。孟英脉之，弦而滑，溲涩苔黄，虽属高年，非虚证也。清其湿热而瘥。

谢再华，请孟英治乍浦人滞下证，昼夜百余行，不饥不渴而欲呕，腹痛上及于心胸，切其脉，颇平和，是寒湿也，与时行暑湿痢大相径庭。投姜、桂、萸、朴之剂，数服霍然。

赵子善，患疟，畏冷不饥。孟英诊之，脉滑数，苔黄溲赤，脘闷善呕。投竹叶石膏汤加减，以清伏暑而瘥。

王一峰次郎，患疟，多服姜、枣温散之药，因致壮热耳聋，谵语殿屎，不寐昏狂，见人欲咬。顾听泉从伏暑治，亦不效。延至初冬，吴爱棠嘱其求诊于孟英。按脉皆滑，即以顾疏犀角等药内加菖蒲、胆星、竹沥、珍珠、牛黄为剂，吞白金丸，一服即减，旬日霍然。继其令堂发热善呕，频吐黏沫，头疼如劈，口苦耳聋，神识昏瞀，脉弦而数，乃伏暑夹内风鸱张。与犀角、元参、竹茹、花粉、知、翘、苓、斛、栀、菊、雪羹等药，七日而瘳。

王子能参军令正，久患吐血，医不能愈，延孟英视之。脉弦滑而搏指，右手较甚，渴喜冷饮，米谷碍于下咽，小溲如沸，夜不成眠，久服滋阴，毫无寸效。孟英以苇茎汤合雪羹，加石膏、知母、花粉、枇杷叶、竹茹、旋覆、滑石、梨汁，大剂投三十剂而瘥。继而参军旋省，患久积忧劳，真阴欲匮，竟难救药，寻果仙游。

余朗斋令堂，秋间患伏暑，孟英已为治愈。失于调理，复患气冲自汗，肢冷少餐，攻补不投，仍邀孟英治之。与填补冲任、清涤伏痰法，合甘麦大枣以补血而愈。

高瑞生令弟，疟久不瘥，形消不食。医谓虚也，投补药而更增自汗。孟英诊之，脉弦滑，脘下聚气。投小陷胸加竹茹、旋、枳以开痰结，渐能纳谷。继以清养，病去肌充。

张簏伯纪纲李贵，患感数日，忽然昏厥，比沿途追求孟英往视，业已薄暮。主人谓：自朝至此，一息奄奄，恐不及灌药矣，实不便屈诊。孟英曰：余既来，且视之。见其面色灰黯，戴眼口开，按其脉尚不绝。与菖蒲、胆星、竹茹、旋覆等为剂，和入童溺，调以牛黄至宝丹灌之，覆杯而起。

吴酝香大令，宰金溪，自春仲感冒而起，迨夏徂秋，痰多气逆，肌肉消瘦，延至初冬，诸证蜂起，耳鸣腰痛，卧即火升，梦必干戈，凛寒善怒。多医咸主补虚，迄无小效，卧理南阳，已将半载。群公子计无所施，飞函至家，嘱大公子汾伯副车叩求孟英来署，已冬仲之杪日矣。诊脉弦细，而左寸与右尺甚数，右寸关急搏不调，且病者颈垂不仰，气促难言，舌黯无苔，面黧不渴。孟英曰：病虽起于劳伤夹感，而延已经年，然溯其所自，平昔善饮，三十年来期在必醉，非仅外来之客邪失于清解，殆由内伏之积热久锢深沉，温补杂投，互相煽动，营津受烁，肉削痰多，升降愆常，火浮足冷，病机错杂，求愈殊难。既承千里相招，姑且按经设法。以石膏、知母、花粉、黄芩等清肺涤痰，青蒿、鳖甲、栀子、金铃等柔肝泄热，元参、女贞、天冬、黄檗等壮水制火，竹茹、旋覆、杷叶、橘红等宣中降气，出入为方，间佐龙荟丸直泻胆经之酒毒，紫雪丹搜逐隧络之留邪。服三剂而舌布黄苔，蕴热渐泄，服六剂而嗽减知饥，渴喜热饮，伏痰渐化，季冬八日即能出堂讯案，十剂后凛寒始罢，足亦渐温，肺气已得下降。望日出署行香，继而兵火之梦渐清，夜亦能眠，迎春东郊，审结积案，亦不觉其劳矣。方中参以西洋参、生地、麦冬充其液，银花、绿豆、雪羹化其积。至庚戌岁朝，各处贺年，午后护日，极其裕如，且肌肉渐丰，面黑亦退，药之对病，如是之神！调养至开篆时，起居如旧，各恙皆瘥。而孟英将赴宜黄杨明府之招，芸香为录其逐日方案，跋而识之，兹特采其大略如此。

批： 蕴香之证，予于五月间曾为一视，知其感受温邪，投以清解，三服后颇觉轻减，又以赴饮而病复如故，然步履尚无恙也。后乃惑于温补之说，熟地、鹿胶等腻滞之药恣服不辍，比孟英至而其势已棘，虽逐渐清解，大势向愈，然病久元虚，邪去而正亦随之，此所以终于不起也。

定州杨素园明府，宰宜黄，吏治有声，精于医学。其夫人多病，自治不痊。毗陵吴子和嘱其函恳酝香，屈孟英诊视。而孟英因母老急欲旋里，坚辞不往，即据来信所述病状，拟方立案，云：细阅病原，证延二十余年，始因啖杏，生冷伤乎胃阳，肝木乘虚，遂患胁痛挛掣。身躯素厚，湿盛为痰，温药相投，是其效也。驯致积温成热，反助风阳，消烁胃津，渐形瘦削。而痰饮者本水谷之悍气，缘肝升太过，胃降无权，另辟窠囊，据为山险，初则气滞以停饮，继则饮蟠而气阻，气既阻痹，血亦愆其行度，积以为瘀。前此神术丸、控涎丹之涤饮，丹参饮、桃核承气之逐血，皆为杰构，已无遁情。迨延久元虚，即其气滞而实者，亦将转为散漫而无把握矣，是以气升火浮，颧红面肿，气降火息，黄瘦日增。苟情志不怡，病必陡发，以肝为刚脏，在志为怒，血不濡养，性愈俘张。胃土属阳，宜通宜降，通则不痛，六腑以通为用，更衣得畅，体觉宽舒，是其征也。体已虚，病似实，虚则虚于胃之液，实则实于肝之阳，中虚原欲纳食，而肝逆蛔扰欲呕，吐出之水已见黑色，似属胃底之池阴，风鼓波澜，翻空向上，势难再攻，承示脉至两关中取似形鼓指，重按杳然，讵为细故？际此春令，正鸢飞鱼跃之时，仰屋图维，参彻土绸缪之议，是否有当，仰就斥绳。

沙参八钱，鲜竹茹四钱，川椒红二分，乌梅肉炭六分，茯苓三钱，旋覆三钱，金铃肉二钱，柿蒂十个，仙半夏一钱，淡肉苁蓉一钱五分，吴萸汤炒黄连四分，冬虫夏草一钱五分。

另用炙龟版、藕各四两，漂淡陈海蜇二两，凫茈一两，赭石四钱，先煮清汤，代水煎药（正月十四日）。

右拟方案，来差星夜赍回，于十六日到宜。素园读案狂喜，以为洞见脏腑，必欲孟英一诊，以冀霍然。遂黄夜备舆，专丁持函，求孟英暂缓归期。酝香笃于寅谊，再四劝驾，并嘱四令郎季眉偕行。孟英迫于情不可却，二十二日抵宜署。初诊案云：证逾二十年，右肋聚气，有升无降，饮阻不宣，呕逆减餐，亦将半载，二便非攻不畅，容色改换不常，吐苦吞酸，苔黄舌绛，渴喜冷饮，畏食甘甜，甘能缓中，冷堪沃热，病机于此逗露，根深难即蠲除，标实本虚，求痊非易。据述脉亦屡迁，似无定象，夫既流善幻，显属于痰。兹按脉左缓滑，右软迟，两尺有根，不甚弦涩，是汛愆因乎气阻，尚非阴血之枯。春令肝木乘权，胃土久受戕克，病已入络，法贵缓通，通则不痛，腑以通为补，法虽时变，不能舍通字以图功。布鼓雷门，诸希教正。

沙参八钱，鲜竹茹四钱，青黛五分，旋覆三钱，酒炒黄连六分，白前一钱，生白薇三钱，紫菀一钱，海石五钱，川楝肉三钱，川贝一两，黑栀三钱。

另以生蛤粉、生冬瓜子、芦根、芦菔各一两，丝瓜络五钱，漂蜇二两，柿蒂十个，先煮汤代水煎药，葱须二分（后下）。

再诊：左脉如昨兼弦，右寸亦转缓滑，中脘气渐下降，二便欲解不行。盖升降愆常，枢机窒涩，由乎风阳浮动，治节横斜，肺既不主肃清，一身之气皆滞也。轻可去实，先廓上游，前方去海石，加栝蒌三钱，枳实一钱。

三诊：脉来较静，小溲渐行，虽未更衣，已能安谷，浊得下降。导以清通，前方去贝、楝，加归尾钱半、桃仁十粒，送服导水丸十粒。

四诊：腿凉便滞，气少下趋，颧面时红，火炎上僭，两胁较热，络聚痰瘀。叠授清宣，更衣色黑，嗳气渐罢，酸水不呕，纳谷颇增，脉稍和缓。法仍缓导，冀刈根株。前方去枳实、归尾，减导水丸五粒。

五诊：各恙皆减，眠食渐安，火犹易升，头疼面赤，颊酸结核，胁热未瘳，脉渐柔和。且参清养。前方去白前、青黛、紫菀、黄连，加银花、贝母、黄菊、丹参、陈细茶、橄榄。

六诊：积痰下降，颈核渐平，舌紫口干，卯辰热僭，阴虚木旺，气道尚未肃清。养血靖风，自可使其向愈，前方去陈茶、葱须，加石斛。

留赠善后方（便色转正用此）：

沙参八钱，冬虫夏草二钱，女贞三钱，丹参三钱，鲜竹茹四钱，川斛五钱，盐水泡橘红八分，黄菊三钱，旋覆三钱，黑栀三钱，川贝四钱，金铃肉钱半。

另以炙鳖甲、漂蜇各一两，苇茎二两，丝瓜络五钱，煮汤代水煎药。

又（诸恙尽瘳，用此滋养）：前方去橘红、菊花、金铃、栀子、旋覆，加石英、沙蒺、茯苓各三钱，苁蓉、当归各钱半，汤引去苇茎，加炙坎版一两，藕二两。

批：予室人患痰饮胁痛二十年矣。初则畏寒喜热，颇宜健脾利气之品。至甲辰冬，服神术丸一料，夙患顿捐，渐不畏寒。乙酉冬，因气恼而复病，误服游山散钱许，势遂披猖，得孟英诊视，始渐就安痊。但痰饮未能尽除，每日须按摩数百下，嗳气数十口，方觉稍快，否则胸痞异常，二便恒秘，而便出仍不干燥，偶有时二便通调，则为之体适者终日，正《内经》所谓得后与气则快然而衰也。明明痰饮之证，特以阴血久亏，既不任香燥，而气机素滞，又不利滋填，遂至莫可为计，安得孟英常加诊视而尽刈其株耶？

余侄森伯，患发热面赤，渴而微汗。孟英视之，曰：春温也。乘其初犯，邪尚在肺，是以右寸之脉洪大，宜令其下行，由腑而出，则即可霍然。投知母、花粉、冬瓜子、桑叶、杷叶、黄芩、苇茎、栀子等药，果大便连泻极热之水二次，而脉静身凉，知饥啜粥，遂痊。设他人治之，初感总用汗药，势必酿成大证。

王氏医案续编·卷七

谢谱香，素体阴虚，忽患环跳穴痛，始而下及左腿，继而移于右腿，甚至两足转筋，上冲于腹间，或痛自乳起，下注于髀，日夜呼号，肢冷自汗，略难反侧。医见其血不华色，辄投补剂。迨仲春，孟英自江西归，诊脉弦软微滑，畏热知饥，溲短便坚，舌红不渴，乃阴虚而痰气滞于厥阴也。以苁蓉、鼠矢、竹茹、丝瓜络、橘核、茴香汤炒当归、吴萸汤炒黄连、川椒汤炒乌梅、延胡汤炒楝实、海蜇、凫茈为剂。一服即减，数啜而安，继与虎潜加秦艽而起。

陈建周令郎，患春温，初起即神气躁乱，惊惧不眠，两脉甚数。孟英谓温邪直入营分也，与神犀丹佐紫雪，两剂而瘥。夏间，吴守旃暨高若舟令郎、胡秋纫四令爱患温，初起即肢瘈妄言，神情瞀乱，孟英皆用此法，寻即霍然。世人每执汗解之法为初感之治，孰知病无定体，药贵得宜，无如具眼人稀，以致夭枉载道，归诸天数，岂尽然欤？

鲍继仲，于季春望日忽然发冷，而喘汗欲厥。速孟英视之，脉沉弦而软滑带数，是素患痰饮，必误服温补所致也。家人始述去冬服胡某肾气汤，颇若相安，至今久不吐痰矣。孟英曰：病在肺，肺气展布，痰始能行，虽属久病，与少阴水泛迥殊，辨证不明，何可妄治？初服颇若相安者，方中附、桂刚猛，直往无前，痰亦不得不为之辟易，又得地黄等厚浊下趋之品，回护其跋扈跳梁之性。然暴戾之气久而必露，柔腻之质反阻枢机，治节不伸，二便涩少，痰无出路，愈伏愈多，一朝卒发，遂壅塞于清阳升降之路，是以危险如斯，须知与少阴虚喘判分霄壤，切勿畏虚妄补。投以蒌、薤、枳、杏、旋、赭、橘、半、菀、茹、芦根、蛤粉、雪羹之剂而平。继与肃清肺气而涤留痰，匝月始愈。

王皱石广文令弟，患春温，始则谵语发狂，连服清解大剂，遂昏沉不语，肢冷如冰，目闭不开，遗溺不饮，医皆束手。孟英诊其脉，弦大而缓滑，黄腻之苔满布，秽气直喷。投承气汤加银花、石斛、黄芩、竹茹、元参、石菖蒲，下胶黑矢甚多而神稍清，略进汤饮。次日去硝黄，加海蜇、芦菔、黄连、石膏，服二剂而战解肢和，苔退进粥，不劳余力而愈。继有张镜江邀治叶某，又钱希敏之妹丈李某，孟英咸一下而瘳。惟吴守旃之室暨郑又侨，皆下至十余次始痊。今年时疫盛行，医多失手，孟英随机应变，治法无穷，救活独多，不胜缕载。

批：此正吴氏所谓凉药无涤秽之功而反冰伏其邪也。吴又可之法切于疫而不甚切于温，观此可见。

褚芹香女校书，患汛愆寒热。医以为损，辄投温补，驯致腹胀不饥，带淋便秘，溲涩而痛。孟英诊脉，弦劲而数，乃热伏厥阴，误治而肺亦壅塞也。与清肃开上之剂，吞当归龙荟丸，两服，寒热不作而知饥，旬日诸恙悉安。

闻氏妇，孟夏患间疟而妊身八月，数发后热炽昏沉，腰疼欲堕。张养之嘱援于孟英。脉来洪滑且数，苔色黄腻垢浊。与黄芩、知母、竹茹、竹叶、银花、桑叶、丝瓜络、石斛、石膏、石菖蒲，一剂而痊。

批：案中所载多温疟、暑疟，故治多凉解。疟证多端，寒热俱有，不可执一而论。此证亦温症也。

朱佳木令尊，患间疟，年逾七旬，人颇忧之。孟英切脉弦滑，脘闷苔黄。曰：无恐也。投清热涤痰药，数剂霍然。

李明府令正，年逾花甲，素患痰嗽，近兼晡热不饥，头疼不食，医治罔效。姚小荷荐孟英视之。脉滑数，乃痰火内伏，温热外侵。投石膏药二服而热退知饥，又数剂，并宿恙而愈矣。

宋氏妇，患感反复，已经向痊，忽然腹胀上至心下，气喘，便泻溺闭，汤饮不能下咽，自汗不能倚息。家人皇皇，且极贫不能延诊，走乞孟英拟方挽救。因以桂枝、石膏、旋、赭、杏、朴、芩、半、黄连、通草为剂，果覆杯而病若失。张养之目击，叹为神治。

翁嘉顺之妇弟吴某，劳伤之后发热身黄，自以为脱力也。孟英察脉软数，是湿温重证，故初起即黄。亟与清解，大便渐溏，小溲甚赤，湿热已得下行，其热即减。因家住茅家埠，吝惜舆金，遽尔辍药，七八日后复热，谵语昏聋，抽痉遗溺。再恳孟英视之，湿热之邪扰营矣。投元参、犀角、菖蒲、连翘、竹茹、竹叶、银花、石膏泄卫清营之法，佐牛黄丸、紫雪丹而瘳。臀皮已塌，亟令贴羊皮金，不致成疮而愈。

朱悼书令正，患感，吴某与表药两帖，发出赤疹，神气渐昏。叶某知其素患耳聋目障，为阴虚之体，改用犀角地黄汤，二剂而遗溺痉厥，始延孟英视之。曰：虽形瘦阴亏，邪易扰营，幸非湿盛之躯，尚可设法。但心下拒按，呃逆便秘，是痰热尚阻气分，误服升提，每成结胸，地黄滋滞，实为禁药。今人临证，不能详审，往往用非所当用。本年败证甚多，余每见神未全昏，便不甚秘，惟胸前痞结，不可救药而死者，皆升提之误进，或滋滞之早投也。石北涯在旁闻之，叹曰：无怪乎君素以犀角地黄汤奏奇绩，而他人效尤屡偾事，岂非能与人规矩不能与人巧耶？于是以犀角、元参、茹、贝、旋、蒌、杷、菀、白前、菖蒲为方，调紫雪。两服呃逆止，神渐清。而咽疼口渴，乃去紫雪、前、菖，加射干、山豆根、知母、花粉，吹以锡类散，二日咽喉即愈，胸次渐舒，疹回热退。去犀角、紫菀、射干、豆根，加银花、栀子、竹叶、海蜇、凫茈，渐安眠食。惟大解久不行，孟英曰：腹无痛苦，虚体只宜润养。佐以苁蓉、麻仁、当归、生地等药，多服而下，遂愈。

李德昌之母，仲夏患感，医诊为湿，辄与燥剂，大便反泻。遂疑高年气陷，改用补土，驯致气逆神昏，汗多舌缩。已办后事，始乞诊于孟英。脉洪数无伦，右尺更甚，与大剂犀角、石膏、黄芩、黄连、黄檗、知母、花粉、栀子、石斛、竹叶、莲心、元参、生地之药，另以冷雪水调紫雪，灌一昼夜，舌即出齿。而喉舌赤腐，咽水甚痛，乃去三黄，加银花、射干、豆根，并吹锡类散，三日后脉证渐和，稀糜渐受。改授甘凉缓剂，旬日得坚黑矢而愈。

余朗斋，形瘦体弱，患间日疟，寒少热多，二便涩滞，脘膈闷极，苔腻不渴。孟英切脉，缓滑而上溢。曰：素禀虽阴亏，而痰湿阻痹，既不可以提表助其升逆，亦未宜以凉润碍其枢机。投以滑、朴、茹、旋、通草、枇杷叶、苇茎、郁金、兰叶之方，苔色渐退。即去朴、郁，加连、枳、半夏，胸闷渐开，疟亦减，便乃畅。再去滑、半、连、枳，加沙参、石斛、橘皮、黄芩，浃旬而愈。

批：运枢机，通经络，为孟英用药秘诀，无论用补用清，皆不离此意，细观各案自知。

董哲卿贰尹令正，胎前患嗽，娩后不痊，渐至寝汗减餐，头疼口燥，奄奄而卧，略难起坐。孟英诊脉虚弦软数，视舌光赤无苔。曰：此头疼口燥，乃阳升无液使然，岂可从外感治？是冲气上逆之嗽，初非伤风之证也。与苁蓉、石英、龟版、茯苓、冬虫夏草、牡蛎、稆豆衣、甘草、小麦、红枣、藕，数帖嗽减餐加，头疼不作，加以熟地服之，遂愈。

庆云圃观察令郎，恩荫堂司马，陡患偏坠。医与茴香、芦巴、乌药、荔核等剂，遂痛不可忍，浼赵棠村醛尹邀孟英视之。按其脉，肤甚热，曰：非疝也。睾丸肿痛，必偏于右，此湿热时邪也，设以疝治之，必成痈。按法治之，果覆杯而痛减，三服而便行热退。因食羊肉，肿痛复作，再与清解，谆嘱慎口腹而瘳。

吴宪章，年逾花甲，患感。医知其为湿温也，投药不应，仍能起榻理事。石北涯拉孟英视之，冀其勿致加剧。及诊脉，左寸数疾，余皆软大，谷食略减，便溏溲少，苔色腻黄，舌尖独黑。孟英不肯予方，人咸诧之。因曰：证原不重，吾以脉象舌色察之，是平昔曲运心机，离火内亢，坎水不制，势必自焚，况兼湿温之感乎？果数日而殒。

黄纯光，年七十八岁，患湿温，至旬余脉形歇代，呃忒连朝，诸医望而畏之。孟英诊，曰：脉虽歇而弦搏有根，是得乎天者厚，虽属高年，犹为实象。参以病深声哕，原非小故，而二便窒涩，苔腻而灰，似腑气未宣，痰湿热阻其气化流行之道也。清宣展布，尚可图焉。何新之龀其议。因以旋、茹、栀、楝、杷、杏、萸、连、菀、蒌、雪羹为剂，片通草一两煎汤煮药，投匕即减，数服而大吐胶痰，连次更衣，遂安粥食。惟动则嗽逆，渐露下虚之象，予西洋参、龟版、牡蛎、苁蓉、石斛、牛膝、冬虫夏草、石英、茯苓、当归等药，而各恙递安。继加砂仁、熟地而起。

钱闻远，自春间偶患痰嗽，医投苏、葛而失音，更医，大剂滋补，渐致饮水则呛，久延愈剧。邀孟英诊，曰：左寸动数，尺细关弦，右则涩，乃心阳过扰而暗耗营阴，肺金受烁，清肃不行，水失化源，根无荫庇，左升太过，右降无权，气之经度既乖，血之络隧亦痹，饮水则呛，是其据也。金遇火而伏，其可虑乎？继而瘀血果吐，纳食稍舒。老医严少眉以为可治，竭力图维，仍殒于伏。

汤西塍，年逾花甲，感证初起，周身肤赤，满舌苔黄，头痛腰疼，便溏溲痛。伊亲家何新之诊为险候，嘱延孟英诊之。脉见弦细而软，乃阴虚劳倦，湿温毒重之证，清解之中，须寓存阴。以犀角、羚、苓、茹、银、翘、桑、苇、通草、兰叶为方，煎以冬瓜汤，服之，偏身赤疹，而左眼胞忽肿，右臂酸疼不举，耳聋，神不清爽，亟以元参、丹皮、菊花、栀子、桑枝、丝瓜络、石斛、竹叶煎调神犀丹为剂。偶邀疡科视外患，亦知病因湿热，连进木通等药，脉更细弱，神益昏愦，饮食不进，溲涩愈疼，新之以为难挽矣。孟英曰：急救阴液，尚可转机。授复脉汤，去姜、桂、麻仁，易西洋参，加知母、花粉、竹叶、蔗浆，灌之，一剂神苏脉起，再服苔退知饥，三啜身凉溺畅，六帖后肤蜕安眠，目开舌润。或疑甘柔滑腻之药何以能清湿热。孟英曰：阴虚内热之人，蕴湿易于化火，火能烁液，濡布无权，频溉甘凉，津回气达，徒知利湿，阴气先亡，须脉证详参，法难执一也。又服数剂后，忽然肢肿，遍发风块，瘙痒异常，或又疑证之有变也，孟英曰：此阴液充而余邪自寻出路耳。与轻清药数帖，果瘥。

赵菊斋仲媳，素患阴虚内热，时或咯血，去年孟英已为治愈。既而汛事偶愆，孟英诊，曰：病去而孕矣。今春娩后患泻，适孟英赴豫章之诊，专科进以温热之方而咳嗽乃作。更医，改授养营之剂，则滑泄必加。签药乱方，备尝莫效。比孟英归，投以甘麦大枣，配梅连之法，证渐轻减。继为其姻党尼之，多方蛮补，遂致腹痛减餐，日下数十行，皆莹白坚圆如白葡萄之形，上萦血丝。菊斋悔闷，仍乞援于孟英。予仲景当归生姜羊肉汤，每剂吞鸦胆仁二十一粒，以龙眼肉为衣，果两服而便转为溏，痛即递减。再与温养奇经之龟版、鹿霜、归、苓、杞、菟、甘、芍、乌鲗、苁蓉、蒲桃、藕等药，调理而痊。

海盐任斐庭，馆于关琴楚家，季夏患感。黄某闻其身热而时有微寒也，进以姜、萸、柴、枣等药数帖，热愈壮而二便不行。更医，连用渗利之剂，初服溲略通，既而益秘。居停以为忧，始延孟英视焉。证交十四日，骨瘦如柴，脉弦细而涩，舌色光紫，满布白糜，夜不成眠，渴不多饮，粒米不进，少腹拒按，势将喘逆，虽属下证而形脉如斯，法难直授。先令取大田嬴一枚，鲜车前草一握，大蒜六瓣，共捣烂，加麝香少许，罨脐下水分穴（外治法甚妥），方以元参、紫菀、栀子、知母、花粉、海䖳、凫茈、苁蓉、牛膝、天冬为剂，加鲜地黄汁服之，其夜小溲即行，气平略寐，又两剂，大解始下，热退而渐进稀糜。乃去雪羹、栀、菀、苁、膝、地黄汁，加西洋参、麦冬、石斛、干生地、竹茹、银花等药，又服十余帖，凡三解黑矢而舌色复于红润，眠食渐安而起矣。

庄芝阶舍人令爱，孀居在室，陡患气冲欲厥，脘痛莫当。自服沉香、吴萸等药，病益剧，而呕吐发热，略有微寒。孟英按脉，弦滑且数，苔色滑腻微黄，而渴喜冷饮，便秘溲热，眠食皆废，是伏痰内盛，肝逆上升而兼吸受暑热也。予吴萸水炒黄连、枳实、竹茹、栝蒌、石膏、旋覆、赭石、知母、半夏、雪羹，服二剂吐止痛减，五剂热退而解犹不畅，旬日始得豁然。乃去石膏、知母、旋、赭，调之而愈。

陈书伯太史令弟妇，娩后三日，发热汗多，苔黄眩悸。孟英切脉，弦细虚数，乃营阴素亏，酷热外烁，风阳浮动，痉厥之萌也。予元参、白薇、青蒿、生地、小麦、稽豆衣、石斛、鳖甲、竹叶，两剂热退知饥，悸汗不止，去蒿、薇，加龙、牡、莲心、龟版、石英而安。继又暑风外袭，壮热如焚，渴饮不饥，睹物尽赤，改授白虎加西洋参、竹叶、莲杆，一啜而瘳，仍与镇摄滋潜善其后而愈。

顾氏妇，半产后因吃饭脘痛，人以为停食也，进以消导，痛甚发热，卧则右胁筋掣难忍。孟英曰：此非发散攻消可疗。予旋覆、丝瓜络、冬瓜子、莲杆、苇茎、竹茹、贝母、枇杷叶、通草为方，一剂知，二剂已。

高氏妇，因戒鸦片而服外洋丸药，诸无所苦，惟便秘不通，医治两月，迄不能下，且仍安谷，而面赤龈胀欲挑，每以银针嵌入齿缝，拔出之时银色已如煤黑。孟英诊脉滑数，予犀角、石膏、硝黄、升麻、蜣螂为剂，和以鲜银花汁一杯，服后夜间登圊三四行而病去及半，再与清解化毒而痊。

太仓陆竹琴令正，陡患心悸，肢冷如冰。其子皇皇，浼吴江程勉耘恳援于孟英。察其脉浮弦而数，视其舌尖赤无苔，乃阴虚阳越，煎厥根萌。予元参、二至、三甲、龙齿、石英、生地、牛膝、茯神、莲子心而愈。

赵子循室，娩后服生化汤二帖，更因惊吓，三朝发热。连投四物、六合汤，病日以甚，半月后始延孟英诊之。脉象左弦急，右洪滑数，苔黄大渴，谵语嗽痰，恶露仍行，唇齿干燥，是因阴虚之体，血去过多，木火上浮，酷暑外烁，津液大耗，兼有伏痰之候也。亟与营卫两清，冀免他变。而母家极畏石膏，坚不与服。越三日，势益剧，计无所施，子循之叔笛楼与其表兄许芷卿径以白虎汤加减投之，证有转机。翌日，再迓孟英会同笛楼暨其舅氏许吉斋山长协商妥治，咸是王议，且以西瓜汁助其药力，热始日渐下行，二便如火。又数日，渐安粥食，神气亦清，起坐梳头，夜能静寐。然热蕴太久，下焦患痈，脓虽即溃，阴液漏伤，脉复空数浮大，便泄善嗔，口干多梦，皆木少水涵，烁津侮胃之见证也。孟英与笛楼商以白头翁汤加龙骨、三甲、甘草、木瓜以育阴潜阳，余粮石脂丸中加梅连以息风镇胃，果得疮口脓干，餐加泻止，脉柔热净，苔退神怡。正须善后，甫授滋填，不期酷热兼旬，甘霖忽降，窗开彻夜，复感风邪，身热微寒，鼻流清涕，而阴液久夺，外患未痂，培养碍投，又难发汗，肝气内应，瘛疭旋形，九仞之功，遂成画饼。门外汉未免以成败论，然此案自堪传也。

批： 仍是阴血大虚，故变证如此，非尽由于风邪也。

陈某，患嗽，嗽则先吐稀痰，次则黄浓甜浊之痰，继之以深红带紫之血，仍能安谷，别无所苦，多药不愈。孟英切其脉，缓大而右关较甚，乃劳倦伤阳，而兼湿热蕴积也。予沙参、生薏苡、木瓜、茯苓、竹茹、桑叶、枇杷叶、生扁豆、苇茎、花粉为剂，吞松石猪肚丸而愈。

王瘦石夫人，患滞下，腹痛微呕，不饥口苦，溲短耳鸣。孟英诊，曰：脉见细弱之形，肌无华泽之色，汛不行而早断，舌紫黯以无津，是素质阴亏，情怀悒郁，二阳默炽，五液潜消，虽吸暑邪，莫投套药。予白头翁汤加雪羹、银花、栀子、楝实，数剂而减，继去雪羹，加生地、苁蓉、柿饼、藕汁而安。改授甘麦大枣加西洋参、生地、苁蓉、竹茹、归、芍、蒲桃干，而以藕汤煎服，调养体质以痊。

王氏医案续编·卷八

《仁术志》者，海丰张君柳吟所题孟英之医案也。吾师赵菊斋先生暨庄舍人芝阶为之序，余以未与其事，深以为歉。秋间，偶过孟英，适有陈姓者牵羊来谢，孟英颇疑之。其人曰：三月间，次媳患时感而气逆不能眠，医皆畏却，特延君诊。甫按脉，云甚滑疾，是为娠象，用药必须顾及。此时次媳于去年秋娩后，月事尚未一行，君为此言，阖家未尝不窃笑也。迨疾渐平，哺儿之乳亦不觉少，虽自问亦断断非孕。至六月间，腹渐胀，方谓有病，不料昨日倏产一孙。举家敬服高明，故来致谢耳。孟英因谓余云：昨诊魏子恒之室，亦妊也。诸医作虚损治，脉虽虚微软数，而滑象仍形，病家深不以吾言为然者，缘病人之女兄二人皆死于虚劳也。然其伯仲之证吾皆诊焉，今已十余年矣，犹忆伯字于关氏，未嫁而卒，证非不治，亦为药误。病中阅吾方案，极为折服，且曰：先生来暮，侬不能起矣。前此延致诸名家，徒曰虚证宜补而不治其所以虚，方则群聚补药，必以地黄为之冠，虽有参、耆，亦列于后，即使用药不乖，而阳生阴长、气为血帅之旨尚未分晓，况其他乎？吾闻而愕然，何以闺中女子亦解谈医？细询，始知为乾隆间名医吴颖昭先生之女孙也，尤为惋惜。仲适于陈少帝少府，的系损证。若季者，因其家怀先人之见，遂致医人迎合误事，岂不可叹？迨秋仲，果闻魏氏分娩，母子皆亡，方叹孟英之卓见为不可及也。爰采秋冬诸案之治法不同于寻常者，而续成一卷云。

便血，至三十余年，且已形瘦腰疼，嗽痰气逆，似宜温补之法矣。而嘉定沈酝书患此濒危，求孟英以决归程之及否，比按脉弦数，视舌苔黄，询溺短赤。曰：痔血也，殆误于温补矣。肯服吾药，旬日可瘳。酝书欣感，力排众论，经服其方，果不旬而愈。方用苇茎合白头翁汤，加枇杷叶、旋覆花、侧柏叶、藕，是肃肺祛痰、清肝凉血互用也。

批：徐灵胎批叶案云：便血无至十余年者，惟痔血则有之。今便血三十余年，不问可知为痔血矣。惟徐氏未尝出方，孟英此案足为程式。

产后诸证，首必通瘀，然有不可以常理测者。表弟周鹤庭室，新产晕汗，目不能开，心右悬旌，毫无恶露。乃父何君新之按其脉，有虚弦豁大之形，亟拉孟英图之。予以三甲、石英、丹参、琥珀、甘草、小麦、稽豆衣等药，覆杯即安，数服而愈。或诘其何以知非瘀血为患，曰：此阴虚之体，既产而营液大脱，风阳上冒，虽无恶露，胸腹皆舒，岂可误作瘀冲而妄投破血之药耶？

许季眉别驾室，归自维扬，仲秋患店，自作寒湿治，势益剧。其从子芷卿以为夹风暑也，连进清解，病不减。邀孟英诊之，脉弦滑而洪，体丰多汗，苔黄便血，呕渴妄言，彻夜不瞑，欲卧于地，乃伏痰内盛，暑扰阳明也，投大剂石膏、知母、犀角、元参、石斛、银花、黄芩、花粉、兰叶、竹沥，三帖证始平。芷卿随以多剂肃清而愈。

庄芝阶舍人，年七十矣，患间疟，寒则战栗，热则妄言。孟英视之，脉弦数而促，苔黑口干，是素有热痰，暑邪内伏。予知母、花粉、元参、石斛、黄芩、竹茹、连翘、海蜇、芦菔、莲子心等药，数啜而瘳。至仲冬，因泛湖宴客，感冒风邪，痰嗽头疼，不饥寒栗。自服羌、苏、荆芥药二剂，势益甚而口渴无溺。孟英切其脉，与季秋无异，但兼浮耳。证属风温，既服温散，所谓热得风而更炽也，舌绛无津，亟宜清化。以桑叶、枇杷叶、栀子、知母、冬瓜子、元参、菊花、花粉、贝母、梨汁为剂。投比即减，旬日而痊。

孙位申室，平昔阴虚肝滞，痛胀少餐，暮热形消，咽疼喉癣，不孕育者九年矣，往岁汛愆。人皆谓将不起，而孟英切其脉，尚不细，肤犹淖泽，许筹带病延年之策，果月事仍行而诸恙皆缓，且能作劳，惟饭食日不过合米。今秋延孟英往诊，云：经自三月至今未转，一切旧恙弥见其增，君术虽仁，恐难再延其算矣。及举脉，弦滑左甚，遽曰：岂仅可延其算哉？且有熊罴入梦矣。其家闻之骇异，迨季冬果得一子，颇快而健。

翁嘉顺，于去年秋间偶从梯半跌仆，初无所伤，旬日外陡发寒热，膝旁肿痛。外科汪某治之，溃后不能收功。另招许某疗之，识为伤络，应手渐效，翁极信服。然培补年余，虽纳食不减，而肌肉渐削，面色黧黑，步履蹇滞，且一旬半月之间必患处疼肿，大发寒热，卧榻数日，始能强起，大费不赀，愈发愈剧。至冬间，咽糜龈腐，睛赤音嘶，乃恳孟英以决吉凶。按脉滑数，舌绛便艰，口臭溲少，蕴隆虫虫，良由疡医仅知温托一法，既溃之后，更以温补收功善后，竟未察其体气病情，以致平时所有之湿热痰火一齐关住，病犹自寻出路，寒热频作，而医者不识，妄指为虚，补及逾年，人财两瘠，真谚所云将钱买憔悴也。予元参、黄檗、知母、甘草、银花、花粉、绿豆、栀子、海蜇、凫茈，为大剂投之，外吹以锡类散，且令日啖梨、蔗、麒麟菜、柿饼等物，至五十日诸恙悉蠲，体腴善步。

批：孟英诸案，大抵救温补之失，故寒凉为多。然斟酌尽善，不以苦寒伤生气，则非他人所能学步也。

胎前产后，疑似极多，号曰专科，尚难措手。陈肖岩孝廉媳，屠仲如之女也，汛愆一度，次月仍行，方疑其病也。孟英诊曰：尺虽小弱，来去缓和，是娠也。继而果然。仲如令弟子绿之室，经事稍迟，孟英偶诊，亦以孕断，寻验。甫三月，患胎漏，适孟英丁内艰，遂不克保而堕。堕后恶露虽行而寒热头疼，时或自汗，且觉冷自心中出，医谓类疟，与温化之药，病日甚。交八日，孟英始出门，即延诊之。脉来沉实而数，舌色紫黯，乃瘀血为患耳。予桃仁、泽兰、山楂、茺蔚、旋覆、红花、丹参、通草、琥珀、蛤壳、丝瓜络之剂，服后腹大痛，下瘀血如肺者一枚，次日诸恙较减，乳汁大流。再以前方去通草加麦、柏投之，服后腹仍痛，复下瘀块累累，而诸恙若失。或问：先生尝言产后腹无痛苦者，不可妄行其血。此证恶露已行，腹无疼胀，何以断为瘀阻而再行其血耶？孟英曰：正产如瓜熟蒂落，诸经荫胎之血贯串流通，苟有瘀停，必形痛胀。堕胎如痈疡未熟，强挤其脓，尚有未化之根柈，不能一齐尽出，所以胎虽堕而诸经荫胎之血萃而未涣，浅者虽出，深者尚留。况是血旺之躯，加以温升之药挽其顺流之路，窒其欲出之机，未到腹中，胀疼奚作？吾以循经通络宣气行瘀之法，导使下行，故出路始通而后腹痛瘀来。然必有脉可征，非谓凡属堕胎皆有是证也。

批：通血之剂，亦清灵无弊。

锁容亭令姐，自太仓归宁，即患时疟，顾某一手清解，业已安谷下榻矣。忽然气逆肢寒，神疲欲寐，耳聋舌謇，杳不知饥，大便仍行，别无痛苦，顾知其素患脱血，元气久虚，改用参、附等药，势愈剧，以为欲脱矣。所亲吴久山嘱拉孟英图之。切脉弦缓，视苔黄腻，乃胎之初孕，阻气凝痰，窒碍枢机，治当宣豁。以石菖蒲、枳实、旋覆、半夏、黄连、茯苓、橘皮、葱白、海蜇、竹沥为方，投匕即效，三啜霍然。继而久山令妹为锁绳先之室，患疟而驯致脘痞呕呃，鼻冷自汗，不食不眠，脉来歇止，医者危之。孟英视之，亦痰为患耳。即以此方去葱、蜇、竹沥，加薤白、蒌仁、竹茹投之，果验。

高石泉仲媳，骨小肉脆，质本素虚，冬间偶涉烦劳，不饥不寐，心无把握，夜汗耳鸣。冯某连进滋阴法，病日甚。孟英察其左寸甚动，两关弦滑，苔色腻黄，乃心肝之火内燔，胃腑之气不降，阴亏固其本病，滋填未可为非，然必升降先调，而后补之有益（精要语，业医者宜谨识）。授盐水炒黄连、石菖蒲、元参、丹参、栀子、石斛、小麦、知母、麦冬、竹叶、莲子心等药服之，即应。续予女贞、旱莲、牡蛎、龟版、地黄善后而瘥。

古方书云：喘无善证，喘而且汗，尤属可危。潘肯堂室，仲冬陡患气喘，医治日剧。何新之诊，其脉无常候，嘱请孟英质焉。孟英曰：两气口之脉皆肺经所主，今肺为痰壅，气不流行，虚促虽形，未必即为虚帝。况年甫三旬，平时善饭，病起于暴，苔腻痰浓，纵有足冷、面红、不饥、不寐、自汗等证，无非痰阻枢机，有升无降耳。遂与石膏、黄芩、知母、花粉、旋覆、赭石、蒌仁、通草、海蛰、竹沥、菔汁、梨汁等药，一剂和，二剂平。乃去二石，加元参、杏仁，服旬日而安。俟其痰嗽全蠲，始用沙参、地黄、麦冬等以滋阴善后。

室女多抑郁，干嗽为火郁，夫人而知之者。王杞庭之姊，年逾摽梅，陡患干嗽，无一息之停，目不交睫，服药无功，求孟英诊焉。两脉上溢，左兼弦细，口渴无苔，乃真阴久虚，风阳上僭，冲嗽不已，厥脱堪虞。授牡蛎、龟版、鳖甲、石英、苁蓉、茯苓、熟地、归身、牛膝、冬虫夏草、胡桃肉之方，药甫煎，果欲厥，亟灌之，即寐。次日黄昏，犹发寒痉，仍灌前药，至第三夜仅有寝汗而已。四剂后，诸恙不作，眠食就安。设此等潜阳镇逆之方迟投一二日，变恐不可知矣，况作郁治而再用开泄之品耶？故辨证为医家第一要务也。

《寓意草》谓伤风亦有戴阳证，此为高年而言，然有似是而非者。黄鼎如令堂，年登大耋，季冬感冒，痰嗽气逆，额汗颧红，胸痞不饥，神情躁扰。孟英诊脉，左弦疾而促，右滑数而溢，苔色满布，系冬温夹痰阻肺，治节不伸，肝阳鼓舞直升，罗谦甫有治痰火类孤阳之案，颇相似也。以小陷胸汤加薤白、旋覆、赭石、花粉、海蛰、凫茈、竹沥，为大剂投之，痰活便通，数日而瘥。继有陈舜廷之父，年逾花甲，患痰嗽气逆，惟饮姜汤则胸次舒畅。医者以为真属虚寒矣，连投温补之剂，驯致咽痛不食，苔色灰刺，便秘无溺。求孟英诊之，脉至双弦，按之索然，略无胃气。曰：渴喜姜汤者，不过为痰阻清阳之证据耳，岂可妄指为寒，叠投刚烈？胃阴已竭，药不能为矣。

东垣云：中年以后，已行降令，清阳易陷，升举为宜。吾师赵菊斋先生，年逾花甲，偶因奔走之劳，肛翻患痔，小溲不行。医者拟用补中益气及肾气丸等法。孟英按其脉，软滑而数，苔色腻滞，此平昔善饮，湿热内蕴，奔走过劳，邪乃下注，想由强忍其肛坠之势，以致膀胱气阻，溲涩不通，既非真火无权，亦讵清阳下陷？师闻而叹曰：论证如见肺肝，虽我自言，无此明切也。方以车前、通草、乌药、延胡、栀子、橘核、金铃子、泽泻、海金沙调膀胱之气化而渗水，服之溲即渐行。改用防风、地榆、丹皮、银花、荆芥、槐蕊、石斛、黄连、当归清血分之热而导湿（后治痔漏），肛痔亦平。设不辨证而服升提温补之方，则气愈窒塞，浊亦上行，况在高年，告危极易也。

许芷卿，痁起季秋，孟英尝清其伏暑而将愈。其从母亦知医，强投以小柴胡一剂，势复剧。孟英与温胆汤去甘草，加生石膏、黄芩、知母、花粉、芦菔而安。继因作劳太早而复发，适孟英丁忧，赵君笛楼仍用清解而瘥。迨季冬，移居劳顿，疟复间作，且面浮跗肿，喘嗽易嗔，人皆以为大虚之候。孟英切脉，左弦劲而数，右滑大不调，苔黄且腻，口渴溺多，乃肺胃之痰热有余，肝胆之风阳上僭，畏虚率补，必不能瘳。用西洋参、知母、花粉、竹茹、蛤壳、石斛、枇杷叶、青蒿、秦艽、白薇、银花、海蜇为方，连投四剂，大吐胶痰而各恙悉除。

《薛氏医案》每以补中益气汤与地黄丸并用为治，虽虑不远之贤亦或效尤，其实非用药之法也。如果清阳下陷而当升举者，则地黄丸之阴凝滞腻非所宜也；设属真阴不足当用滋填者，则升柴之耗散不可投也。自相矛盾，纪律毫无。然上下分治，原有矩矱。屠敬思，素属阴亏，久患痰嗽，动即气逆，夜不能眠，频服滋潜，纳食渐减，稍沾厚味，呕腐吞酸。孟英视脉，左弦而微数，右则软滑兼弦，水常泛滥，土失堤防，肝木过升，肺金少降，良由久投滋腻，湿浊内蟠，无益于下焦，反碍乎中运，左强右弱，升降不调。以苁蓉、黄檗、当归、芍药、熟地、丹皮、茯苓、楝实、砂仁研为末，藕粉为丸，早服，温肾水以清肝，以党参、白术、枳实、菖蒲、半夏、茯苓、橘皮、黄连、蒺藜生晒研末，竹沥为丸，午服培中土而消痰；暮吞威喜丸，肃上源以化浊，三焦分治，各恙皆安。悉用丸剂者，避汤药之助痰湿耳。

批： 方俱灵妙，可以为法。

本朝乾纲丕振，雀顶尚红，冠饰朱缨，口燔烟草，皆为阳盛之象，是以火证偏多。夫药者补偏之物，医为救弊之人，岂可不识此大气运，而硁硁（音 kēng）然泥夫司天在泉以论治，何异痴人说梦耶？安徽人程某，在余姑丈许辛泉典中司会计，仲冬患感。医者闻其病前一日曾啖生芦菔一枚，而大便又溏，苔色又白，今年又为湿土在泉，遂指为中虚寒湿之病，参、术、附、桂，多剂率投，驯致舌黑神昏，尚疑为大虚之候。禾中沈柳衣见之，知其药误，另招张镜江诊之。曰：冬温也。连与犀角地黄汤而无起色，二十日外始乞孟英视焉。舌缩底绛，苔黑如漆，口开茎萎，脉细数而弦，右则按之如无，阴液尽烁，温毒深蟠，甘露琼浆，不能复其已竭之津矣。俄而果败。继有潘圣征于仲冬患感，至十四日退热之后，杳不知饥。群医杂治，迨季冬下旬，转为滞下五色，腿肿裂血，溲涩口干，始延孟英诊之。左脉弦细而数，右弦滑而空，苔色黄腻根焦，时或自汗，乃气液两竭、热毒逗留之象，必从前过服温补之药，否则热退在十四日之期，何至延今五十余朝而见证若是之棘手哉？其弟鸿轩云：此番之病，补药不过二三剂，惟仲秋患疟时，医谓其苔白体丰，云是寒湿，当饵附、桂数十剂，且日饮烧酒耳。孟英曰：此即酿病之具矣。治病且难，何况有如许之药毒内伏，更将何法以生之耶？坚不立方，其家必欲求药，以期扶持度岁。孟英曰：是则可也。以白头翁汤加银花、绿豆、归身、白芍、陈米、燕根、兰叶、藕为剂，而以补中益气大料蒸露代水煎药，服后焦苔渐退，粪色亦正。举家喜出望外，复丐孟英图之，奈脉无转色，遂力辞之。又沈听松醮尹太夫人，季秋患疟，孟英尝往诊之。曰：伏暑所化，且体属阳强而多痰火，切勿畏虚辄从温补。奈病者期于速愈，广征医疗，或以为证属三阴，或谓是子母疟，或指为老年胎疟，众楚交咻，病不能愈。延至季冬，亦转为痢，且肤肿臀疮，口糜舌疱，诸医束手，复请诊于孟英。脉与潘同，不可救药。

谢谱香，体属久虚，初冬患嗽痰减食。适孟英丁艰，邀施某视之，云是肾气不纳，命火无权，叠进肾气汤月余，遂致呕恶便清，不饥无溺，乃束手以为必败矣。季冬，仍延孟英视之，脉甚弦软，苔腻舌红，乃中虚而健运失职，误投滋腻，更滞枢机，附、桂之刚，徒增肝横。予党参、白术、茯苓、泽泻、橘皮、半夏、竹茹、栀子、薏苡、蒺藜、兰叶、柿蒂之剂，培中泄木，行水蠲痰，旬日而愈。

批：古人补肾不如补脾、补脾不如补肾之说，均有至理，而用违其宜，亦均足致败，此医所以首贵认证也。

薬砧远出，妇病如狂，似属七情而亦有不尽然者。有陈氏妇，患此月余，巫医屡易，所费既钜，厥疾日增。孟英切其脉，弦而数，能食便行，气每上冲，腹时痛胀，询其月事，云病起汛后，继多白带。孟英曰：病因如是，而昼则明了，夜多妄言，酷似热入血室之候，径从瘀血治可也。予桃仁、红花、犀角、菖蒲、胆星、旋覆、赭石、丹参、琥珀、葱白之剂，两服而瘀血果行，神情爽慧。继去桃仁、红花，加当归、元参，服数剂而瘳。

范廉居夫妇与其令爱一时患恙，旬日后咸剧，金粟香荐孟英视之。廉居则大解已行，热退未净，气逆不饥，呃忒自汗，脉形虚大，舌紫无苔，为上焦热恋，下部阴亏之象。予西洋参、旋覆、竹茹、枇杷叶、石斛、柿蒂、牡蛎、龟版、刀豆、牛膝之剂。两服即舌润知饥，呃汗皆罢，去刀豆、旋覆、柿蒂，加熟地、胡桃肉、当归投之而愈。其室则苔腻口酸，耳鸣不寐，不饥神愦，脘痛头摇，脉至虚弦，按之涩弱。以当归、白芍、枸杞、木瓜、楝实、半夏、石斛、茯神、竹茹、兰叶、白豆蔻为养营调气、和胃柔肝之法，数啜而瘳。渠女则壮热殿屎，二便皆秘，苔黄大渴，胀闷难堪，脉来弦滑数实，系腑证也。投桃核承气加海蜇、芦菔，二剂而痊。廉居尊人颖禾曰：甚矣，服药之不可不慎也。三人之证，医者皆谓可危，而治之日剧，君悉以一二剂起之，抑何神欤？因忆四十二岁时患疟，胡魁先用首乌太早，遂致客邪留恋，缠绵百日，大为所困，嗣后不敢服药，今四十年矣。昨闻韩组林年虽七十，饮啖兼人，而平时喜服药。医以为老，辄用附、桂、参、茸等药，以期可享遐龄。讵料初八日晚膳尚健饭，三更睡醒，倏寒栗发颤，俄而四肢瘛疭，越日云亡，得非即世人所谓之子午证耶？孟英曰：此老系阳旺之体，肥甘过度，痰火日增，年至古稀，真阴日耗，而久服此等助火烁阴之药，以致风从火出，立拔根荄，与儿科所云急惊风证殆无异焉。

古云肥白之人多气虚，又云痰饮须以温药和之。儒医顾听泉，体丰色白，平昔多痰，晨起必喘逆，饱食稍安，颇有气虚之象。季冬感冒，自服疏解未效，迓孟英诊焉。左关弦，寸滑如珠，尺细而干，舌尖甚绛，乃真阴素亏，水不涵木，风阳内炽，搏液成痰，谋虑操持，心阳太扰，肺金受烁，治节不伸，苔虽白而已干，热虽微而睛赤，忌投温燥，宜与轻清。用元参、石斛、栀子、竹茹、旋覆、蛤壳、贝母、枇杷叶、竹叶、兰叶、莲心为剂，三啜而安。自谓气虚，遽服党参、枸杞、当归等药，下咽之后即觉火升气逆，渐至言语支离，溲频自汗。夤夜复迎孟英拯治，脉已虚促不调，即投牡蛎、龟版、鳖甲、女贞、旱莲、元参、甘草、小麦、竹叶、莲心，以和心肝之阳而镇龙雷之奋，一剂而平。继又作劳复感，仍授轻清之法两剂。后又因怫怒萦思，肝阳复僭，颧红目赤，左耳时聋，夜不成眠，神情烦躁，越日陡然大汗，湿透衣衾，再速孟英图之。脉极弦数而细，仍为阴虚阳越，不可误认阳虚而妄施附、桂者。先令熏以炭醋，扑以蛎粉，随灌以大剂二至、二冬、三甲、元参、丹参、人参、黄连、童溲而瘳，继与多剂育阴清肝，始得全愈。又其媳新产之后，头痛甚剧，孟英按其脉，右甚滑大，予清阳明法得大解而瘥。

跋

或疑孟英医案二种，虽证治多条，而善用清凉，短于温补，以之立法，毋乃偏乎？余曰：火烈，民望而畏之，故鲜死焉；水懦弱，民狎而玩之，故多死焉。药则反是，凉解则人望而畏之，设以凉解，生之而不感，温补则人狎而玩之，设以温补，杀之而不怨。徇人欲而求合于世者，咸操此术焉。而孟英者，读书明道知药，为治病之具也，见是病用是药，宜热宜凉，初无成见。然七情内动即是火邪，六气外侵皆从热化，自然热证浮于寒证，凉解多于温补，正是补偏救弊随时而中之法，胡可谓之偏耶？再以余数十年来目击亲族之病而验之，大抵不死于温，则死于补，即不遽死而渐成痼疾，亦迁延以死，言之痛心，指不胜屈。姑就余一家而言，胞叔偶于秋间发热，舌色黄腻，医以其七旬余也，投温补而寻毙。余从母患痰火，医以其右尺之沉微无力也，而投温补，旋变癫狂，延数年毙。余长男周岁发热，医谓慢惊，投参、术而殒。次男亦然，乃变痫证，久之亦殒。吁！可不惨哉？可不畏哉？迨季男患滞下，幼科治之，渐剧，金议参、附挽回，余谓殷鉴不远，与其死于火，宁死于水，径投犀角等药多剂，得生。考古有救溺死之方，即此可悟，又何疑欤？

庚戌秋七月族兄燮瘦石谨跋

王氏医案三编

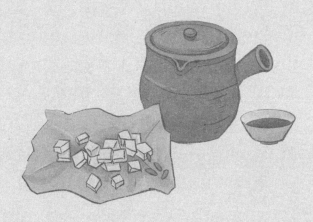

半痴山人医案三编序

山人王君孟英，名士雄，尝经宜黄令杨君素园刻其医案续编，余既序之矣。今同人复刊《医案三编》，以谂于余。余谓：山人，盖隐君子也，托于医以资事育耳，不可仅以医目之。山人有夙慧，书一览即领解。十岁知三党、五服之别，通算术。十四失怙，衣食于奔走，不喜时艺，暇则泛览史籍古文词。或劝以博功名，叹曰：功名何必势位哉？颜其室曰潜斋。父尝诫山人曰：为人必期有用于世。山人志之不忘。因思有用莫如济世，济世莫如良医，遂研究轩岐之学，未冠即能瘳剧疾，不悬壶，不受扁，遇濒危之证，人望而却走者，必竭思以拯焉，人皆痴之。山人曰：我于世无所溺，而独溺于不避嫌怨，以期愈疾，是尚有半点痴心耳。因自号半痴。凡人有所求，力能者必应之。其心交赵君菊斋知之深，谓山人有数善焉：其贫而业医也，有所得必献之母，不私之于妻，其弟性拙，辟一业造就之，俾成材得赡其室家，此古人子妇无私、兄弟同财之义；其待友也，久要不忘平生之言；能治生而无余赀，曰祖父家风如是，幼孤贫而不填沟壑，幸矣，其守道轻利有如此。然则吾之所以重山人者，非惊其绝技之工而钦其内行之笃也。君子先德行而后材艺，其成而下者，有成而上者为之主也。昔朱君震亨，以医名一世而游于白云先生之门，《元史》且进而附于道学传。吾愿山人敦行不怠，将见学益懋而业益充，不以方技自域，以媲美于丹溪，则固吾之所深望哉！

咸丰四年秋日秀水庄仲方书

时年七十有五

题王氏医案三编

　　王君半痴，读书好学，雅尚气节而隐于医者也。与余交有年，论事知本末，而洞中窍要。壬子秋，余病痢几殆，君活之，今又三年矣。承以所刻初、二、三编医案十三篇见示，读之，皆道其平生阅历之艰苦与病情之百出其变，以相尝试，而君顾能以一心之灵明疏瀹脏腑，使药无不及病，病无不受治于药。何医之神哉？从古圣贤著书垂世，大抵出于不得已之苦心，而非仅以博一时之誉，求千载之名也。自《素问》《难经》及汉、唐、宋、元、明以来，其可传不朽之医书医案，藏之秘府，流传世间者，不过数百十家，知其久而湮没无闻者多矣。君之所著，其殆有不得已之苦心而足以不朽于世也与？忆君制服中，有贵人延之治病，老耄多忌讳，欲君易服而进，君怫然去之，其守节不阿如此。余不知医，而能知君之为人与其所用心，故乐为述之者。君即以此为是书之弁言，则有玷君书矣，恶乎可？

咸丰甲寅闰月仁和朱瑞菘生甫书

例　言

* 王氏医案，周氏初刻二卷，曰《回春录》，久已脍炙人口。张氏续选之稿，曰《仁术志》。杨氏改题曰《王氏医案续编并初编》，详加评点，合刻于抚州。故兹选以三编名其篇，仍仿编年之例，以期递增无已也。评骘阙如，俟诸博雅。

* 杨氏云:《王氏医案》议论精透，前无古人，余将初续二编合刊后，求读者甚众。若能以此一书转移江西温补陋习，则功德不可限量矣。盖不察病因，动辄温补，实是举世陋习，惟江西为尤甚。而山人之于医也，初从《景岳全书》入手，其用药也，能不偏尚温补，想天心仁爱，默畀以转移之任耶？周氏谓其治病若天授，固是定评。

* 杨氏云：运枢机，通经络，为王氏用药之秘诀，无论用补用清，皆不离此意。愚谓此山人独得之长，故能以轻药愈重证，为自古名家所未达者。兹编二卷中治何氏妇一案，度尽金针，有裨后学匪浅。

* 山人幼而好学，尝寝馈于性理诸书，及观其言行，殊无一毫迂腐气，故其于医也，辨证裁方亦无窒滞气。更难者，山人体禀虚寒，起居惟谨而不轻服药，乃临证不执己赋之偏而能泛应曲当。圣人云毋固毋我，半痴有焉。

* 案中治法，不但温凉补泻随病而施，可为后学津梁也，须观其论证必通盘筹算，量而后入，故能愈人所不能愈之病。至于随机应变，移步换形，用药如用兵，固当如是。更有自始至终一法到底，不必更方而愈者，尤见定识定力之不可及也。

* 案中议论固多创辟之处，然皆根据古书，既非杜撰谰语，亦不剿袭浮言，良由读书多而性情朗澈，故能融会贯通，悟超象外。临证则洞如观火，

用药斯左右逢原矣。然凌虚仙子总须实地修行，苟非苦志力学之功深，亦焉能臻于此极乎？读是书者，当知此义。

*山人用药，固皆信手拈来，头头是道，然间有煞费苦心者。闻曩治康副转之证，业已向愈，而曩腿之肿多药不消，山人废寝忘餐，穷日夜之力以思之，而得葱须一味加入原方与服，果水出有葱气而霍然病已。《回春录》虽载其案，未叙及此，爰赘之，以为好学深思之证。

*山人疏方必先立案，虽运笔如飞，不劳思索，而人情物理，体贴入微，往往有阅其案病即已，不必更服其药者。如某夫人辟谷慕仙，屏人独处，或以为颠，施治则拒，家人无策，延山人往，书一案令读之，果渐纳谷而瘳，其神妙类如此。闻德清蔡初泉尝馆病者，家能琅琅诵其案，而山人弃若唾余，概不存稿。如此类者，容再访辑。

王氏医案三编·卷一

辛亥春，孟英治其令正，诞子三朝，忽浑身麻冷，寻即壮热大渴，汗出不解，耳鸣眼泪，舌绛无津，苔色燥黄，腹痛拒按，不饥脘闷，恶露仍行，小溲极热。脉则弦滑右甚，是胎前吸受风温，兼夹痰食内滞，虽新产血去阴伤，见证较剧，然病不在营，亟宜撤热以安营，不可破血以伤营，亦不可养阴而助病。遂以元参、白薇、栀子、知母、竹茹、旋覆、菖蒲、枳实、栝蒌为方服之，热虽退而脉不减。仍用此方，越二日，复麻冷而后热，惟舌稍润，苔较薄耳，再饮之，热亦即退，并吐胶痰数碗，略进稀糜。间一日，又发寒热，或疑为疟，或疑分娩不易，用力劳伤，恐是虚证，苟不及早温补，蒡损堪虞。孟英一一颔之，复与前药，热果渐短，渴亦递减。逾日，寒热犹来，亦不更方，至十一朝始下黑燥矢而寒热乃休，即能安谷。计服此药已十大剂矣，始出方与戚党阅之，盖恐眷属之预闻凉解而有阻挠也，诸亲莫不骇诧。然此证非孟英独断独行，断难成功。设泥新娩而通瘀，或以为疟而温散，或疑其虚而滋补，势必骤变，即有瞻顾，亦必邪热纠缠而延成蒡损。世人之病，往往弄假成真者，大率类此。

王瘦石令郎迟生，年未冠而体甚弱，夜梦中忽如魇如惊，肢摇目眩，虽多燃灯烛，总言黑暗，醒后纳食如常，月一二发。乃父以为忧而商于孟英。脉之，弦细而涩。曰：真阴不足，肝胆火炎所致耳。令服神犀丹一月，病遂不发。继予西洋参、二地、二冬、三甲、黄连、阿胶、甘草、小麦、红枣熬膏服之，竟刈其根。逾年完姻，癸丑已生子矣。

朱绀云令正，去年娩后自乳而月事仍行，至仲冬乳少汛愆，咸以为妊也。既而右胁筋绊作疼，渐至肩背。医投平肝药，痛益甚，改用补剂，遂嗽痰带血，人皆以为损矣，广服温补，其病日增。延至仲春，卧榻已匝月，群医束手，始求诊于孟英。面赤足冷，时时出汗，食减无眠，脉来右寸溢，关尺滑而微数，左手弦而带滑，舌赤而润，微有白苔，气逆口渴，所吐之血淡红而夹痰涎，大解溏，小溲短且热。曰：冲为血海而隶于阳明，自乳而娣不爽期者，血本有余也。因阳明经气为痰所阻而不能流通输布，致经断乳少，痰血缪辖而为络痹窜痛。医者不为分导下行，病无出路，以致逆而上溢，再投补剂，气愈窒塞，在山过颡，夫岂水之性哉？予苇茎汤加茜根、海螵蛸、旋覆、滑石、竹茹、海蜇为剂，和藕汁、童溺服，以肃肺通胃，导气化痰而领血下行，覆杯即愈。旬余汛至，不劳培补，寻即受孕。此证不遇孟英，必至补死，而人亦但知其死于虚劳也，服药可不慎耶？

韩贡甫，于去冬偶患足疮，疡科治之，疮愈而大便下血，渐至腰背疼胀。医谓其虚，率投温补，病日以剧，迨仲春，寒热时作，卧榻不起，诸医束手，已治木矣。所亲陈季竹嘱延孟英图之。脉弦缓而涩，苔黄溺赤，饮食不思。曰：此药病也。良由气机郁滞，湿热不清，补药乱投，病渐入血，然犹自寻出路，奈医者不知因病而下血，不治其病，徒涩其血，则气机愈窒，营卫不通，寒热不饥，固其宜也，而又疑为土败阴亏，脾肾两补，药力愈峻，病势愈危。若我视之，原非大病，肯服吾药，不日可瘳。乃兄聪甫闻之，大为折服，以海蜇芦菔汤煎芦根、厚朴、丝瓜筋、通草、白薇、栀子、楝实、竹茹等药投之。三剂而寒热不作，胃渐知饥。旬余血止溺澄，各恙皆已，改服清养药而康。

邵氏子，于母殡发引之时，忽仆倒不省人事，亟请孟英视之，灌苏合香丸而苏。又屠氏女，送父殡至厝所归，即神气瞀乱，如癫如疯，速孟英治之，投以玉枢丹而瘳。此即所谓飞尸之候也。

殳某，久患寒热，精遗自汗，能食神疲，肌肉渐瘦。诣孟英诊之，脉大微弦，予黄耆建中加参、归、龙、牡而瘥。

夏初，孟英挈眷送太夫人葬于皋亭山，越日归，其令郎心官患微热音嗄，夜啼搐搦。幼科谓其生未三月，即感外邪，又兼客忤，复停乳食，证极重也，疏方甚庞杂。孟英不以为然，乃用蚱蝉三枚煎汤饮之，盖取其清热息风，开声音而止夜啼，一物而擅此数长，与证适相对也，果覆杯而愈。赵笛楼闻而叹曰：用药原不贵多而贵专，精思巧妙，抑何至于此极耶？然即古之奇方也，今人不能用，而孟英每以此法奏神效，录此以见一斑。

钱希敏室，坐草二日，即未分娩，忽患小便不通，势甚亟，乃速孟英视之。脉至滑数，睛赤口干，以为热结膀胱，气不化达。予车前子、滑石、血余、栝蒌、知母、栀子、牛膝、紫菀、紫草为大剂投之，是通溺催生互用之法。服后溲仍不行，径产一男，既而胞下，溺满其中，始知儿出胞后，频饮汤水，尽贮其中也。孟英曰：此证古所未闻，余虽初不料其如此，然非开泄导下，则儿不即娩，吉凶未可知矣。而《折肱漫录》云：孕妇将产，如患小便不通，乃脾气虚弱，不能胜胞，故胞下坠，压塞膀胱使然，宜重剂白术大健其脾。则胞举而小便自通者，正与此证虚实相对，想其脉必有虚微之象也。

幼科王蔚文之甥女，向依舅氏，于三年前患热病，甚危，服多剂凉解始愈。第寝食虽如常人，而五心恒热，黑苔不退，口苦而渴，畏食荤膻，频饵甘凉之药，经来色黑不红。去年适吴氏，仍服凉药，迄不能痊。今夏伊舅氏浼孟英诊之，脉甚滑数。曰：此热毒逗留阳明之络，陷入冲脉，以冲隶阳明也。然久蕴深沉，尚不为大患者，以月事时下，犹有宣泄之路也。其频年药饵，寒之不寒者，以热藏隧络，汤剂不能搜剔也。令每日以豆腐皮包紫雪五分吞下，半月后苔果退，渴渐减。改用元参、丹参、白薇、黄芩、青蒿煎汤，送服当归龙荟丸，又半月经行色正，各恙皆瘳，寻即受孕焉。

朱生甫明经令郎仲和，于六月初旬患疟，寒少热多，呕渴痞闷。逆孟英视之，曰：曩曾屡患此疾，证形大略相同，广延名手治疗，总难即愈，病辄经年，大受其累。闻君疗疟极神，不知能否于月内即痊？孟英曰：何限之宽耶？余非神于此，盖寒、暑、燥、湿、风五气之感于人也，重则为伤寒，轻则为疟疾。今所患者，暑湿之疟也，清其暑湿，旬日可瘳。前此之缠绵岁月而不能已者，必是不分五气之源流，徒以见疟治疟而用柴胡、姜、枣等风疟之方，以致暑湿之邪滋蔓难图耳。兹以清暑化湿汤奉赠，放胆服之，不可商于人，恐其于五种伤寒未能辨晰，而泥少阳正疟之法以相争也。仲和韪之。方用石膏、杏仁、半夏、厚朴、知母、竹叶，果八剂而安。既而梁甫之仲郎亦患疟，孟英视曰：脉数舌绛，热炽寒微，素质阴亏，暑邪为患也，更不可稍用疟门套药。予元参、青蒿、白薇、丹皮、黄菊、知母、花粉、银花、竹叶、栀子，数帖而病减，乃去青蒿、丹皮，加生地、甘草，数服而瘳。

石北涯之大令媳患疟，壮热如焚，背微恶冷，汗多大渴，舌绛神烦，不食不眠，奄奄一息。亟迓孟英诊之，脉细数而芤，知其阴分久亏，暑邪深入。遂予白虎汤去米，加西洋参、元参、犀角、竹叶、银花、石斛为方，六剂而愈。人皆闻而异之，孟英曰：见病治病耳，何异之有？然与见疟治疟而不治其所以疟者固有异焉。

韩正甫患疟，越医王某进以柴、桂、姜、朴等药，势乃剧。所亲何新之知为药误，改用清解而不效，始乞诊于孟英。脉数而右更滑大搏指，胸闷不堪，溲赤而渴，苔极垢腻。以凉膈散去芒硝、甘草，合雪羹，加厚朴、杏仁、石膏、半夏、石菖蒲，投四帖，频下宿垢，各恙皆减。改投轻清以涤余邪，遂以向愈。其时渠兄贡甫之室患疟初起，肢麻且冷，口渴苔黄，眩瞀善呕，心烦无寐。孟英诊，曰：此亦暑湿为疟，不可温散者。而越医劝服术、朴、姜、椒等药，病家闻用温化，恪信弗疑。二剂后呕渴愈甚，经不当期而至，四肢终日不温，汗频出而热不休。再邀孟英诊之，脉渐伏，曰：此热深厥深之谓也，温燥热补，切弗再服。病家不信，另招张某、黄某会诊，金云阴暑，宜舍时从证，径用姜附六君加萸、桂、沉香等药服之，肢愈冷，药愈重。八剂后，血脱如崩而逝，即以春间为贡甫所治之棺殓焉，岂非数已早定耶？故虽一家之中，同时之病而疑信不同，死生判别，况春间贡甫之病治有成效，尚蹈此辙，无怪乎求未经目击温热之害者，宜其以服凉解药为可耻矣。

吾师赵菊斋先生令郎廉士之如君，新娩后微寒壮热，小溲全无，恶露稍行，大便如痢，神烦善哭，大渴不眠。专科谓疟痢交作，不能图治，遂请孟英援手。脉来洪大滑数。曰：暑为患耳，不必治其疟痢。以辰砂益元散加竹叶、银花、丹皮、木通、元参、丹参、莲杆，为大剂投之，三帖各恙皆平。第营阴素亏，即改甘凉濡养善后而愈。尚且乳汁全无，显由血少，设非清解，又当何如耶？

继有表弟潘少梅乔梓同时患暑湿疟，孟英咸与清化法，数剂皆愈。潘反生疑，谓病邪被凉遏伏，故疟遽止，恐将来必有他患。孟英喟然曰：甚矣！医之不可为也。世人患疟，苦无良治，缠绵不愈，习见不疑。余之治疟则不然，但专力治其所以病，故疟疾虽与伤寒同有五种之别，而受病究比伤寒为轻，苟治之如法，无有不数剂而愈者。设误药以遏其邪之出路，则苔不能化，溲不能澄，神不能清，食不能进矣。子自思之，其真愈乎？抑假愈乎？潘始恍然大悟而首肯焉。

蔡西斋令正，腹有聚气，时欲攻冲。医者以为下部虚寒，进以温补摄纳，如桂、附、沉香、芦巴、故纸、吴萸之类，愈服愈剧。酷暑之时，其发益横，日厥数十次。医皆望而却走，乃迎孟英视之。脉数舌绛，面赤晴红，溺如沸汤，渴同奔骥，少腹拒按，饥不能餐。曰：事急矣，缓剂恐无速效。令以豆腐皮包紫雪一钱，另用海蜇、凫茈煎浓汤，俟冷吞下，取其芳香清散之性直达病所也。服后腹如雷鸣，浑身大汗，小溲如注，宛似婴儿坠地，腹中为之一空，其病已如失矣。继有许梅生八令爱，患痛厥屡日，筋掣神迷，肢冷息微，脉伏唇紫，多药无效，孟英亦以此药灌之而苏。

新秋，汪子与室寡居患疟，范某叠进小柴胡法，昏热欲厥，腹痛汗淋。人皆危之，乃祖朱椿年太史逆孟英往视。两尺空数，左关弦寸溢，右寸关滑驶。曰：此真阴素亏，腹有聚气，吸受暑热，最忌升提。与元参、西洋参、百合、竹叶、莲子心、鳖甲、牡蛎、楝实、小麦、黄连等药，两剂而减。其族人谓疟禁凉剂，而尺脉无根，苟非温补，猝变可虞，母家不从，两疑莫决，因请乩方服之，数日后势复剧，苔渐黑。伊父朱次膺仍乞援于孟英，及诊，脉更数于前，因于前法中加犀角，两帖而安，续以滋潜善其后而愈。

汤振甫，患疟于嘉兴，医知为暑，与清解法，转为泄泻，以为暑去而湿存，改用温燥，泻益甚而发热不休，神气昏瞀，因而束手，令其买棹旋杭。所亲陈雪舫延孟英视之，苔黑面红，胸间拒按，便如胶漆，小溲全无，谵妄耳聋，不眠善笑，脉则洪数而艽。予黄连、黄檗、黄芩、银花、石斛、栀子、楝实、知母、蒌仁、元参为方，绿豆煎清汤煮药，调下神犀丹，四剂而胸次渐舒，稍啜稀粥，便色渐正，小溲亦通。乃去神犀、楝、檗，加生地、石膏，服三日，热净神清，脉来柔缓，以甘凉养液十余剂而瘳。大凡温热暑证而大解溏泄者，正是热邪下行，岂可误投温燥之药，反助燎原之势哉？同时一男子患感濒危，浼孟英勘之，神昏舌黑，瘛疭脉微。曰：迟矣。此犀角地黄证，惜无人用。病家云：陆某已屡用之矣。因索其方阅之，虽用犀角屑八分、生地五钱，缘病者便溏，配以枳壳炒焦白术三钱。孟英喟然曰：此方从无如此加减法，况清凉不敌温燥，是徒有犀角地黄之名耳。古人治病，必放出路，兹反截其去路，良由学无理路，遂致人无生路，良可哀也。

朱次膺令正，娩后偶有微寒微热，医与解散药一剂，遂神疲自汗，不食不眠，泛泛欲呕，时时欲晕，肢麻且软，气欲上冲，舌赤微苔，溺频脘痛，便溏不畅，目不欲张，心悸懒言，欲嚏不达。孟英察其脉，虚弦软数。曰：此营阴素亏，忧愁劳瘁之余，血从下夺，八脉交虚，正所谓阳维为病苦寒热，阴维为病苦心痛也，岂可以有寒热而即从症治哉？授以龟板、鹿角霜、当归、枸杞、白薇、紫石英、甘草、大枣、小麦、牡蛎，数剂而安。嗣与熟地、枣仁、当归、杞子、麦冬、楝实、苡仁、黄连，壮水和肝而愈。

陈妪，年已七旬，患霍乱转筋，甚危，亟拉孟英救之，已目陷形消，肢冷音飒，脉伏无溺，口渴汗多，腹痛苔黄，自欲投井。令取西瓜汁，先与恣饮，方用白虎加芩、连、黄檗、木瓜、威灵仙，略佐细辛分许为剂，覆杯即安。人皆疑用药太凉，何以径效？孟英曰：凡夏热亢旱之年，入秋多有此病，岂非伏暑使然，况见证如是之炽烈乎？今秋余已治愈多人，询其病前有无影响，或曰五心烦热者数日矣，或曰别无所苦，惟睹物皆红如火，已而病即陡发。夫端倪如此，更为伏暑之的据焉。

李华甫继室，陡患霍乱，而兼溺血如注，头疼如劈，自汗息微，势极危殆。迎孟英诊视，脉极弦驶，是肝阳内炽，暑热外侵。先用犀角、木通、滑石、栀子、竹茹、薏苡、银花、茅根、菊叶为大剂，和入藕汁，送当归龙荟丸，而霍乱即安。惟溺血虽减，而小溲时头犹大痛，必使人紧抱其头，重撤其巅，始可略耐，尚是风阳僭极，肺胃不清也。以苇茎汤去桃仁，加百合、白薇、元参、竹叶、西瓜翠衣、菊叶、莲子心为方，和入童溺，仍吞龙荟丸，服旬日而愈。继有祝氏妇患溺血，五六年矣，医皆作淋治。孟英诊视，脉弦数，苔黄口苦，头疼溺热。曰：是溺血也，法宜清肝，与久淋当滋补者迴殊。病者极为首肯，盖其出路自知，而赧于细述，故医者但知其为淋也。

陈楚珍仲媳，陡患霍乱，亟迓孟英治之。云：昨晚曾食冷鱼，夜深病作，想由寒重致此，然脐间贴以回阳膏而不效，奈何？及诊脉，右甚滑数，口渴苔黄，令按胸下，果坚硬而痛。曰：吐泻虽多，宿食恋膈，非寒证也。回阳膏亟为揭去，以石菖蒲、枳实、苏叶、黄连、半夏、竹茹、海蜇、芦菔为方服之，一剂霍然。

同门相简哉室，患疟，始则消散，继则补中益气，治之匝月，萎靡不堪，腹中似有聚气时欲上冲，气促心摇，汗多眩晕，左胁震跃，渴饮无眠，骨瘦如豺，医皆束手。吾师赵菊斋先生拉孟英往诊，脉弦细以数，按之不鼓，因谓相曰：不可再以疟字横于胸中，则旬日可安。若见其久疟而欲截之，且闻前医谓令正初次患疟为胎疟，务令发透，不妨形瘦似鹤，此皆非余之所知也。夫一生不患疟者有之矣，未闻先在胞中患过疟疾而后生者也。若以初次患疟为胎疟，则他病之初患者无不可以胎字冠之矣，何以不闻有胎痢、胎伤寒之名乎？因医者治疟而不知治其所以疟，以致缠绵难愈者多，遂妄立胎疟、鬼疟等名以绐世俗，而自文其浅陋，今昔相沿，贤者不免。故世人又有疟疾不可服官料药之戒，其实药亦何尝有官私之别耶？服药不当，皆能增病，不服药为中医，不仅为疟疾而言也。令正素禀阴亏，感邪不重，过投消散，营液重虚，再升其阳，本实欲拨。补中益气原是成方，与证不宜，于体不合，即为毒药。我仪图之，介类潜阳，重镇理怯，甘酸化液，厚味滋阴，大剂而投，肤功可奏。相极感服，如法服之，果未浃旬，霍然病已。方以西洋参、熟地、牡蛎、紫石英、龟板、鳖甲、枸杞、当归、冬虫夏草、龙齿、阿胶、麦冬、龙眼、甘草、蒲桃干、红枣、莲子心、小麦等出入互用也。

王雨苍室，仲秋患滞下，治两旬而罔效。何新之荐孟英往视，脉来弦数而滑，腹坠腰疼，溲少口干，面红烦躁，知饥能食，夜不成眠，而滞下赤白，从无粪色相兼，及至更衣，又极艰涩，略无痢色相杂，通补温凉，服皆不应，稍投升举，气塞于胸，询其月事，因痢愆期。孟英曰：此病不在肠中也。能食便坚，腑气并不窒滞。阴虚木旺，营液因而旁溢。缘冲任隶于阳明，平人气血循经，各行其度，岂有冲任之血液可从大肠而出之理乎？然天地虽有定位，山泽可以通气，周身脉络，原自贯穿，挹彼注兹，风阳所煽，犹之交肠证粪从前阴而出，举一反三，病机可悟。何极叹服。爰以乌鲗、茜根、阿胶、鲍鱼、苁蓉、枸杞、柏子仁、黄檗、银花、藕为剂，一服即减，不旬而瘳，续参熟地、当归、龟板、鹿霜善后而愈。

鲍鱼，淡干鱼也。诸鱼皆可为之，然以石首鱼为胜，俗谓白鲞是也。惟台州三伏时所干者，味淡而香，色白尾圆，世称松门台鲞，可以入药，无腥咸作吐之弊，其误用鰒鱼者，盖失考也。

洪张伯孝廉令弟苏仲，乡试后，自以场作不惬于怀，怏怏数日，渐以发热。医作伏暑治，日形困顿，懒语音低，神情恍忽，稍合眼辄以文有疵累如何中式云云，屡服牛黄、犀角等药，竟无寸效。延孟英视之，时时出汗，不饥溺少，舌绛口干，切脉虚软以数。曰：此心火外浮也。昔贤惟王损庵论之独详，今人罕读其书，每与温暑逆传证混淆施治。夫心犹镜也，彼热邪内陷，袭入心包，则雾障尘蒙之象也，故可磨之使明，是为实证。今心阳过扰，火动神浮，乃铜质将熔之候也，法宜坚之使凝，是为虚证。良由阴分素亏，心营易耗，功名念切，虑落孙山，病属内伤，似乎外感，大忌发表，更禁寒凉，又非东垣补中益气之例，无怪医者为之技窘也。而有药治病，无药移情，余有一言，可广其意。文之不自惬于怀者，安知不中试官之意乎？且祸盈福谦，《易》之道也。尝见自命不凡者偏不易售，而自视歉然之士恒于意外得之，即此一端，吾可必其中也。病者闻之，极为怡旷，服药后各恙渐安，半月而愈，及榜发，果获售。金云：药即神妙，而慧吐齿牙，竟成吉忏，仁言仁术，医道通仙，可于孟英信之矣。其方则甘草、干地黄、麦冬、红枣、枸杞、盐水炒黄连、紫石英、龟板、龙齿、珍珠也。迨季冬，两孝廉将北上，其母夫人陡病恍惚，孟英往诊，曰：高年素多忧虑，而别离在即，神倏飞扬，纵有仙丹亦难救药。另邀他医视之，皆云冬温，须过十四日。及旬而没，神气不昏，始信孟英镜质消熔与尘蒙雾障有殊也。

一妪，患面目肢体浮肿，便溏腹胀，肠鸣时痛，饮食日减。医与理中、肾气多剂，病日剧而束手矣，始丐孟英诊焉。按脉弦细，沉之带数，舌绛口干，肿处赤痛，溺少而热，乃阴虚肝热，郁火无从宣泄而成此病。火愈郁则气愈胀，气愈胀则津愈枯，再服温燥，如火益热矣。授白头翁汤加楝实、银花、元参、丹皮、绿豆皮、栀子、冬瓜皮，数剂证减知饥，渐佐养血充津之品而愈。前此诸医谓其山居，久受湿蒸，且病起霉雨之时，而又便溏脉细，遂不察其兼证而群指为寒湿也。嗣有黄梅溪令堂患证类此，而燥热之药服之更多，肌削津枯，脉无胃气，邀孟英往勘，不遑救药矣。

石北涯仲媳，胎前患泻，季秋娩后，泻如漏水，不分遍数，恶露不行，专科束手，咸虑其脱。亟孟英脉之，左弦而数，右大不空，口苦不饥，苔黄无溺。曰：非虚证也，参汤断弗沾唇。予白头翁合石顽伏龙肝汤丸治之，一剂知，三剂愈。

孙位申，陡患喉偏左痛，下及乳旁，神疲欲卧，动即凛寒。速孟英视之，脉弦细以软，苔薄白，口不渴，痰多且韧，溺赤不饥，是暑湿内伏而肝郁不舒，且阴分素亏，复伤劳倦也。昔人之清暑益气汤、藿香正气丸，皆是成法，设误投之，悉为戈戟。幸病家深信不疑，旁无掣肘，予射干、兜铃、蒌壳、通草、滑石、竹茹、丝瓜络、冬瓜子、枇杷叶、荷杆极轻清之药一剂，即吐胶痰数碗，汗出周身，喉痛较松，凛寒亦罢。而身痛微热，苔色转黄，去射干、兜铃，加栀子、豆卷服之，热退痛减。再去滑石、豆卷，加石斛、沙参、野蔷薇露投之，知饥啜粥，诸恙悉安，嗣用养阴充液而愈。

施玉林，患感，治经多手，延将匝月，热退未净，苔腻垢黄，脘闷便溏，腰痛溺短，不饥不眠，气短音低。医者技穷，李华甫荐孟英视之，脉弦软不调而尺中虚细，是痰热尚结于上焦，房劳素伤于下部初治即从清解，并无背谬之方，奈不足以开有形之结而滋久耗之阴，以致旷日相持，神气日形消索也。以小陷胸汤加苇茎、竹茹、枇杷叶、兰叶、石斛、归身、枸杞为方，加野蔷薇露和服，一剂苔即化，三服而结粪下，胸乃舒。去蒌仁，加西洋参，服四帖，苔净能餐，诸恙冰释，续投峻补肝肾而康。

儒医何新之，素患脘痛，每日必吐水数缸始舒畅，吐后啖面食肉，如汤沃雪，第不能吃饭者十余年矣。季秋痛吐益甚，饮食不进，平肝通络，诸治不瘳，人极委顿。屈孟英视之，脉弦滑而软。曰：中虚停饮也。以六君去甘草，加桂枝、厚朴、牵牛服之，积饮果下，痛亦渐休，吐止餐加，精神稍振，乃去牵、朴，加附子、白芍、薏仁与之，遂愈，且能吃饭。病者谓既能吃饭，善后药不肯多服。迨仲冬中旬，出门诊疾，骤与严寒，归即痛作，连服荔香散，数日而逝，盖中气素虚者不可专用香散之药也。

许兰屿令正，自夏间半产后患感证，虽已治愈，而腰腹左痛时作。多医杂治，其痛日增，食减汛愆，卧床不起。黄某谓诸药无功，惟有肾气汤先固其根本，频服之，痛益剧，且痛作之时则带下如注，黄谓显系真火无权，附、桂复为加重，遂至痛无停晷，呻吟欲绝。陈春湖嘱迎孟英诊之，左关尺弦数无伦，形消舌赤，彻夜无眠，是肾阴大亏，肝阳极炽，营液耗夺，八脉交虚之证也。用龟板、乌鲗、苁蓉、枸杞、归身、楝实、竹茹、白薇、黄檗、丝瓜络、蒲桃干、藕为方，一剂知，数剂已。续加熟地、阿胶，调理月余，经行而愈。

陈笠塘，年近花甲，于初冬时偶从梯半一跌，遂发寒热，痰多咳逆。沈辛甫作虚痰类中夹风温治，热退便行，而痰逆不休，且兼呃忒，改从清肃镇摄，其呃日甚，因拉孟英商之。诊脉，左弦涩不调，右兼软滑，察其呃，时有微甚，而有欲呃不爽之象，询其喷嚏，久不作矣。曰：此气郁于肝，欲升而不能升，痰阻于肺，欲降而不能降之证也。补摄之品，咸在禁例。以柴胡、枳壳、石菖蒲、紫苏、薤白、蒌仁、竹茹、橘皮、白前为剂，覆杯而减，再剂而安。

翁笠渔，素健啖，偶患发热。钱某谓劳倦内伤，进补中益气法，病日剧。张某诊为停食感冒，用承气法下之，连解黑矢，热如故，与养阴药多剂，热仍不退，且从此不食不便，不渴不眠。金云：攻补难施，已成坏证。所亲孙诒堂迓孟英诊之，脉形涩数不调，神呆静卧，倦于语言，溺少苔黄，时时面赤。曰：无虑也。卫分之邪失于清解，补中益气实卫锢邪，何异适燕而南其指乎？承气通腑，但能下其肠胃有形之物，不能散其卫分无形之邪。下后养阴，固是方法，然必表里皆和者方可投之。卫气未清，徒增窒滞，枢机日钝，此神识之所以如呆也；升降失司，此出入之所以皆废也。延之虽久，病犹在卫，故可治也。予苇茎、葱豉，加芩、桔、栀子、栝蒌，服一剂而遍身赤疹，神气爽悟，乃去芩、桔、葱，加雪羹、芦菔、银花、兰叶，服数帖，解酱矢二十余次，苔退知饥，脉和而愈。

咸丰纪元冬十月，荆人忽患头痛，偏左为甚，医治日剧，延半月，痛及颈项颊车，始艰于步，继艰于食，驯致舌强语謇，目闭神蒙，呼之弗应，日夜沉睡，如木偶焉。医者察其舌黑，灌犀角、牛黄、紫雪之类，并无小效。扶札求仙药，亦类是。乃兄周雨禾云：此证非孟英先生不能救，吾当踵其门而求之。及先生来视，曰：苔虽黑而边犹白润，唇虽焦而齿色尚津，非热证也。投药如匙开锁，数日霍然。缘识数语，并录方案如下，用表再生之大德，而垂为后学之津梁云。仁和蒋寅谨识。

真阴素亏，两番半产，兼以劳瘁，内风陡升，病起头疼，左偏筋掣，旬日不语，二便不行，不食唇焦，苔黑边白，胸腹柔软，神气不昏，脉至弦缓，并不洪数。此非热邪内陷，乃阴虚痰滞机械。宜予清宣，勿投寒腻，转其关键，可许渐瘳（十月二十五日初诊）。

石菖蒲、麸炒枳实、仙制半夏、盐水泡橘红各一钱，鲜竹茹四钱，旋覆花、茯苓、当归各三钱，陈胆星八分，钩藤五钱（后下）。竹沥一杯，生姜汁三小匙和服，苏合香丸涂于心下，以舒气郁。

舌稍出齿，未能全伸，苔稍转黄，小溲较畅，羞明头痛。显属风升，咽膈不舒，痰凝气阻，本虚标实，脉软且弦。不可峻攻，法先开泄（二十六日再诊）。

前方去胆星、半夏、茯苓，加枸杞三钱，淡苁蓉一钱，蒌仁五钱。

舌能出齿，小溲渐行，神识稍清，苔犹灰滞，头疼似减，语未出声，脉至虚弦，右兼微弱。本虚标实，难授峻攻，开养兼参，庶无他变（二十七日三诊）。

前方去枳实、旋覆、钩藤、竹沥、姜汁，加参须一钱，麦冬三钱，远志七分，老蝉一对，淡海蜇一两，凫茈三个。

稍能出语，尚未有声，舌色淡红，苔犹灰腻，毫不作渴，非热可知，脉软以迟，不食不便。宜参温煦，以豁凝痰（二十八日四诊）。

前方去雪羹，加酒炒黄连、肉桂心各五分。

苔渐化而舌渐出，语稍吐而尚无音，头痛未蠲，略思粥食，胃气渐动，肝火未平，久不更衣，脉仍弦软。徐为疏瀹，法主温通（二十九日五诊）。

前方去麦冬，加麻仁四钱，野蔷薇露二两，和服。

连投温养，神气渐清，语亦有声，头犹左痛，苔退未净，大解不行，左脉微迟。法当补血，血充风息，腑气自行（十一月初一日六诊）。

前方去远志、菖蒲、老蝉，加天麻一钱，白芍二钱，桑椹三钱。

脉已渐起，尚未更衣，浊未下行，语犹错乱，时或头痛，寐则梦多。濡导下行，且为先授（初二日七诊）。

前方去天麻、桑椹，加牛膝三钱，生首乌四钱，柏子仁二钱。

虽已知饥，未得大解，肝无宣泄，时欲上冲，阴分久亏，岂容妄下？素伤思虑，肝郁神虚，脉软而迟，语言错乱。法当养正，通镇相参（初三日八诊）。

前方去白芍、首乌，加紫石英四钱，砂仁末炒熟地六钱，远志七分，菖蒲五分。

大解已行，并不黑燥，肝犹未戢，乘胃脘疼，幸已加餐，可从镇息（初四日九诊）。

参须、仙半夏各一钱，砂仁末炒熟地八钱，牡蛎六钱，紫石英四钱，归身三钱，枸杞二钱，淡苁蓉一钱五分，川楝肉一钱，酒炒黄连三分，桂心五分，研调，三帖。

复得大解，苔退餐加，肝血久亏，筋无所养，头疼脘痛，掣悸不安。柔养滋潜，内风自息（初七日十诊）。

前方去半夏、连、楝，加炙草、橘饼各一钱，乌梅肉八分，四帖。

神气渐振，安谷耳鸣，脉弱口干，面无华色。积虚未复，平补是投（十一日十一诊）。

前方去桂心、橘饼、乌梅，加龟板六钱，麦冬、蒲桃干各三钱，十帖后汛至体康而愈矣。

许自堂叔岳，年越古稀，忽头面赤肿磊痒，渐及两臂，烦躁不眠，饮食日减，外科治而勿效。孟英脉之，弦洪疾驶，重按细软。曰：高年气血两亏，郁火内燔，不可从疡科治。予黄耆、当归、栀、芍、元参、生地、甘草、桑叶、菊花、丹皮、蒺藜、荆芥等出入为方，十余剂而瘳。

顾仙槎，年越古稀，仲冬偶患痰嗽，服表散药数帖，气喘如奔，欲卧而不能著枕，欲食而不能吸纳，痰欲出而气不能吐，便欲行而气不能送，日夜危坐，躁汗时形。其婿家请孟英视之。按脉虚洪豁大，而舌色干绛，溲赤点滴，证属阴亏，忌投刚燥。与西洋参、熟地、苁蓉、枸杞、蒌仁、麦冬、牛膝、茯苓、白芍、冬虫夏草、青铅为大剂，以猪肉煮清汤煎服，果韧痰渐活，坚矢下行，眠食亦安，递以告愈。

伤风虽小恙，过表伤阴，与邪未净而早投补剂，皆能延损，其高年下虚而误服升提者，往往阳浮上戴，须以温补救之。更有一种似伤风而实非伤风之证，乃根蒂空虚，肾水泛溢以成痰，浮阳冲逆而为嗽也，此自古未经道及者。今年四月十二日，孟英诣高石泉处谢吊，偶诊其脉，左关尺忽见浮弦而空，因私嘱其次郎隽生曰：尊翁之脉，颇有可虑，子其慎之。继无所苦，方疑其言之未当，虽有小恙，亦未邀诊。迨隽生登贤书，计偕有日，石泉忽患痰嗽，酷似伤风。冯某视之，与解散药一帖，次日便泻数行。黄某进分清药一剂，第三日痰升气逆，自觉唇肿，不能啜饮。隽生始忆及孟英之言，速其拯治。脉如蛛丝过指，舌色晦黯无津，唇不略肿，其不能吸饮者，盖由气有出而无入耳。阴既脱于下，阳将脱于上，莫可救药，翌日云亡，此十二月春前事也。闻霜降后许吉斋山长微患伤风，数日而逝，立春后许砚邻亦然，皆同为似伤风证也。据孟英曰：儿子阿心，长成太速，心性太灵，余固知其不秀，秋分后小患伤风，适余酬应纷繁，不遑顾视，且闻无甚大病，亦不延儿科诊视，不料三日后倏然而殇。或云惜不早治，余谓襁褓而患根蒂之病，虽治愈亦何益哉？然则不必高年虑有此证，即小儿亦间有之矣，医者其可以伤风而概视为小恙哉？《不居集》专论伤风误补成劳，犹是一隅之见焉。

孙书三仲郎菊如之室，因儿女过多，不欲生产，怀妊屡服下胎药，不应，娩后三朝，陡发寒热，兼以痛泻，所下皆黑，而小溲不行。医作瘀治，用回生丹等药，已觉渐愈，惟寒热间作不休。至八朝，或嘱其邀孟英诊视。神气颇安静，苔色黄腻不厚，胃略知饥，惟右寸关空大，有静中一跃之形。诊毕，适前医至，孟英谓：右脉不佳，恐有骤变。彼按脉云：较昨已大和矣，必无害也。孟英唯唯而退，菊如送至门外，复嘱以令正元气大伤莫投峻药而别。继闻是夜寒热复作，腹仍大痛，更服回生丹，越日而亡。

书贾陈南桥，患冬温，数日后谵语不眠，所亲任殿华竭力清解，热退便行，忽然不语，因迓孟英视之。入房见其危坐于榻，面无病容，两目开阖自如，呼之不闻不答，若无知识者。按脉左寸细数无伦，尺中微细如丝。乃肾阴素伤，心阳过扰，真水下竭，真火将灺（音 xiè），纵有神丹，不能接续。吾师赵菊斋先生暨许少卿皆在座，佥云：渠有八旬老父，一岁孤儿，盍忍契然？勉为设法，如犀角、紫雪之类以图万一，不亦可乎？孟英曰：此非痰滞于络，亦非热传手少阴。适从高、孙两家来，并此为三败证，余一日而遇之，皆无药可用，不敢立方。平素不畏大证，君辈共知，稍有可为，毋劳谆嘱也。既而果逝。

李健伯夫人，因伤情志而患心跳，服药数月，大解渐溏，气逆不眠，面红易汗，卧榻不起，势已濒危。其次婿余朗斋浼孟英诊之，坚辞不治。其长婿瞿彝斋力恳设法，且云妇翁游楚，须春节旋里，纵使不治，亦须妙药稽延时日。孟英曰：是则可也。立案云：此本郁痰证，缘谋虑伤肝，营阴久耗，风阳独炽，烁液成痰，痰因火动，跳跃如春。若心为君主之官，苟一跳动，即无生理，焉能淹缠至此乎？但郁痰之病，人多不识，广服温补，阴液将枯，脉至右寸关虽滑，而别部虚弦软数，指下无情，养液开痰，不过暂作缓兵之计，一交春令，更将何物以奉其生？莫谓赠言之不详，姑顺人情而予药。方用西洋参、贝母、竹茹、麦冬、茯神、丹参、苁蓉、薏苡、紫石英、蛤壳等服之，痰果渐吐，火降汗收，纳谷能眠，胸次舒适。而舌色光绛，津液毫无，改授集灵膏法，扶至健伯归。因谓其两婿曰：我辈之心尽矣，春节后终虞痉厥之变也。已而果然。

朱仲和令正，向于娩后陡患痉厥，多医以图，广服补剂，其人虽起，厥疾弗瘳，再产亦然，延已数载，安之若素。孟英闻之，尝谓仲和曰：将来受孕，宜预药以痊之。今冬怀妊，病发益频，遂邀过诊。脉甚弦滑，厥前必先作胀，更衣得泻始舒，巅顶时疼，饮食不减。曰：肝风夹痰为患耳。仲和云：肝风则良是，痰则从来未吐。曰：惟其不吐，所以为患。沈尧封谓胎前病痰证居半，产时痰涎不下，诸病丛生，医者未知此理，徒知产后为虚，痰处络中，如何自吐？亦幸而痰在络中，补之不为大害，不过锢之愈深耳。岂可以不见痰遂云无痰乎？爰授蠲饮六神汤合雪羹，加蒌仁、竹沥，服三十剂，病果渐愈。次年娩后安然，知病根已拔矣。

王氏医案三编·卷二

壬子春,沈峻扬年五十七岁,素患痰嗽。年前顾某与小青龙汤一剂,喘逆渐甚,汪某进肾气汤一服,势更濒危。医云治实治虚,不能舍此二法,而皆不应,病真药假,不可为矣。王月钜嘱迎孟英图之,脉来虚弦软滑,尺中小数,颧红微汗,吸气不能至腹,小便短数,大解甚艰,舌红,微有黄苔,而渴不多饮,胸中痞闷不舒。曰:根蒂虚于下,痰热阻于上。小青龙治风寒夹饮之实喘,肾气汤治下部水泛之虚喘,皆为仲景圣法,用之得当,如鼓应桴,用失其宜,亦同操刃。所以读书须具只眼,辨证尤要具只眼也。此证下虽虚而肺不清肃,温补反助其壅塞,上虽实而非寒饮,温散徒耗其气液,耗之于先则虚气益奔,壅之于后则热痰愈锢,其加病也,不亦宜乎?爰以杏仁、苇茎、紫菀、白前、萎仁、竹沥开气行痰以治上实,而佐苁蓉、胡桃仁以摄纳下焦之虚阳,一剂知,再剂平。旋去紫菀、白前,加枸杞、麦冬、白石英,服三帖而便畅溺长,即能安谷。再去杏仁、竹沥、苇茎,加熟地、当归、薏苡、巴戟,填补而痊。

陈舜廷继室,娩后略有咳嗽,微有寒热,恶露不多,少腹似有聚瘕,时觉窜痛,腰疼不能反侧,齿衄频流,溺少口干,仍不喜饮,舌色无液,善怒不眠,四肢牵掣不舒,易于出汗。逆孟英诊之,脉至虚弦细弱,系素属阴亏,新产血去之后,八脉皆空,阳不能潜,游行于上,见证虽然错杂,治当清息风阳,表散攻瘀,毫不可犯。爰以沙参、竹茹、白薇、丹参、丝瓜络、石斛、栀子、小麦、甘草、红枣、藕为方,服数帖,嗽衄皆蠲。为去丹参、麦、枣、栀、斛,加归身、熟地、枸杞、麦冬、楝实服之,各恙渐瘥。复因卒闻惊吓之声，心悸自汗，肢麻欲厥，乃定集灵膏加紫石英、牡蛎、龙齿，合甘麦大枣熬膏，服之而康。继有汪少洪令侄女适孙彬士者，产后患证，与此相似，误投温散，发热愈壮，但在上部，医者犹不知为阴虚阳越，仍从感治，迨脉脱汗淋，始邀孟英视之。始知是虚阳外越，然已不能拯救，病者自赋绝命词而逝。盖凡属虚脱之证，至死而神不昏也，医者识之。

许兰屿令正，正月中旬偶食蒸饼，即觉腹中攻痛而寒热间作，以为疟也，请孟英诊之。脉弦软而微数，曰：此不可以疟论。缘阴素亏，往岁愈后少于调补，仍当濡养奇经，盖阳维为病，亦能作寒热，而八脉隶于肝肾，温肾凉肝，病即霍然矣。授以苁蓉、枸杞、当归、白薇、青蒿、茯苓、竹茹、鳖甲、楝实、藕，数帖果愈。迨二月中旬，其病复作，举家金以为疟。或云：必前次早补，留邪未去使然。而兰屿远出，家无主议之人。孟英曰：前次愈之太易，我之罪也，不为善后，谁之过欤？如信我言，指日可瘳。第须多服培养之剂，保无后患。于是仍服前药，亦数剂而安。续以集灵膏去牛膝，加羊藿、阿胶、当归、黄檗、菟丝、苁蓉、蒲桃干，熬膏服之，竟不再发。

张友三室，去春受孕后，忽梦见其亡妹，而妹之亡也由于娩难，心恶之，因嘱婢媪辈广购堕胎药饵服，卒无验。冬间娩子后亦无恙，自疑多饵堕胎药，元气必伤，召朱某治之。述其故，朱即迎合其意而断为大虚之候，且云：苟不极早补救，恐延蓐损。病者闻而益惧，广服补剂，渐至卧榻不起，多药弗效。延至仲春，族人张镜江为邀孟英视之。不饥不寐，时或气升，面赤口干，二便秘涩，痰多易汗，胸次如春，咽有炙脔，畏明善怒，刻刻怕死，哭笑不常，脉至左部弦数，右手沉滑。曰：此郁痰证误补致剧也，与上年李健伯令正之病情极相类。第彼已年衰而伤于忧思谋虑，是为虚郁；此年壮体坚而成于惊疑惑惧，是为实郁。虚郁不为舒养而辄投温补，则郁者愈郁而虚者愈虚，实郁不为通泄而误施温补，则郁不能开而反露虚象，所谓大实有羸状也。医者但云补药日投，虚象日著，不知虚象日形，病机日锢，彼岂故酿其病而使之深耶？亦是一片仁心，无如药与病相舛而驰，盖即好仁不好学之谓耳。余非好翻人案，恐不为此忠告，未必肯舍补药而从余议也。病者闻之大悟，即授小陷胸合雪羹，加菖蒲、薤白、竹茹、知母、栀子、枳实、旋、赭出入为方，吞当归龙荟丸，三剂后，蒌仁每帖用至八钱而大解始行，各恙乃减，半月后，心头之春杵始得全休。改用清肃濡养之法调理，匝月汛至而痊。

蒋礼园三令弟拜枫，自去年疟后，左胁聚气不消，时时窜痛，疑为疟母。孟英脉之，弦软且滑。曰：非疟母也。予旋覆、海石、竹茹、丝瓜络、绛屑、葱白、蛤壳、凫茈、海蜇为方，十余剂而刈其根。

关寅伯赞府家某厨，患春温，渠主人颖庵治之，弗瘳，为速孟英诊焉。脉来弦软而寸数，舌绛苔黑而神昏，谵渴溺红，胸腹拒按，是双传证也。夫顺传者宜通其胃，逆传者宜清其营，治法不容紊也。然气血流通，经络贯串，邪之所凑，随处可传，其合其分，莫从界限，故临证者宜审病机而施活变，弗执死法以困生人。此证属双传，即当双解。予凉膈散加犀角、菖蒲、元参下之，果愈。

何氏妇，年未四旬，于庚戌冬患腹胀善呕。或云寒凝气滞，宜吸鸦片烟以温运之，及烟瘾既成而病如故。或云冷积也，莫妙于蒜罨，往夏遂以蒜杵如泥，遍涂脊骨，名曰水灸，灸后起疱痛溃，骨蒸减餐，其胀反加，经乃渐断。招越医庄某治之，云劳损也，进以温补，病乃日甚。复邀张凤喈、包次桥、姚益斋诸人视之，佥云劳损已成，或补阴，或补阳，服至冬令，便泻不饥，骨立形消，卧床不起。今春请神方于各乩坛，皆云不治。其夫因蒲艾田荐于许信臣学使，随任广东，家无主意，束手待毙而已。蒲闻而怜之，为屈孟英一诊，以决危期之迟速，初无求愈之心也。切其脉弦细数，循其尺索刺粗，舌绛无津，饮而不食，两腿肿痛，挛不能伸，痰多善怒，腹胀坚高，上肤黄粗，循之戚戚然，昼夜殿屎，愁容黎瘁，小溲短涩而如沸，大便日泻十余行。脉色相参，万分棘手，惟目光炯炯，音朗神清，是精气神之本实未拨，病虽造于极中之极，却非虚损之末传也。殆由木土相凌，为呕为胀，洋烟提涩其气，益令疏泄无权，蒜灸劫耗其阴，更使郁攸内烁。进以温补，徒为壮火竖帜而涸其津；溉以滋填，反致运化无权而酿为泻。固之涩之，煞费苦心。余谓赖有此泻，尚堪消受许多补剂。纵临证心粗，不询其泻出之热而且腻，岂有肾虚脾败之泻可以久不安谷而延之至今乎？夫人，气以成形耳，法天行健，本无一息之停，而性主疏泄者肝也，职司敷布者肺也，权衡出纳者胃也，运化精微者脾也，咸以气为用者也。肝气不疏则郁而为火，肺气不肃则津结成痰，胃气不通则废其容纳，脾气不达则滞其枢机，一气偶怠，即能成病。推诸外感，理亦相同，如酷暑严寒，人所共受，而有病有不病者，不尽关乎老小强弱也，以身中之气有怠有不怠也。怠则邪留著而为病，不怠则气默运而潜消，调其怠而使之不怠，治外感内伤诸病，无余蕴矣。今气怠其道，津液不行，血无化源，人日枯瘁，率投补药，更阻气机，是不调其怠而反锢其疾也。疾日锢，腹愈胀，气日怠，血愈枯，或以为干血劳，或以为单腹胀，然汛断于腹胀半年之后，是气怠而致血无以化，非血病而成胀矣。既胀而驯致腿肿筋挛，不可谓之单胀矣。肿处裂有血纹，坚如鳞甲，显为热壅，不属虚寒。借箸而筹，气行则热自泄。首重调怠，展以轻清，忌投刚燥，热泄则液自生，佐以养血，须避滋腻，宜取流通，徐洄溪所谓病去则虚者亦生，病留则实者亦死，勿以药太平淡而疑其不足以去病也。艾田云：薛一瓢谓人须修到半个神仙身分，才可当得名医二字。聆君妙论，不愧名医。于是以沙参、竹茹、丝瓜络、银花、楝实、枇杷叶、冬瓜皮、黄檗、当归、麦冬、枸杞、白芍出入为方，用水露煮苇茎、藕汤煎药，服四剂，脉柔溲畅，泻减餐加。乃参以西洋参、生地、黄连、花粉、薏苡、栀子之类，又六剂，舌色渐淡，腿肿渐消，服至匝月，忽然周身汗出溱溱，而肿胀皆退，舌亦津润，皮肤渐脱，肌肉渐生，足亦能伸，便溺有节，并不另授峻补，两月后可策杖而行矣。天时渐热，服药已久，以虎潜丸方熬为膏，用藕粉捣成丸，因丸剂皆药之渣质，脾运殊艰。孟英凡治阴虚须滋补者，悉熬取其精华而以可为佐使者和之为丸，不但药力较优，亦且饵之易化。如法服至长夏，健步经通，遂以康复。艾田云：此证人不能治，神亦不能治，君竟能肉白骨而生之，不仅半个神仙，殆人而仙者耶？抑仙而降为人者耶？

水露：以甜水贮甑，蒸取其露。宜临时蒸用，取其有升降之机而养津液也。一名甑汗水。停久则失性矣。

应氏妇，年逾四旬，去年难产后，患左目无光，火升心悸，诸治不效。所亲沈玉庭嘱延孟英治之。予集灵膏合甘麦大枣汤，以峻滋肝肾之阴而愈。

一机匠，久患寒热，兼以痰嗽，形消肌削。人皆以劳怯治之，久而不愈。或嘱其就诊于孟英。脉弦缓而大，畏冷异常，动即气逆，时欲出汗，暮热从骨髓中出，痰色绿而且臭，便坚溺赤。曰：痰火为患耳，误投补药矣。以苇茎汤合雪羹，加白薇、花粉、旋覆、蛤壳，服二十剂，体健加餐，其病如失。

诸暨张某者，有跛疾，业点翠，终日坐，而三四年来行数十武即喘不能已，别无他苦，饮食如常。医咸谓虚，频补不应。诣孟英视之，曰：久坐不劳，气行迟滞，痰凝久伏，故为此患。脉缓而滑，岂为虚象？授雪羹合小陷胸，加竹茹、旋覆、海石、杏仁、半夏服之，果吐多痰而愈。

高隽生孝廉令堂，患痰嗽，服伤风药而喘汗欲脱。孟英予人参、茯苓、半夏、甘草、桂枝、白石英、牡蛎、胡桃仁、冬虫夏草而瘳。以其年近五旬，冲任不足，虽素有饮邪，而悲哀劳瘁之余，经事忽行，一投表散气即随而上逆，故用药如此。

孟夏，许芷卿偶自按脉，左寸如无，招他医诊之，佥云心散。举家惊惧，己亦皇皇，屈孟英视之。曰：劳心而兼痰火之郁，故脉伏耳。其火升面赤，不寐胁鸣，乃惊骇激动肝胆之阳勃然升越，非本病也。予人参、黄连、菖蒲、紫石英、小麦、麦冬、莲子心、红枣、竹叶、甘草为方，一剂知，二剂已。

蒋礼园令堂，年七十三岁，患疟寒少热多，时时自汗。咸虑其脱，议欲进补。孟英切脉，洪数而滑，舌绛口干，是暑为病也。与清解法，数剂而痊。

许子厚令庶母，年未四旬，患晡热发于上焦，心悸头疼，腰酸腿软，饥不欲食，暮则目如盲而无所睹，时或腹胀，自汗带多。孟英脉之，弦细而弱，气短不足以息，舌赤无苔。曰：此营血大亏，不可作暑治也。授人参、熟地、枣仁、枸杞、归身、麦冬、乌贼骨、牡蛎、龟板、蒺藜、芍药、杜仲、羊藿等药，数十剂而康复如常。

吴曲城三令郎，年未冠，患疟，医作食疟、暑疟、阴虚疟治之，诸法不应。逆孟英视之，面色浮黄，便溏呕恶，脘闷腹胀，溺少汗多。曰：湿疟也。予枳、朴、苓、滑、苍术、半夏为方，送服香连丸而愈，继用六君子善其后。或云：先生近辑《温热经纬》，力辨暑必兼湿之非。今年霉雨全无，夏至后酷热亢旱，流金烁石，湿自何来？方叹先生析理之精，胡以此证是湿邪？大剂燥药果然获效，又何说欤？孟英曰：暑即天上之日，有何湿气？人因畏暑贪凉，瓜果过度，虽无雨湿相杂，湿亦自内而生，所以暑每易于夹湿，而昧者遂指湿热相合之病为暑证，殆由未见天日，故不识暑之真面目也，一笑。

兰溪吴氏妇，盛夏患恶阻。洪某进旋覆、姜、桂等药，而壮热神昏，腰疼欲堕，二便秘涩，呕吐不休，脉数而洪。予栀、芩、连、楝、竹茹、知母、银花、绿豆为剂，佐以苏叶二分，冬瓜煮汤煎药，下咽即安，数服而愈。

张六桥，年逾七旬，素不耐病，新秋患疟，托孟英筹速愈之方。曰：易事耳。第寒少热多，苔黄渴汗，溺赤便秘，体厚多痰，杳不知饥，极其畏热。其年虽耄，其证宜清。以大剂知、芩、连、滑、花粉、竹茹、厚朴、石膏，加雪羹投之，数剂而痊，康强如昔。

吴奏云三令郎，甫八龄，患感，幼科治以清解，弗瘥。迓孟英视之，脘闷便秘。曰：气机未展耳。投小陷胸加紫菀、通草、杏仁，服三剂，先战汗而解，寻更衣以愈。当战解之时，家人不知，诧为将脱，欲煎参汤灌之，幸孟英适至，阻其勿服。既而其妇弟陈某之病略相似，亦用此法而痊。

朱生甫明经，以花甲之年，偶在嘉兴患滞下甚剧，急买棹旋杭，集诸医议诒。许敬斋宗景岳，谓痢必本于寒湿，主干姜、桂、朴以温化；洪石生尚东垣，闻其向患脱肛，主清暑益气以举陷。或云素善饮而有鼻衄，血热阴亏，既受暑邪，宜玉女法以两清；或云痢必有积，不必问其余，宜大黄、归、枳以荡涤。聚议纷纭，乃郎仲和等不知所从而质诸孟英。诊毕，遂问此证何如？当用何药？曰：此滞下证之最难治者也。痢初作，即不能起于榻而五色并见，噤口不食，非暑热之深受，一何至于此极耶？满面红光，鼻赤尤甚，肺热素炽，暑火烁金，故水失化源，溺少而涩，此不可以温燥再劫其津也；肢掣无眠，合目呓语，时时烦躁，视物不明，畏热喜风，口干易汗，阳气浮越，暑渐侵营，故苔虽腻黄，尖红根黑，此不可以升散再扰其阳也；胸次不舒，饮水欲噎，欲噫不达，欲嚏不能，茎缩易嗔，时有恶梦，肝多怫郁，痰阻清阳，故升降不调，中枢窒滞，此不可以滋涩再碍其机也。又非寻常之痢，病仅在腑，可以推荡以为功也。参之于脉，右寸关缓滑而寸较抑，左则弦洪而数兼上溢，故知其气郁痰凝，暑火深受，风阳内动，久耗心营。所幸两尺皆平，身无大热，如能治之中肯，尽可无虞。仲和出诸方云：然则此皆不可服乎？曰：咸治痢之法也，惜尊翁之证不能合于此药耳。若尊翁之恙，见证虽太错杂，而责重在于肝经，肝属厥阴，风火内寄，故此经之痢宜柔宜凉，忌刚忌温，以肝为角木，龙性难驯，变化飞腾，病机莫测，但使风阳靖息，庶几险浪不兴。纵有别派未清，自可徐为疏瀹也。仲和闻而心折，力恳图维。于是以仲圣白头翁汤为主方，加石菖蒲、川贝母、竹茹开痰舒郁以调其气，犀角、银花、竹叶凉血息风以清其心，冬瓜、蔗梢、凫茈、海蜇煮汤煎药，以清胃热而生津，化腑气而濯垢，吞送滋肾丸三十粒，引肝火迅速下行，服后诸恙递减，粪色渐见，痰果频吐，神气亦安。既而粥食日增，夜眠恬适，始去犀角、雪羹、滋肾丸，加西洋参、阿胶以复其津液。迨痢净而时有血随粪下，为加鸦胆仁，以龙眼肉包而吞之，果止。惟肠鸣气泄，稀粪随流，肛坠难收，脉亦弦软，知其病去而正虚也，改用三奇散而安。继予气血交培善后，仍佐蠲痰舒郁，康健较胜曩时，盖并其积年宿疾而去之也，故生甫谢孟英诗五排结句云：不因施上药，那得挽沉疴？魂磊从今尽，先生殆缓和。

赵菊斋外孙华颖官，易患痰嗽，幼科治之，渐至发热，口渴便泻，汗多烦哭，以为将成慢惊，参入温补，日以加剧。孟英视之，曰：肺热也。投苇茎汤加滑石、黄芩、枇杷叶、桑叶、地骨皮，旬日而愈。

顾媪，因比邻失火，几焚其庐，惊吓之余，不能起榻，胁痛偏右，便秘神瞀，身面发黄。医云湿热，治之罔效。乞诊孟英，脉涩而弦，按之甚软。曰：此因惊恐气结不行所致。予沙参、桑叶、栀子、丝瓜络、冬瓜子、苇茎、枇杷叶、旋覆、葱须、竹茹，数剂而痊。

金愿谷中翰，患便秘，广服润剂，粪黑而坚如弹丸，必旬余始更衣，极其艰涩。孟英诊脉迟软，舌润不渴，小溲甚多。乃久患痹证，坐卧不行，健运迁迟，法宜补气，俾液濡布，所谓中气足则便溺如常矣，非凉润药所能治也。予大剂参、术、橘、半，加旋覆花以旋转中枢，鸡膍胵以宣通大肠之气，鸡不溺而粪易下也，更仿《金匮》谷实之例，佐血余、苁蓉，俾为流通腑气之先导，如法服之，数日即解，且较畅润，至三十剂，其病若失。

沈氏子，年甫髫，仲秋患感两旬，屡医弗愈，求孟英视之。神昏谵语，面惨无眠，舌绛耳聋，频吐白沫，脉数溺少，渴饮不饥，热已甚微，汗亦频出，牛黄、紫雪数进无功。以元参、丹参、白薇、知母、苇茎、竹茹、旋覆、冬瓜子、蛤壳、石斛、枇杷叶、竹叶、花粉、莲子心、西瓜翠衣等出入为方，数服而愈。盖邪虽传营，气分未廓，故虽善饮水而敷布无权，不能下行为溺，但能旁溢为汗，上行为沫。良由初起不知为暑，治以表散风寒之药，及至传营，又不知营卫两解之法，徒以直走膻中之药，漫图侥幸，何异鹦鹉学人言而不知所以言耶？

沙沛生醲尹，患身热头重，腹胀便溏，脘闷不饥，口流涎沫，腿酸溺少，脉软神疲。孟英诊，曰：内湿素盛，兼吸客邪，不可谓值此亢旱之年竟无泛滥之病也。予槟、朴、蔻、苓、猪、泽、橘、半、防己、秦艽之剂，小溲虽行，其口中涎水流出尤多，病遂以愈。既而其子龙官初次患疟，耳聋舌绛，溺赤痰多，脉数而弦，寒微热甚。幼科云胎疟，不能即愈。孟英曰：此齐东野语也。予滑石、竹茹、知母、花粉、苓、翘、橘、半、青蒿、鳖甲，八帖而痊。

温敬斋令正，九月间忽然四肢麻木，头晕汗淋，寻不能言，目垂遗溺，浑身肤冷。急请孟英视之，脉微弱如无，乃虚风内动，阳浮欲脱也。先令煮水以待药，与东洋参、黄耆、龙、牡、桂枝、甘草、茯苓、木瓜、附子九味煎数沸，随陆续灌之，未终剂人渐苏，盖恐稍缓则药不能追也。

朱饬庵孝廉，年未三旬，自都中奔丧回杭，患滞下赤白，腹不甚痛，而奔迫异常，能食溺长，医治罔效。孟英脉之，虚弦而软。曰：此不可以常痢视也。以三奇散加归、芎，送香连丸而愈。

王子庵令堂，年已古稀，患便秘不舒，时欲努挣，汗出头晕。医谓其肝气素滞，辄与麻仁丸等药，其势孔亟。伊婿陈载陶屈孟央诊焉，脉虚弦而弱，是虚风秘结。予人参、苁蓉、当归、柏子仁、冬虫夏草、白芍、枸杞、楝实、胡桃仁，数帖而痊。次年秋患脘痞疼胀，医者率进温补香燥之药，驯致形消舌绛，气结津枯。始延孟英视之，不及救矣。

屠小苏令正，自乳经停，泛泛欲吐，或疑为妊。所亲高啸琴进以养阴之药，渐致时有微热，脘闷不饥，气逆嗽痰，卧难著枕，二便秘涩，耳闭汗频。孟英脉之，虚软而涩。曰：根蒂素亏，经停乳少，血之不足；泛泛欲呕，肝乘于胃；率投滋腻，窒滞不行；略受风邪，无从解散，气机痹塞，九窍不和。先以葱、豉、通草、射干、兜铃、杏仁、蒌壳、枇杷叶、白蔻开上，两剂热退；次用小陷胸合雪羹，加竹茹、旋覆、白前、紫菀宣中，三剂便行安谷；继予冬虫夏草、苁蓉、当归、枸杞、麦冬、紫石英、楝实、熟地、牛膝，滋下而瘳。又顾氏子患发热，独炽于头，医进发散，汗出不解，胸次痞闷，便滞溺艰，舌绛口干，饮不下膈，不眠头痛，脉数而弦。孟英曰：体质素虚，热薄于肺，痰结于胸，治宜轻解。羌、防、柴、葛，恶可妄投？膏粱与藜藿有殊，暑热与风寒迥异，治上焦如羽，展气化宜轻。以通草、苇茎、冬瓜子、丝瓜络、紫菀、枇杷叶、射干、兜铃、白前九味，天泉水急火煎服，覆杯即已。盖席丰履厚之家，密室深居，风、寒、湿三气所不能侵，惟暑燥之邪易于吸受，误用温散，最易劫津。若田野农夫，栉风沐雨，肌坚气实，当用辛温，设进轻清，焉能济事？故医者须量体以裁衣，弗

195

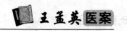
胶柱而鼓瑟也。

孙氏子，患腿酸寝汗，溺赤脘疼，食减口干。或疑为损。孟英按脉缓大，苔色微黄，乃劳力火升，内兼湿热也。以沙参、竹茹、甘草梢、小麦、石斛、楝实、丝瓜络、绿萼梅、建兰叶、带露桑叶为方，送服松石猪肚丸，旬日而愈。嗣有任氏女校书患带，诸药罔瘳。孟英视曰：脉软数而长，非虚也，宜猪肚丸清其湿火。服匝月，病良已。

沈妪，素患肝气，初冬便泻，医药勿瘥。所亲吴馥斋迓孟英诊之，脉至弦梗，舌赤无津，杳不知饥，胁腹时胀，乃风阳内炽，津液耗伤，香燥忌投，法宜濡润，否将阴涸，毋畏甘凉。予甘草、地黄、麦冬、阿胶、枸杞、薏苡、楝实、葳蕤、乌梅为剂，牡蛎一斤，甘澜水煮浓汤煎药，和入蔗浆服之，数日而瘥。已能安谷，忽然舌不能伸，心摇语謇，不眠头晕，面赤火升。仍速请孟英视之，脉梗虽和，极其弦细，是阴液未复，木火失涵。以前方去薏、楝、乌梅，加人参、龙眼肉，少佐黄连，授之而愈。

罗氏妇，先患痰嗽，气逆碍眠，后兼疟痢并作。医者佥云无法，浼人乞诊于孟英。脉见滑数，口渴苔黄，不饥脘闷，溺似沸汤。曰：无恐也，虽见三证，其实一病。盖肺胃大肠，一气流通，暑伏肺经，始为痰嗽，失于清解，气逆上奔，温纳妄投，胃枢塞滞，郁遏成疟，渴饮汗多，热甚寒微，病情毕露。温化再误，转入大肠，赤白稠黏，无非热迫。不必见证治证，但治其暑，则源清流自洁矣。以苇茎汤加滑石、黄芩、竹茹、石膏、厚朴授之，不旬日而三证悉瘳。

沙沛生醮尹令正，胎前痰嗽，娩后尤甚。孟英视之，面赤能餐，汗多畏热，脉滑而数，呕渴苔黄，恶露流通，血分无病，乃燥火伏于肺胃，法宜清肃上焦，不可谓产后禁凉润也。剂以沙参、茹、滑、知、斛、冬、甘、枇杷叶、冬瓜子、苇茎、梨皮、桑叶、蛤壳出入互用，旬日而痊。

钱氏妇，患嗽数月，多医莫治，渐至废寝忘餐，凛寒乍热，经停形瘦，心悸耳鸣，滋补填阴，转兼便泄。孟英视脉，虚弦缓大，而气短懒言，卧榻不支，动即自汗。曰：固虚也，然非滋阴药所宜。予参、耆、龙、牡、桂、苓、甘、芍、冬虫夏草、饴糖，大剂服旬日而安。继去龙、牡，加归、杞，服二十剂，汛至而康。病者欲常服补药，孟英止之，曰：病痊体健，何以药为？吾先慈尝云：人如欹（音qī）器，虚则欹，中则正，满则覆。世之过服补剂，致招盈满之灾者比比焉，可不鉴哉？

高鲁川三令爱，为外科姚仰余令郎杏村之室，年三十五岁，自去年仲夏患痢，白少赤多，昼夜一二十行，或有溏粪相杂。医治日殆，延至今冬，经断半年，胁腹聚块，时时上窜，宛如虫行，痒至于咽，食压始下，腹胀腿肿，唇白口糜，舌绛无津，耳鸣巅痛，略有干呛，渴饮汗频，热泪常流，溺短而热，善嗔多梦，暮热无眠，心似悬旌，屡发昏晕。痢门与虫门方药遍试无功，舍病而补法备施，亦无寸效，金云不能过冬至，棺衾咸备，无生望矣。杏村之僚婿蒋礼园、黄上水交荐孟英图之。脉至左弦数上溢，尺中滑大，按之细弱，右手软滑，略兼弦数。诊毕，谓杏村曰：令正幸能安谷，得以久延。然下痢五百日，喉腭辣燥，阴液固已耗伤，而尺肤淖泽，脂膏未剥，其中盖别有故焉。腹中之块，痢前曾有乎？痢后始起乎？杏村云：起于痢前。然则前此曾有产育乎？云：去年二月间分娩艰难，胞已糜碎，生而未育。曰：是矣，此实似痢而非痢也。夫胞衣糜碎，必有收拾未尽而遗留于腹中者，恶露虽行，此物未去，沾濡血气，结块渐成，阻碍冲任之常道，而冲任二脉皆隶阳明，月事既不能循度以时下，遂另辟捷径，旁灌于阳明，致赤白之物悉由谷道而出，宛如痢疾。据云：姅期向在中旬，故每月此时痢必加甚，仍与月汛相符，虽改途易辙而行，尚是应去之血，所以痢至年半，尺肤犹不至枯瘁也。且其痢由腰脊酸楚而下，显非肠胃之本病，缘病起夏月，正痢疾流行之候，病者自云患痢，医者何暇他求？通之涩之，举之填之，无非肠胃之药，不但未切于病情，抑且更广其病机。试思肠胃之痢，必脂膏削尽而经枯，则焉能纳食如常而充肌肤耶？然非谓不必治其痢也，欲治痢，必治其所以痢，则当治冲任。治冲任，必治冲任之所以病，则当去其遗留之物。遗留之物去，则冲任二脉遵道而行，月事如期，痢亦自愈。第物留已将两载，既能上行求食，谅已成形。前医指为虫病，而无面白唇红之证据者，虫必饮食夹湿热之气所化，此但为本身血气所凝，似是而非，判分霄壤。况此物早已脱蒂，不过应去而未去，欲出而不能，开通冲任二脉，其物自下，不比肠覃石瘕有牢不可拔之势，必用毒药以攻之者。爰以乌鲗、鲍鱼、茜根、龟板、鳖甲、血余、车前子、茺蔚子、藕汁为初方。众见方案，佥云：舍垂危之痢而不顾，乃远推将及两年之产后，而指为未经人道之怪证，不但迂远穿凿，未免立异矜奇。疑不敢从。蒋礼园令弟敬堂云：徐洄溪批叶案，以十年九年之病仍标产后为大不然，谓产后过百日而起病者不作产后看，举世皆以为定评。余读孟英所辑叶案瑕瑜，谓案中所云十年九年者乃病从产后起，延至于今而屡发也，否则胀泻浮肿，何必远推多载之前而隶于产后耶？更有新产之后，其病不因产育所致者，虽在百日之内，亦不可谓之产后病，仅可云病于产后耳。此证痢虽起于百日之外，块早形于两月之前，因流溯源，正是治病必求其本也。今人之病，何必古书尽载？此医之所以不易为而辨证之所以为最难也。听其议论，具有根柢，并非捕风捉影之谈。况药极平和，又非毒剂，似与久病元虚无碍。他医既皆束手，盍从其计求生？具嘱仰余，勿改其方。于是群议始息。服两剂后，病者忽觉粪从前阴而出，大骇，急视之，乃血裹一物，头大尾小，形如鱼鳔而有口，剖之甚韧，血满其中。众始诧为神治，而病者汗晕不支，孟英即与人参、龙骨、牡蛎、茯苓、麦冬、甘草、小麦、红枣为方，服数剂，神气安爽。始知脐下之块已落，而左胁下者犹存，然上窜之势向以脐下为甚，窜势既减，痢亦渐稀，改用白头翁汤加阿胶、甘草、小麦、红枣，吞仲景乌梅丸，和肝脾之相贼，养营液而息风，旬日后头目渐清，肿消胀减。复以初方合《金匮》旋覆花汤，服四剂，又下一物，较前差小而胁块乃消，窜痒悉罢，痢亦径止。惟溺热便溏，口犹辣渴，心摇易汗，腿软无眠，烦躁火升，脉形虚豁，乃阴火内炽，脾受木乘，营液久伤，浮阳不敛也，授归耆建中汤去姜，加黄檗、乌梅、龙骨、牡蛎、小麦，以羊肉汤煎，送下交泰丸一钱。脉证虽觉渐耐，惟久病元虚，屡生枝节，孟英坚持此法，不过随机略为进退而已，而旁观者议论纷纭，因嘱邀王簏伯会诊，簏伯亦主是法，浮言乃息。服至匝月，喉间渐生甘液而各恙递平，又匝月，甘液布及舌尖而满口皆润，次年二月中旬，经至肌充而愈。适吴楚之警，遂辍药。迨仲冬患疮，误用药水洗之，致毒内陷而殒，惜哉！

施秋涛室，仲冬分娩，因前岁初产艰难，稳婆妄施毒手，脔而出之，自怀忧惧，产周时不下，举家皇皇，稳婆以为奇货可居，力赞仍唤原手相助，竟仍前例，索谢而去。孟英闻之恻然，谓其乃尊赵菊斋曰：难产自古有之，庄公寤生，见于《左传》，故先生如达，不坼不副，诗人以为异征，然先生难而后生易，理之常也，晚嫁者尤可必焉。但亦有晚嫁而初产不难者，非晚嫁而初产虽易继产反难者，或频产皆易间有一次甚难者，有一生所产皆易，一生所产皆难者，此或由禀赋之不齐，或由人事之所召，未可以一例论也。谚云十个孩儿十样生，至哉言乎！若得儿身顺下，纵稽时日，不必惊惶，安心静俟可耳。会稽施圃生茂才诞时，其母产十三日而始下，母子皆安。世俗不知此理，稍觉不易，先自慌张，凶恶稳婆，故为恫吓，使人不敢不从其计，要取重价，操刃脔生，索谢去后，产母随以告殒者有之。奈贸贸者不知堕彼术中，尚夸其手段之高。忍心害理，惨莫惨于此矣。设果胎不能下，自有因证调治诸法，即胎死腹中，亦有可下之药，自古方书，未闻有脔割之刑加诸投生之婴儿者。惟有一种骡形女子，交骨如环，不能开坼，名锁子骨，能受孕而不能产，如怀妊必以娩难亡。此乃异禀，千万人中不得其一二者，如寻常可开之交骨，断无不能娩之理也。菊斋闻而浩叹。产后患干呛不饥，少眠善梦，口干溺数，继发寒热。孟英诊，曰：幸体气坚实，不过因惊惧而感冬温耳。与白薇、栀子、丹参、竹茹、茯苓、青黛、蛤壳、枇杷叶、豆豉、葱白，投匕而安。数日后寒热又作，仍投前方，覆杯即愈。继去葱、豉，加百合、石斛、知母服之，各恙皆瘥。孟英又曰：骡形为五不可孕之一，方书误作螺者，非也。盖驴与马交则生骡，纯牝无牡，其交骨如环无端，不能孕育，体纯阴，性极驯，而善走胜于驴马，然亦马之属也，故《易》曰坤为马，行地无疆，利牝马之贞，皆取象于此也。人赋此形而不能安其贞，则厄于娩矣。秋涛闻之，方疑其室之骡形也。迨癸丑冬，产一子，竟无恙，始悔前此为稳婆所愚也。

顾子襄，体素丰，患颐肿，医投升散之药，神昏气逆，鼻衄大流。伊舅氏朱生甫明经为延孟英视之，面赤音低，不眠脘闷，大渴溺赤，脉滑数而洪。曰：冬温也。其苔色白而不燥者，内有伏痰耳；便泻如水者，肺热下大肠耳。岂可以为寒乎？予犀角、元参、旋覆、栀、芩、射干、竹茹、通草、银花、石菖蒲服之，衄止神清，泻亦不作。去犀、射，加花粉、贝母，服二剂，解坚矢，吐胶痰，知饥热退而愈。继有朱氏子右颈肿突，外科围药，甚痛，身热不饥。孟英诊，曰：冬温耳，非患痈也。敷药亟令洗净，另以芙蓉叶杵烂涂之，投以清解肺卫药，数日而痊。

蒋氏妇，年逾四旬，患一奇证，痰必自少腹突冲而上，其势甚猛，其坚如石，其热如火，故突然而冲之际，周身为之震撼，日夜二十余次，每次止须一咯，即脱然出口，四肢渐形牵掣，口极渴，而溺如沸汤，食减少眠，形日消瘦。诸医皆知为痰火病，而治无寸效。孟英视之，曰：证治非谬，而药不胜病者，殆积热深锢，必从前多饵温补所酿也。其夫云：诚然。向来本无病，因无生育，紫河车已服过数十具，他药称是。曰：愚哉！药之治病，犹兵之戡乱也，所谓用药如用兵，无病而药，是黩武也。既无生育，何不纳妾？凡服温补之药以求子者，其药毒钟于小儿，生子多不育，况食人之胞乎？无论忍心害理，已属不仁，即偶然得子，多患异疾，或顽蠢狠戾而无人心，亦何益哉？昨闻沙沛生令妹患痘服此，致鼻穿而痘仍不救。设非胞衣之毒，奚至此乎？故余临证三十年，从不用之，纵病家要用，亦必剖陈利害以劝止之，或令以羊肾代之，温养有情，且无秽毒，功较胜焉。令正服过数十具而从未生育，毒气毫无出路，欲种子者翻种病矣，岂寻常清凉之剂所能愈哉？考古惟紫雪能搜剔久蕴深藏之毒火，试饵之，或有验也。爰用紫草、银花、元参、土茯苓、甘草、绿豆、海蜇、凫茈为方，和入竹沥，另以豆腐皮包吞紫雪五分，服之果效，匝月而瘳。

陆渭川令媳，患感，适遇姅期，医治数日，经止而昏狂陡作，改从热入血室治，转为痉厥，不省人事。所亲沈雨阶为延孟英诊之。脉弦牵（音 dá）而虚滑，气逆面青，牙关不开，遗溺便秘，令按胸次，坚硬如桦。此冬温尚在气分，如果热入血室，何至昼亦昏迷？良由素多怫郁，气滞痰凝，用柴胡则肝气愈升，攻瘀血则诛伐无过。予小陷胸合蠲饮六神汤，加竹沥，调服牛黄至宝丹一颗，外以苏合丸涂于心下，痰即涌出，胸次渐柔，厥醒能言，脉较有力。次日仍用前方，调万氏清心丸一粒，果下痰矢，渐喂稀糜。改授肃清，数日而愈。续有顾某，陡患昏狂，苔黄便秘，卧则身挺，汗出五心。医云热入膻中，宜透斑疫，治乏加剧。孟英诊脉，弦缓不鼓，身无大热，小溲清长，的非外感，乃心虚胆怯，疑虑忧愁，情志不怡，郁痰堵窍也。以蠲饮六神汤合雪羹，加竹叶、莲子心、竹沥，服二剂狂止，自言腹胀而头偏左痛，仍以前方吞当归龙荟丸，大解始下，改用清火养心、化痰舒郁之法而愈。

孟英治其令弟季杰之簉（音 zào）室，怀孕患嗽，嗽则鼻衄如喷，憎寒乍热，口渴头疼，右脉洪数。授白虎汤合葱豉，投匕而瘳。或云：时已隆冬，何以径投白虎？孟英曰：脉证如是，当用是剂，况今年自夏徂冬，亢旱不雨，寒虽外束，伏热蕴隆，此即麻杏甘膏之变法耳。

朱介眉，年逾花甲，患感于季冬，初服温散，苔色遂黑，即投白虎，胸胁大疼，面赤不眠，口干气逆，音低神惫，溺赤便溏。医者佥云不治。孟英切脉，虚数而弦，是真阴素亏，痰多气郁。今年自夏徂冬，亢旱已极，所伏之邪，无非燥热，稍一温散，火即燎原。一见黑苔，即投白虎，而不知其枢机窒滞，气道未舒，且阴液耗伤，亦非白虎汤仅能涤热者之任也。予沙参、苇茎、竹茹、冬瓜子、丝瓜络展气开痰，苁蓉、当归、紫石英、冬虫夏草潜阳镇逆，覆杯即减，旬日而瘥。

石北涯之大令媳，忽患多言不寐，面赤火升，汗出心摇，仓皇欲死。孟英察脉，虚弦小数，乃赋质阴亏，将交春令，虚阳浮动，有鸢飞鱼跃之虞。亟以人参、龙齿、牡蛎、石英、甘草、百合、小麦、竹叶、红枣、青盐水炒黄连为剂，引以鸡子黄，投匕即安，续加熟地、阿胶滋填而愈。

蒋敬堂令正，怀妊九月，忽患胎上撞心，面浮痰塞，四肢搐搦，神气昏瞀。亟延孟英视之，予紫苏、菖蒲、半夏、枳实、茯苓、橘皮、羚羊、钩藤、旋覆、赭石为剂，服后即举一男，母子皆安而愈。同时闻幼科王蔚文令媳，妊已临月，患证亦尔，治不如法，不产而亡。

乙巳秋，拙荆年三十二岁，忽患四肢酸痛，早晚尤甚。初谓其平素劳瘁所致，已而日剧，延医治之，以为痛风，服药不效，单方针灸，无不遍试，至冬令渐难行走。次年春，山阴俞某作虚风治，用参、术、熟地、桂、附等药，又恐太热，减去附子，服十余帖，遂手足拘挛，不能屈伸，日夜号痛，如受炮烙，眠食皆废，痰韧如石，皮肤燥裂，鳞起如松。至夏更加两腋肿核，阴户疮瘰，痛不可支。业师顾听泉先生，荆人之舅氏也，求其援手，云：两脉弦数，舌绛无津，况汛断半年，破䐃脱肉。经言九候虽调，犹属不治，危殆若此，不能过夏至矣。因请孟英先生救之。先生来视，曰：营分素亏，阴液尽烁，幸病在经络，犹可图治，第恐成废耳。授以西洋参、元参、生地、天冬、麦冬、知母、花粉、银花、甘草、葳蕤、石斛、丝瓜络等药，出入为剂，用竹沥、梨、蔗诸汁和服，酷暑之时则加生石膏、西瓜汁，又遵方恪服，计烧沥之竹四五十竿，榨浆之蔗七八十枝，捣汁之梨五六十斤，绞汁之瓜三四十枚，果痛渐以减，疮渐以平，肤渐以蜕，食渐以增。仍溉以凉润生津，兼佐熟地、枸杞、归身之类，服至两载，月事乃行，又半年肌肉渐充，手足变能舒展，闻者无不惊异，今则形神如昔，步履虽未能如常，已可坐轿出门。是证也，不遇先生，必致夭枉，既铭诸心，复录之以为后人鉴。钱塘张文辉月卿谨识。

病人久卧床蓐，则腰臀磨穿，《内经》谓之破䐃，俗呼胕疮是也，最为难治。孟英令人于初起时，即用广东羊皮金贴之，甚效。然此等佳案前未收辑，今张君闻有三编之辑，附录于此，益信遗珠不少也。

王氏医案三编·卷三

　　癸丑孟春，陈舜廷自宁波旋杭，迓孟英诊视，云去冬患痰嗽，彼处医家初以疏散，继则建中，诸药备尝，日渐羸困，左胁跃跃跳动，胸次痒如虫行，舌素无苔，食不甘味，嗽甚则汗，夜不安眠，痰色清稀，便溏溲短，恐成肺痿，惟君图之。孟英诊，曰：病始肺伤于燥，治节不行，体质素属阴亏，风阳内煽，烁其津液，故右脉软滑而虚，温以辛甘，致左脉浮弦且数，虽非肺痿，而上下交虚。治先保液息风，续宜壮水，可奏肤功，徒化痰理嗽，见病治病，有何益乎？爰以沙参、苇茎、冬瓜子、丝瓜络、竹茹肃肺气，甘草、石斛、燕窝生津液，冬虫夏草、石英、牡蛎息风阳，投剂即嗽减能眠。旬日后，去冬子、石斛，加归身、麦冬、茯苓，服数帖，两脉较和，餐加溺畅。再去牡蛎、甘草、丝瓜络，加熟地、盐橘红，十余剂各恙皆安，以高丽参易沙参善后而康。

　　马翠庭艖尹令宠，患两腿疼肿，便溏不渴。医进苍术、木瓜、萆薢、独活等药，其病日甚，不食不眠，筋瘈欲厥。孟英切其脉，弦滑而数；询其溺，极热如沸。曰：非寒湿也，肝火为患耳。便泻是土受木乘，不渴乃内有伏痰。予栀、檗、芩、连、茹、楝、通草、半夏、蚕砂、丝瓜络为方，一剂知，二剂已。

　　许康侯令堂，初夏患坐卧不安，饥不能食，食则滞膈，欲噫不宣，善恐畏烦，少眠形瘦，便艰溲短，多药莫瘳。孟英按脉，弦细而滑，乃七情怫郁，五火烁痰，误认为虚，妄投补药，气机窒塞，升降失常，面赤苔黄。宜先清展。方用旋覆、菖蒲、紫菀、白前、竹茹、茯苓、黄连、半夏、枇杷叶、兰叶，不旬而眠食皆安。为去前四味，加沙参、归身、紫石英、麦冬，调养而痊。

康尔九令正，患汛愆而致左胁疼胀，口苦吞酸，不饥不寐，溲热便难，时时欲哭。乃尊马翠庭嵯尹延孟英诊之，左甚弦数，以雪羹汤吞龙荟丸，经行如墨而瘳。继因思乡念切，久断家书，心若悬旌，似无把握，火升面赤，汗出肢凉。乃父皇皇，亟邀孟英视之。左寸关弦数，尺中如无，乃阴虚木火上亢也。以元参、黄连、牡蛎、麦冬、生地、甘草、女贞、旱莲、百合、石英、小麦、红枣为剂，引以青盐一分，覆杯而愈。

钱某患感，医治旬日，渐致神昏瘛疭，大便泄泻。以其体素弱而吸洋烟也，胥束手矣，始丐诊于孟英。左脉弦软，右则虚大而滑，汗出不解，目瞀耳聋，呓语溲红，时时呃逆，心下拒按，舌不能伸，齘齿视苔，满黄微燥。曰：温邪虽陷，气分未清，里气虽虚，伏痰内盛，幸泻数次，邪势稍衰。先予人参、牡蛎、犀角、元参、竹叶、竹茹、银花、石斛、枇杷叶、川贝母、莲子心为剂，调服万氏清心丸一颗，目明热退，呃减舌伸，臂显赤斑，夜亦能寐。诘朝去参、蛎、牛黄丸，加竹沥、桑枝、丝瓜络，痰果大吐，瘛疭即平。再去犀、元、桑枝，加紫菀、海蜇，呃止胸舒，苔色渐退，稀糜渐进，耳听略聪。再去竹叶、莲心、紫菀，加沙参、花粉，服五帖而下坚矢，嗣投调养而安。

李华甫，年六十三岁，仲夏患恶寒，气逆不饥，即请孟英视之。脉甚虚软，舌本紫而滑泽无苔，溲频数而浓赤不禁，阴茎已缩，两手紫黯，乃心阳过扰，热伏厥阴之象，不可谓无热恶寒发于阴而认为真伤寒也。虽平昔耽饮嗜茶，设投燥剂，则液之涸也不须旋踵。爰以葱、豉、茹、芩、栀、薇、桑叶、通草轻解其外，至夜始发热，再剂微汗而解。独腹热如烙，舌渐干而口渴，改予西洋参、元参、生地、麦冬、甘草、花粉、栀、楝、苡、茹和青蔗汁。服二帖，下坚矢而舌愈干，且谵语不寐，于前方加竹叶、木通服之，舌根始见黄苔，知伏热渐化。再一剂，苔转黑，原方调以神犀丹一丸，即战解而舌始润，稍啜稀糜。犹妄言无寐，乃心阴久耗，阳不能收也，仍以前方加童溲和，服两帖，大解复行，神气渐谧，诸恙寻愈。此证设犯温升，即难救药，幸初发得遇名手，始克扶危持颠，旬日而愈。故为相者治天下，当因民之所利而利之，不必务虚名而复井田肉刑也，为医者治人，亦当因病之所利而利之，不可守成法而泥麻黄、桂枝也。

王炳华之媳，屡次堕胎，人渐尪羸，月事乱行，其色甚淡。医谓虚也，大投补剂，其瘦日甚，食少带多，遂加桂附，五心如烙，面浮咳逆，痰壅碍眠，大渴善嗔。医皆束手，始请孟英脉之。两尺虚软，左寸关弦数，右兼浮滑，乃阴虚火炎也。然下焦之阴虽虚，而痰火实于上焦，古人治内伤于虚处求实，治外感于实处求虚，乃用药之矩矱也。爰以沙参、竹茹、冬瓜子、芦笋、枇杷叶、冬虫夏草、石英、紫菀、苁蓉、旋覆为方，两剂即能寐，五六剂嗽止餐加。乃去紫菀、旋覆、沙参，加西洋参、归身、黄檗，服五剂，热减带稀，口和能食。再去芦笋、冬瓜子、枇杷叶，加熟地、枸杞、乌鲗骨，服之而愈。

又吴氏妇，陡患咳嗽，痰不甚多，不能着枕者旬日矣，神极委顿。孟英察脉虚数，授枸杞、苁蓉、归身、石英、龟版、牡蛎、冬虫夏草、麦冬、牛膝、胡桃肉之剂，覆杯而病若失。

吴篆园，患发热呕吐，茎缩腹痛。孟英诊脉，弦软而数，苔色腻黄。曰：热伏厥阴也。与楝实、通草、栀、莲、茹、斛、丝瓜络，一剂知，数剂愈。

朱生甫明经令郎莱云之室，娩后月余，患间疟。孟英脉之，虚数而弦，头疼腹痛，苔色甚薄，乳少善呕，乃营虚而邪客少阳也，令郎断乳，庶免蓐劳。剂以柴、芩、茹、半、桑、楝、延胡、枇杷叶，二帖呕止，腹不痛。去楝实、延胡，加当归，四帖，疟罢能餐。而头尚痛，再加杞、菊，服三剂，头不疼。改用甘麦大枣，加归、芍、杞、菊、竹茹、蒲桃干、藕调之，经行而愈。

陈氏妇，季夏患疟，寒微热炽，舌红不渴，而思啖瓜果，不饥不食，二便皆通，夜不成眠，汗多神惫。孟英审脉，虚软微数，虽属暑疟，邪不甚重，惟营阴久亏，不须重剂诛罚无辜。以西洋参、知母、芩、茹、白薇、麦冬、西瓜翠衣为剂，果三啜而瘳。

胡氏妇，患疟，寒少热多。自云阴分素亏，医进清解凉营之药多剂，其热愈炽，改用养阴法，呕恶烦躁，自欲投井。或谓今年中伏之时，风雨连朝，人须挟纩，有何暑热？而多服凉剂，以致疟来发燥，必属虚火，拟以姜附治之。病者云：吾舌已脱液，阴将涸矣。坚不肯服，而请决于孟英。脉至滑数，右寸关更甚，视其舌，淡白而光滑，俨似无苔，其实有苔如膜，满包于舌也，证属阴虚吸暑，兼以痰阻清阳，初治失于开泄耳。授菖、茹、连、半、旋、茯、苏、枳、枇杷叶为小剂，取其轻清开上也，两服舌即露红，呕止受谷，疟热亦减，又二服，疟竟罢。孟英曰：余亦初不料其若是之神也。随以清养善后而安。

高某，以阴虚之体而患疟于暑月，久而不愈，冯、黄二医佥用补养矣，而杳不知饥，欲噫不畅，便溺艰涩，渴喜沸汤。孟英诊脉，缓涩不调，按其胸次，坚而不柔，舌上满布干黄薄苔。曰：气机郁结，痰滞未行，如何遽投补剂？予菖、贝、旋、蒌、苏、桔、连、半、紫菀、枇杷叶为方，四帖而愈，始从调养以善其后。嗣有王雨苍仲郎之证治，与此略同。

谢氏妇，素体孱弱，亦属阴虚，暑疟久延，舌色鲜赤。医投养血，竟不见功。孟英视之，曰：舌虽无苔，色绛而泽，此非脱液，乃液为痰隔而不能上布，故不生苔。如果脱液，讵能如是之鲜泽哉？盖痰虽因火灼成，究是水液所结，其潮气上腾，舌自不燥。与茹、贝、菖、蒌、芩、桔、蛤粉、枇杷叶等药，痰果渐吐。三日后热减知饥，白苔渐布，改用养阴清热而瘳。孟英尝曰：临证必先辨其病属何因，继必察其体性何似，更当审其有无宿恙，然后权其先后之宜，才可用药，自然手到病除，无枘凿之不入矣。又曰：热证有见白润苔者，亦痰盛于中，潮气上蒸也。此不可遽施凉润，先宜开以辛通，而昧者但知苔色白润为寒证之的据，遂不详勘其兼证，而妄投温散燥补以误事者多矣。附录于此，学者识之。

沈峻扬令妹，年逾五旬，体素瘦弱，不能寐者数夜，证遂濒危。乃兄延孟英视之。目张不能阖，泪则常流，口开不能闭，舌不能伸，语难出声，苔黄不渴，饮不下咽，足冷不温，筋瘛而疼，胸膈板闷，溲少便秘，身硬不柔，脉则弦细软涩，重按如无。或疑中暑，或虑虚脱。孟英曰：身不发热，神又不昏，非中暑也；二便艰涩，咽膈阻闷，非脱证也。殆由情志郁结，怒木直升，痰亦随之，堵塞华盖，故治节不行，脉道不利也。误进补药，其死可必。但宜宣肺，气行自愈。方用紫菀、白前、兜铃、射干、菖蒲、枇杷叶、丝瓜络、白豆蔻，果一剂知，四剂瘳。

胡某，素患耳鸣，且吸鸦片，时服补药，渐至食减痰多，舌上起灰黄厚腻之苔者三年矣，多医莫愈。孟英脉之，弦细软滑。曰：真阴亏于下，痰热阻于上耳。以西洋参、菖蒲、远志、麦冬、竹茹、苁蓉、归身、石英、牡蛎、冬虫夏草，少加黄连服之，不半月痰少餐加，舌苔尽退，三年之病遂以霍然。

陈德斋令侄缉庵，患疟，黄某连投小柴胡汤，渐至热势加长，抚之烙手，时当盛暑，帐幔不启而不得汗，神情瞀乱，大渴苔黄，脘闷欲呕，便秘溺赤。孟英按脉，软滑而数，身面肤赤，乃暑湿夹痰蓼辖于中，气机阻痹，宜予清宣剂。以菖、茹、蒌、枳、知、滑、芩、连、花粉、枇杷叶、竹叶、西瓜翠。服后痰即渐吐，异日疟来有汗。病者卧于藤榻，身穿西洋布汗衫短裤，其汗但出于衣不遮蔽之处。孟英适至，诊毕，令裸其体，汗即遍出，热亦寻退，方不加减，四剂疟断更衣，胸舒安谷，另以轻清肃涤余邪而愈。

世人不论天时，不究病因，但知盖覆以取汗者，宜于此案探讨其未发之义，不可草草读过也。

许子芍，年甫冠，平素饮食不节，气滞多痰，偶患时疟，溺赤苔黄，脉至滑数，脘闷不饥。孟英投清解药一剂，其门下医者黄某云：疟疾以小柴胡汤为主方，乃舍之不用，而以竹茹大寒之品遏伏其邪，菖蒲散心之药耗损其神，此病虽轻而药已误，恐有变证。病家闻而惑之，次日即服其方，病势日进，辄云菖蒲散心以致神气不安，竹煎寒滞以致邪不能解，小柴胡方内加入桂枝、首乌等药，狂热尤甚。黄复荐招任某会诊，交口以为开手一药之误，恐延虚脱，径用生脉、六味加龙、牡、杜仲、续断、阿胶之类服之。半月后病者目不能张，畏闻声响，语出无音，身挺而重，不能转侧，略一动摇则手足震掉如搋鼓然，房中几案皆为撼簸。黄、任二医金云汗脱在即，举家皇皇。其堂兄兰屿夤夜拉孟英往视，脉甚弦疾。曰：病药也，其何能脱？疏方以天竺黄、竹茹、竹叶、竹沥并用，病者闻而咋舌，谓一味竹茹酿成大病，一方四竹能不杀人？仍服任某补剂，以冀留人而再治病也。又旬日，疟径不作，至时惟脑后之枕骨与两足跟著席，身则反张如弓，如是数刻，则昏乱狂走。医者诿为祟病，符醮水陆，大费不赀而病如故。既而黄某疽发于背，任亦托病不出。所亲陈雪舫力举孟英胸无畦畛，不妨再恳其挽救。病家计穷，始为谆请。脉仍弦疾而左尤坚搏，且善唉而腹胀如石矣。孟英曰：幸而便通，犹可无虑。以旋覆、赭石、菖蒲、胆星、枳实、黄连、青黛、整块朱砂两许，合四竹为方，调服苏合香丸，一剂而反张、狂谵皆减。病者云：我今日如梦初醒，而精神自觉惘惘。次日仍用原方，调以玉枢丹，得泻四次，腹胀遂减，反张狂谵悉蠲。惟至时尚有气逆肢掣耳，乃去玉枢丹，令吞送当归龙荟丸，大便日泻，胸腹渐柔，又服五剂，逆掣皆平。改用沙参、丹参、石英、茯神、白薇、栀子、丝瓜络、贝母、海蜇、凫茈等清理善后而愈。孟冬已完姻矣。嗣其仆陈福，陡患身面如金，便血吐血，求孟英视之。身热苔垢，而肢冷手紫，脉至如丝。曰：此急黄证而兼血溢于上下，即所谓瓜瓢瘟也，药不及救。越日果亡。

黄某，敦爱局疡医也，年逾六旬，忽患背疽，闻服参、茸等药七日而亡。夫背疽之败，何至如是之速？必是暑热为患而误从温托耳。杨素园大令批《仁术志》云：朱砂不宜入煎剂，当生研少许调服。愚谓朱砂但忌火炼，不忌汤煎，且整块而煎，仅取其气，较研服其质者尤无弊也。余硐花《印雪轩随笔》云：刑幕郑春潭，患秋感发狂，谵语喃喃，若与人争辨，谓有二鬼向其索命，乃索笔作遗嘱，处分身后事，如是者数昼夜。山右武君视之，曰：非鬼也，病由邪热未清，遽服补剂耳。如法治之，浃旬而起。设非武君，不又为谈因果者添一公案哉？子芍之证，亦犹是耳。

邱小敏，初发热即肢瘛腹痛，卧则昏谵，坐起即清，膈间宿闷，饮亦碍下，舌色紫肿，苔厚腻黄，身面赤色，龈肿而疼。医见其病情错杂，初以为斑疹之候，进透发之剂，浑身冷汗。又虑内闭外脱，灌以紫雪，病如故。又疑热入血室，用桃仁、茺蔚、丹皮、藕汁、童溲等药，又恐其虚，用西洋参、龟版等味，遂言謇呃逆。正在彷徨，适病者登圊更衣，忽然昏晕，谓欲虚脱，欲进生脉散以固元气。举家无措，所亲姜柳湖请孟英往诊之。脉洪弦而兼滑数，病属暑湿，惟肝气素郁，肺胃多痰，是以升降失常，邪气壅塞。卧即神昏者，乃湿热上熏也，故坐起则爽。彼热入血室，乃昼明了而夜谵语，非昼卧即昏，夜坐即明也。治宜清展气机，病必化疟而解。设以温散表其汗，则邪炽而津劫；若以滋补固其元，则邪闭而正脱；误用血分药，则引邪入营；徒用寒润法，则遏邪不化。先以雪羹、栀、楝、旋、枳、连、蒌、芩、半、菖、菀、元参、银花、丝瓜络等出入为方，吞当归龙荟丸，果转为疟，各恙递减，连下黑矢，半月后便色始正而疟亦止，胃醒安谷而瘳。停药数日，偶因嗔怒，其疟复作，寒少热多，睛赤龈疼，汗多足冷。孟英曰：余热逗留，风阳内煽也。视其苔灰黄夹黑，因谓其弟桂山曰：但看黑苔退净，则邪自清矣。仍予元参、白薇、知、芩、栀、茹、银花、木通、丝瓜络、菊叶等，送龙荟丸，疟即递减，逾旬苔净，眠食如常而起矣。

陈雪舫令郎小舫，年甫冠，人极清癯，偶患疟，医与柴、葛、羌、防数帖，遂不饥不寐，胸膈阻塞，汤水不能下咽，壮热神疲，汗出不解，二便秘涩，舌绛龈疼，齿缝血流，凝结于腭。孟英持其脉，细而数，有下厥上竭之势，而肺未肃清，宜用轻剂。以苇茎、冬瓜子、紫菀、元参、通草、枇杷叶、旋覆、滑石、蒌皮、西瓜翠衣为方，数啜而安。嗣用养阴，西洋参不过一钱，生地不过三钱。缘其禀赋极弱，不但攻散难堪，即滋培稍重，亦痞闷而不能运也，耆、术之类，更难略试，故量体裁衣乃用药之首务也。

傅与三令正，年已花甲，患疟服药，浃旬而断，乃夜不能眠者数日，忽然吐泻交作，肢冷自汗，渴喜热汤，神气张皇而有谵语。张某谓元虚，而所用之药乃桂、芍、萸、连、葛、藿、乌药、木香之类。病家欲投温补，迎孟英质之。脉来浮弦软数，尺中甚弱，舌绛无液，稍有黄苔，乃真阴素亏，久伤谋虑，吸受暑热，化疟未清，扰及中州，则为吐泻。询所吐，果有酸甘苦辣之味，泻亦色酱而热如火，岂非伏热之的据耶？然邪已自寻出路，故腹无痛苦，况汗出如淋，不独用香燥疏散之药为耗液，即温补如理中、四逆亦无非助热而重劫其津也。乃定沙参、龙、牡、朱染茯神、黑豆皮、薏苡、木瓜、小麦、竹针、鲜莲子之方，一剂则吐泻皆止，得寐神清，且略知饥，稍能收谷。次日复诊，病者云：侬舌上脱液者三十年矣，是以最怕热药，奈群医谓疟宜温化，以致愈服愈殆。设非先生眼光如炬，恐昨日已登鬼录矣。寻以充液柔肝而愈。

高鲁川，家兄礼园之外舅也，年近古稀，新秋患感，顾某进清解药二剂，热即退。以其年高，遂用滋养，越日复热，谓欲转疟，改用厚朴、姜、枣等药，遂热壮神昏。速孟英视之，脉形滑数，舌心已黑，溲赤干呕，粥饮不入。亟予元参、知母、花粉、银花、竹茹、枇杷叶、莲子心、栀子、白薇、西瓜翠衣为剂，数帖霍然。

吕慎庵云：余于去冬行路过劳，两足剧痛，调治至今年春杪，似觉小效而阴头觉冷，因食牛骨髓，以冀收功，遂患便浊，茎中梗涩，时欲小溲，腰脊板痛，俯不能仰，清心益肾之品，备尝无效。秋初拖舟直诣潜斋请诊。孟英先生曰：胆经郁火未清，所服牛髓壅气助火，是犹适燕而南其指矣。爰定：

沙参四钱，直生地六钱，淡当归一钱，女贞三钱，旱莲三钱，盐川檗一钱，酒龙胆八分，生薏仁四钱，川楝肉钱半，丝瓜络钱半，生甘草梢六分，砂仁八分（研冲）。

一方服十剂，溺涩已减，腰足犹疼。请改方，先生以沙参四钱，生地六钱，淡归身钱半，络石四钱，檗子霜三钱，淡肉苁蓉一钱，酒川檗一钱，川楝肉钱半，鲜竹茹三钱，藕汁一杯和服，为剂。亦服十数帖，证去八九，而小溲犹浑有秽气。先生令以虎潜丸料熬成膏，藕粉和杵为丸，服至三料，小溲清畅，粗健如常。是证也，历半载有余，屡访前辈证治，未有毅然直指病源如先生者。获痊后铭感无既，隔垣之视，允宜垂世，敢赘数言，以备采辑。

陈载陶，年五十五岁，患疟两旬，始迓孟英诊之。脉不浮而弦滑且数，按之愈甚，苔色黄腻满布，热至大渴，极喜冷饮，小溲赤臭，热时则点滴茎痛，大解不行，间数日则略下稀水。是暑热夹痰见证，疏清解法予之。及阅前医之方，初则柴、桂、姜、枣，嗣用参、甘、耆、术、首乌、草果之类，温补杂投，其症日甚，其发日迟，其补日峻，其口日渴，乃令热时少饮西瓜汁一二杯。病者饮瓜汁而大快，辄恣饮一二碗。盖谓其体厚阳虚，中气不足，故溺赤而便稀水。又云：暑是阴邪，热自湿来，不可稍犯寒凉之药。因仿景岳治阴虚伤寒以冷水与桂、附并行之例，而令其服温补以治疟，少佐瓜汁以解渴也。噫！景岳此案之不可为训，叶香岩发挥于前，魏玉横辨谬于后，奚可尤而效之乎？治而勿愈，反责病人过饮瓜汁使然。余谓此证苟非日饮瓜汁一二碗，早已液涸痰胶，燎原莫救矣！病者闻而颔之。服数剂，胸前赤斑密布，疟渴皆减，溲渐通，苔转白。前医云：再不温补，恐其骤变。病者惑之，仍服其药，并加鹿茸、附子。又旬余，疟如故，而形瘦面黧，气冲干嗽，白糜满舌，言謇无眠。医者皇皇，病家戚戚，复延孟英视之，脉仍数。曰：邪较衰矣，西瓜汁之功也；阴受劫矣，温补药之力也。及早回头，尚堪登岸。爰以西洋参、生地、甘草、石斛、白石英、葳蕤、麦冬、黄连、阿胶、牛膝为方，并令熬鳖汁饮之。五剂而疟罢嗽镯，得眠安谷，苔亦全退。但舌红口辣，溲赤不清，前方去连、膝，加归、杞，服八剂，始解坚燥黑矢而愈。然病者喜温补，既愈仍嘱前医善后，故舌红口辣与胸前斑点久不能消，直至冬令，孟英力劝停药，始渐除也。

有朱湘槎者，与载陶年相若，体相似也，秋杪自越患疟旋杭，屡药不应。迨孟英视之，面赤脘闷，二便不行，热则谵言，苔焦口渴，予小陷胸汤加菖、茹、栀、翘、花粉、竹叶等药。群谓肥人之体，虑虚其阳，不敢服此凉剂。治载陶之前医迎合，主见大投温补。载陶偶见孟英而述之，孟英曰：湘槎殆矣，此时恐无西瓜汁以救药误也。旬日后果狂躁而亡。其未亡前一日，人已昏狂。毕某诊云：暑热内陷。意欲挽救，投以犀角等药一帖。故前医于陈证由攘为温补之功，于朱证则卸为犀角之罪，盖明知温补易售，可以避罪徼功，故乐操其术而不肯改弦易辙也。后载陶令兄喆堂乔梓同时患疟，因前车之鉴，虽汗多懒语，酷类虚象，不敢从补，均依孟英作暑湿内伏治而愈。

家嫂，患疥遍身，外科治之不愈，且形瘦而左臂酸疼不能举。孟英按脉，弦洪而数，授清肝涤暑之剂，旬余而愈。又闻治一妊妇患疥，疡科治而弗愈，以灵寿寺所售疮药搽之，遂浑身壮热，肤赤神昏，阴户疼肿，尤为惨酷，气逆不饥，彻夜无寐。医皆无策，延孟英视之。脉甚洪数，舌绛无苔，四肢拘挛，溲热如火，乃暑火证而复为毒烈燥热之药助其虐也，谁谓外治不比内服，可以擅用哉？与大剂银花、元参、石膏、甘草、栀子、鲜生地、竹叶、莲子心、菊叶、冬瓜皮、丝瓜络、西瓜翠衣，而以绿豆、黑豆煮清汤煎药，服三帖肤淡神清，略进稀粥，又三帖热退始尽，四肢渐舒，浃旬肿尽消，周身肤蜕如蛇皮而愈。

家慈，年七十四岁，陡患泄泻，腹微痛，身发热，神思不清，自汗呕恶，不进饮食。亟延医视，云虑其脱，拟进参药。迨孟英来诊，曰：暑脉微弱，不可谓之虚也，且兼数象，参不可投。高年固属阴亏，然去其所本无，即所以全其所本有也。爰定芩、连、滑、斛、茹、檗、竹叶、银花、橘皮、枇杷叶之方，冬瓜汤煎药，一剂而热退神清，二剂霍然矣。既而五弟妇偶患微寒发热，医与柴、芎等药一剂，遂昏狂悲哭，见人辄怒詈欲搏。屈孟英过诊，脉弦滑而数，面赤不瞑，苔色黄腻，胸下拒按。曰：痰热肝火为患耳。以菖蒲、胆星、旋、赭、连、蒌、枳、半，合雪羹投之，一剂而安。翌日寒热复作，孟英曰：幸其体实，药不可缓，庶免化疟也。照方服五剂，果寒热三作而遂瘥。

蔡湘帆之女，甫周岁，断乳后患腹膨泄泻，儿科以为疳也，遍治不愈，谓其将成慢惊。丐孟英视之，苔甚白滑。曰：瓜果伤也。以生厚朴、生苍术、丁香柄、鸡膍胵、五谷虫、陈皮、苡仁、木香、黄连、防风投之，服后连下十余次而腹即消，次日竟不泻而能安谷矣。闻者佥以为异。或云尤有异者，许子双大令令爱宜姑，幼时患发热神昏，幼科皆束手矣。孟英偶一望见，曰：犀角证也。与以方，果投匕而瘳。此案辑《仁术志》者失采，今子双宦粤东，不能询其详矣，姑附其略于此，以识望而知之之神。

关琴楚令孙少西，年三十四岁，素善饮，夏间已患著枕即嗽，讳而不言，家人未之知也。迨秋发热，呕吐腹痛，伊父母以为痧也，诸痧药遍投之，寻即气冲咳嗽，血涌如泉，不能稍动，动即气涌血溢。沈某但知其素禀阴亏，遽从滋补，服后益剧。迟孟英诊焉，脉弦洪而数。曰：虽属阴虚，但饮醇积热于内，暑火外侵，而加以治痧丹丸无不香窜燥烈，诚如火益热矣，亟当清解客热。昔孙东宿治族侄明之一案与此略同，必俟热退血止，再为滋养。知所先后，则近道矣。病家素畏凉药，而滋补又不应，遂求乩方服之，药甚离奇，并木鳖、麝香亦信而不疑，旬日后，血已吐尽，气逆如奔，不寐形消，汗多热壮。再乞诊于孟英，已不可救药矣。

沈友闻令郎厚栽，久患赢弱，驯致腹痛便泻，恶谷形消。诸医束手，求孟英图之，脉虚弦而空软。曰：不可为矣。虽然治之得法，尚可起榻，可虞者其明年春令乎？爰以潞参、鳖甲、耆、芍、甘、檗、薏、斛、木瓜、橘皮为方，吞仲景乌梅丸，不旬日而便坚食进，又旬日即下楼而肌充矣。又其大令郎子槎之室，体素怯，夏间曾患久泻，多剂温补始瘳。忽发寒热，肢麻头痛，彻夜不眠，嘈杂如饥，咽喉似阻，食饮难下，汗仅出于上焦，金以为虚损将成。孟英持其脉弦弱而数，视苔微黄满腻，曰：暑湿时疟也，补药恶可投耶？以茹、滑、芩、连、桑叶、紫菀、银花、橘皮、冬瓜子、枇杷叶、丝瓜络等药，芦根汤煎服，数剂而痊，嗣与滋养善其后。既而子槎自上海归，亦患疟，孟英视之，暑湿夹痰也，予温胆汤数服而愈。次年春杪，厚栽竟逝。

陈氏妇，年逾四旬，娩后忽然发狂。时值秋热甚烈，或以为受热，移之清凉之所势不减，或以为瘀，投以通血之药而不效；金、顾二医皆谓虚火，进以大剂温补，则狂莫能制；或云痰也，灌以牛黄丸，亦不应。浼孟英视之，切脉弦数，头痛睛红，胸腹皆舒，身不发热，乃阴虚而肝阳陡动也。先灌童溲势即减，剂以三甲、二至、丹参、石英、生地、菊花、牛膝、藕，用金饰同煎，二饮而病若失。愈后询之，果因弄瓦而拂其意耳。

吴曲城仲郎，偶患少腹坚胀，左胁聚气。群医见其面黄，作暑湿治，攻补杂施，两月弗效。孟英视脉弦涩，溺赤便艰，口苦不饥，肢冷形瘦，曰：非外因也，肝郁耳。予旋覆花汤合金铃子散，加雪羹、竹茹、青皮、白芍，煎，吞当归龙荟丸，八剂而病如失矣。

濮树堂，患滞下，医者以其脉弱体虚，第三日即参补养，延至匝月，痛痢不减，谷食不思，肌瘦如豺，面浮足肿，口干舌绛，懒语音低，气短汗多，略难转侧。诸医无策，始迓孟英诊之。曰：初起脉微弱，为暑之本象，今按之尚数，乃阴液已伤。渴饮无苔，岂容温补？溲赤而痛，胡可酸收？见证虽危，治不可紊。为定白头翁汤加西洋参、干地黄、炙草、白芍、麦冬、阿胶、酒炒银花之剂，以水露煮陈仓米汤煎药。群议以为太凉润，不可轻试。孟英曰：此厥阴证，胃液已伤，幸而脉未空数浮弦，亟予养阴清热，庶可图功。若徒议药不议病，纵有一片婆心，未免好仁不好学矣。病者忆及乙巳之病，深信不疑，遂服之。一剂知，六剂而痢净，舌润知饥，溲通得睡。第便溏腹痛，日必两行，左龈赤肿而疼，外涂以玉枢丹，内治以三奇散加潞参、炙草、薏仁、扁豆、鸡膍胵、黄檗、橘皮，吞香连丸，旬余而浮肿消，大便坚，舌苔生，起于榻。而口腹不节，发热口干，乃食复也，按法治之，热退，至七日始更衣。因嘱其加意珍摄，俾易康痊，奈家务纷繁，既愈即不能静养，神机曲运，心气涣散不收，液涸津枯而前功尽堕，惜哉！然此案自可传也。

孙位申令正，左内踝患一疽，外科敷割，杂治两月，渐至疽色黑陷，食减神疲，寒热时形，痛无停晷，始延孟英诊之。脉象弦细无神。曰：此营阴大亏之证。余于外科虽疏，然初起既无寒热，患处亦不红肿，其非火毒可知，并不流脓，虚象更著。始则攻散劫津，继则温托壅气，妄施敷割，真是好肉剜成疮矣。况病在下焦，素患肝郁，耆茸芎桂，益令阳浮，两腿不温，岂为真冷？亟煎葱汤，将患处洗净，切勿再行钩割。以生附子杵烂，贴涌泉穴，引火下行，患处日用葱汤温洗。方用血余、当归、冬虫夏草、枸杞、牛膝、苁蓉、猪肤、藕、白蒲桃干，煎服五剂，寒热全休，腿温安谷，黑处转紫，痛减脉和。旬日后紫转为红，陷处日浅，始令以珍珠八宝丹糁之，匝月而肌生体泰。

沈陶安，寒热初作，医用温散药，即眩悗不安。延孟英视之，舌绛无苔，大渴多汗，疟则寒微热甚，发时咳嗽兼呕，溺少不饥，脉洪且数，清癯之体，阴分素亏，而伏暑化疟也。予知、芩、茹、贝、花粉、白薇、银花、元参、枇杷叶、紫菀、冬瓜子等药出入为方，服后连解赤粪，疟即递轻，不半月而愈。乃兄秋粟贾于苏，因八月初五日上海寇警，吴门震恐，遂踉跄旋里。迨十七日，忽发疟，但热无寒，汗多昏谵，脉亦洪数，呕嗽溺频，曲蘖素耽，体丰痰滞。孟英即以治陶安法佐以开痰治之，溏解频行，其色皆赤。伏邪虽有去路，缘心阳过扰，谵渴不休，加犀角、竹叶、莲子心之类。至月杪诊时，适大战大汗之际，其家疑为有祟，方在禳祷，铙鼓喧阗，病者神气更不安恬。孟英令将醮坛移远，并灌以神犀丹一丸。其家问：此证何不用石膏？孟英曰：药有定性，病无定形，况旬日以来苔退将净，疟即可罢，何必石膏？次日，乃叔兰谷另邀一医视之，方虽相似，而迎合主人之意，加入石膏三钱，冰糖四钱，粳米一两，连进两帖，左胁即痞胀不堪，按之如样，杳不思谷。病者悔恨云：月杪大汗之后，吾疟已休，何以更医致生痞胀？仍迓孟英诊之，脉来涩滞，苔复腻黄，因询曾服滋腻之药乎，陶安始述其所以。孟英曰：石膏为治暑良药，吾非不善用者，因此证不止肺胃二经受暑，心肝二经皆有所病，故不用也。且内夹痰湿者，虽当用，亦必佐以宣化之品。辛丑夏家篪伯茂才患疟，初起误服此公石膏两剂，腹遽胀，延成疟鼓，几至不起，后服多剂桂、附及金液丹而始愈。盖此公但见其疟至睛赤，裸衣狂走，而不研察其病情也。余究其因，据云疟发时其热自下而上，比至心头即觉昏冒，且口不渴而恶凉饮，乃湿上甚为热之证。彼时若以苍术同用，则湿热之邪一齐同解，奚至延鼓哉？贤昆仲之疟热亦自下而上，系夹肝阳上升，故热升则必呕嗽。而令兄更有伏痰，故余剂中多用连、夏、菖蒲、滑石之类以化之。今疟罢热去之后，痰湿未清，石膏已误，再佐粳米之甘缓，俾腻塞而不行，苟不急为宣导，则鼓胀之萌也。遂以蒌、薤、菖、枳、连、夏、旋、橘、楝实、延胡、鸡金、雪羹之类出入互用，至二十剂，痞始泯然，粥食递加，苔亦退尽。而竟不更衣，改用参、归、杞、芍、橘、半、苁蓉、首乌、鳖甲等，十剂大解始下，坚黑异常，连解数日始净，随予峻补善后而痊。秋粟之室，怀妊九月，加以忧劳，九月初七日患疟间作，寒热之时胎痛上窜，或下坠腰疼，更兼痰嗽带下，口渴无苔，其势甚危。孟英但于清解之中加葱白、苏梗投之，连下赤矢，痛势递减。第疟虽渐杀，至期必两发，病者苦之。孟英曰：愈机也，毋忧焉。果浃旬而愈。复苦脘痛呕吐，勺水不纳，药亦不受，授以藕汁、芦根汁、梨汁，少加姜汁，和入蔷薇露、枇杷叶露、香橼露，徐徐呷之，渐瘥，嗣予滋养药加黄檗服之而愈。迨冬至，分娩甚快健。又秋粟令郎十岁，陶安令爱八岁，俱患间疟，金虑胎疟难瘳。孟英曰：无是理也，小儿内无七情，苟能慎饮食，较大人易治焉。剂以清解，旬日胥痊。

施玉林之侄顺老，患疟失治，自头至足庞然浮肿，溲赤便溏，不饥痰嗽。孟英授杏、朴、橘、半、苏、滑、桑皮、通草、银花、冬瓜皮、芦菔为方，服六剂，疟愈肿消，便坚溲畅而善饭矣。

陈载陶令郎，夏间患嗽泻愈后，时发微热，寝汗如蒸。医治两月，迄不能退，时犹作嗽，咸以为劳，其世父喆堂逆孟英视之。热甚于颈面，形瘦口干，脉则右大。曰：肺热不清也。养阴之药久服，势必弄假成真，热锢深入而为损怯之证。亟宜澹泊滋味，屏绝补物。以芩、栀、地骨、桑叶、苡仁、枇杷叶、冬瓜皮、梨皮、苇茎为剂，服后热汗递减，至九帖解酱矢赤溲，皆极热而臭，自此热尽退而汗不出矣。惟噫犹不畅，时欲太息，饱则胸下不舒，乃滋腻药所酿之痰未去也，改用沙参、枳实、旋覆、冬瓜子、竹茹、白前、瓜蒌、海蜇、橘皮，数帖而胸舒嗽断，体健餐加。

张某，患四肢发热，久治不痊，食减便溏，汗多形瘦。张孝子谓此证非孟英不能愈，遂往就诊。曰：热厥也。前此必误服补药矣，故脉来甚涩。以芩、栀、连、檗、白薇、通草、地骨、青蒿、丝瓜络为方，十余剂而瘥。

董茂清，患疟，脉软脘胀，手紫面黄，便秘溺红，苔腻而渴。孟英曰：暑湿夹秽气阻于募原。用菖、朴、橘、半、杏、滑、芩、翘、蒌、枳、银花加雪羹出入为方，服五剂，便泻知饥，疟休而愈。

陈诵芬令堂，年越古稀，精神素旺，滞下数月，病日以剧。所亲蒋策熏嘱延孟英图之，已粒米不纳，虽啜饮而咽膈阻塞，唇舌皆紫，痰中带血，吐之甚艰，日夜更衣数十次，稀粪夹以赤垢，若欲小溲，必令人重按肛门，始能涓滴而出，热如沸汤，脉则左手弦洪涩数而上溢，右软滑而大，按之无神。孟英曰：此证本滞下，良由七情郁结，木土相乘，医谓高年，辄投温补，酿成危证，药不可为。诵芬云：先生之言是也。家慈因春间叠闻江南之警，心甚皇皇，举家迁避，饮食顿减，夏初旋里，似已稍安，六月间患泻，饮食又减，屡进参、术、熟地、附、桂、炮姜之剂，竟无寸效，惟望鼎力斡旋是幸。孟英曰：上不能纳，下不能分，中气无权，营津两匮，既承下问，姑拟一方，仅许小瘥，不能奏绩也。诵芬从之。服后即思粥食，小溲单行。再求转方，孟英坚不承手，果至季秋而没。其方乃沙参、冬瓜子、丝瓜络、芦根、紫菀、菖蒲、竹茹、通草、薏仁、枇杷叶、陈仓米，以水露煎服也。顾铁舟赞府，精于医者也，目击其一服而进粥溺行，因叹曰：仙方也！惜遇之不早，命矣夫！

徐仲荣四令弟德生，患感至旬余，忽然大战大汗，而大便兼下瘀血。朱茂才视之，不知战解之义，以为将脱也，率投大剂温补药一服，汗收壮热，杳不知饥，渴饮无眠，舌赤溲少，遂束手。更医，谓汗下伤阴，滋填叠进，驯致身难转侧、懒语音低者又旬余矣。所亲吴爱棠嘱延孟英图之，脉弦数而驶，按其胸下坚且痛，舌绛而根苔黄滞。曰：汗下伤阴固然，惟腑犹实也，滋腻曷可投耶？然一病至此，又难攻夺，姑以善药通之。因予小陷胸汤合雪羹，加茹、杏、紫菀、白前、冬瓜子、芦菔和梨汁，服二帖，坚黑之矢果下，仍夹瘀血，身热遂缓，稍进稀糜。改用清养肺胃以充津液，旬日后热净溲澄，知饥安谷。惟舌不生苔，寐即汗出，授大剂滋阴而愈。德生有一婢，年十七矣，陡患腹痛，稍一言动则痛不可支。举家疑为急痧中恶，多方以图，皆不应，飞速孟英往视。见其神色如常，并不吐泻，脉则牢涩，苔则腻黄。曰：此多食酸甘而汛阻也。询之果然。以桃仁、红花、生蒲黄、灵脂、海蜇、香附、延胡、芍药，芦菔汤煎药，吞当归龙荟丸而愈。

许梅生仲郎恬甫，年未冠，仲秋患感。医知其阴虚伏暑也，叠进清卫凉营之法，旬余热退，以为无虑矣。惟六日不更衣，因用生地、麻仁、花粉等药，服后果欲大解，及登圊大泻一次，人即汗晕，急扶上榻，连泻二三十次，满床皆污，尽是黄水，身复发热，肢痉音低，唇焦齿槁，苔色干黄而渴，舌不能伸，目不欲张。速孟英勘之，脉微细欲绝，而呼吸甚促，按其心下，坚而且痛。曰：疾不可为也。缘初治失于开泄，胸中痞结而津液不能敷布，尽从下脱，攻补皆难措手矣。翌日果殂。

许兰屿令正，素属阴亏，舌常脱液，季秋患脘下疼胀，得食愈甚，映及胁背，宛如针刺，稍合眼则心掣动而惊寤，自按痛处则涌水苦辣，渴不欲饮，溲少神疲。自疑停食，服楂、曲而益剧。孟英视脉弦软，曰：此停饮也。饮停则液不能上布，故口渴；而饮即水也，内有停水，故不喜饮；其舌上脱液，虽属阴虚，亦由饮隔；寐即心掣者，水凌火也；得食痛加者，遏其流也。以芩、泽、橘、半、旋、蛤、连、蛰加生姜衣投之，溲行得睡。惟晚食则脘下犹疼，疼即心热如火，且面赤头痛，腿冷腰酸，必俟脘间食下则诸恙皆平。孟英曰：此停饮虽蠲而肝火升也，宜参潜养为治矣。改授沙参、苁、归、竹茹、楝、檗、石决明、丝瓜络、姜汁炒栀子，少佐生黄连服之，遂愈。

蔡湘帆，年二十岁，体素丰，偶发寒热，翌日尚吃饭出门，自不知为病也。第三日寒热大作，茎缩，不能小溲，气喘大汗，眩晕不支。乞孟英往诊，举家仓皇大哭。循其脉，缓大而滑，苔色黄腻，脘下拒按。曰：无恐也。予菖、枳、旋、蒌、栀、豉、连、半、茹、蜜，以芦菔汤煎服，一剂大吐痰涎而喘汗平，二剂茎舒溲畅而大解行，越日寒热即减，又两剂，疟罢知饥而愈。然李东垣谆谆以内伤类外感为言，而温热暑湿之病，初起极类内伤，往往身未发热而手心先热，或兼眩晕自汗，设泥古法而不辨证，祸可言哉？

叶承恩，年五十岁，患发热暮甚，肢厥头疼，呕恶便溏，睡则呓语，不饥不渴，汗出上焦，自觉把握不住。延孟英诊之，脉软涩而不鼓指，右手尤甚，宛似虚寒之证，惟舌本紫，苔虽薄而黄腻口苦，眼鼻时觉出火，是真阴素亏而热伏于内也。予栀、连、桑、菊、茹、翘、芩、斛、银花、丝瓜络、莲子心，出入数剂，热呓皆减，脉亦较和。溲赤而疼，大解色酱，知其伏热下行矣，又数剂，苔始退而知饥，参以养阴而愈。

一劳力人，发热，左胁疼，咳嗽碍眠，痰出甚臭，苔黄舌绛，渴饮谵语，便秘溲赤，脉形滑数，乃伏暑证。询其平昔嗜饮，醉后必向左卧，故湿热酿痰久积于左，非内痈也。以苇茎汤去苡仁，加雪羹、芩、滑、茹、翘、栀、蒌、旋覆、木通等，出入三剂，大便行，谵语止，而痰出更多，其臭益甚。仍用前药，又四剂，痰始少而不臭，热净能眠，知饥苔退，改授甘凉养液而瘳。

陈芷浔主政，患疟，跗肿便溏，痰多食少，时欲呕吐，间有郑声。孟英取其脉，微弱而弦，不渴无苔，小溲不赤，乃中虚寒湿为患也。方以六君去甘草，加桂枝、苡仁、白芍、吴萸，投剂即减，半月而愈。

周光远令正，孀居十载，年已五十三岁，汛犹未绝，稍涉劳瘁，甚至如崩。偶患少腹偏左掌大一块作疼，其疼似在皮里膜外，拊之痛甚，越日发热自汗，眩冒谵语，呕渴不饥，耳聋烦躁。孟英循其脉，虚软微数，左兼弦细，便溏溲热，舌本不赤，略布黄苔。营分素亏而有伏热阻于隧络，重药碍投，姑予芩、连、芍、楝、竹茹、桑叶、白薇、通草、橘核、丝瓜络、灯薪，少加朱砂和服。一剂势即减，二剂热退呕止，啜粥神清。第腹犹痛，去桑、芩、灯薪、朱砂，加苏、归、苡、藕，服数帖而起。迨季冬，其君姑七十八岁，患腹痛，痛亦仅在皮膜，仍能纳食，二便无疴，数日后痛及两腰，机关不利，碍于咳嗽，痰出甚艰而有咸味，夜不能瞑。孟英视，曰：肝肾大虚，脉络失养也。以沙参、熟地、归、杞、苏、膝、杜仲、石英、羊藿、络石、薏苡、胡桃等药进之，日以递愈，继用一味桑膏善后而康。

四舍弟西甫，年二十四岁，秋杪患感，至六日，神渐昏。延孟英诊之，脉形涩滞，苔垢头疼，气逆汗频，腰疼溲少，脘闷拒按，乃伏暑晚发而本元极亏也。亟与开中，俾有去路，小陷胸加栀、豉、菖、芩、白薇、翘、枳，芦菔汤煎服，一剂脘不拒按，苔亦稍退。汗不达于下部，脉来软而且涩，改授茹、半、芩、栀、橘、翘、知、蛤、花粉、莲子心之剂。三帖脉转弦数，大解未行，谵语不休，夜间热炽，腿凉头晕，浊热上熏也，以芩、蒌、栀、连、茹、翘、元参、白薇、丹皮、海蜇、竹叶投之，乃下坚黑大便。而圊后神晕，苔渐薄而转黑，为去芩、连、蒌、蚕，加犀角、鲜生地、知母、花粉，两帖更衣仍黑，气乃渐平，腿亦渐温，热渴均减。犹不知饥，脉软而虚，苔退未净，乃去犀、翘，加西洋参、麦冬、银花、菖蒲，服三剂，又解黑矢，舌色始津。而寐不安神，汗多心悸，因去知母、花粉、丹皮，加甘草、丹参、茯苓，而地黄用干者，两帖大解甚畅，胃渐知饥。稍纳稀糜，力不胜啜，脉亦虚大，寐即神驰，乃邪未清而虚毕露也，用西洋参、生地、龙齿、归、芍、芩、甘、连、檗、麦冬、小麦。服五剂，复下酱矢，而右脉尚虚大，又六帖，粪色始正，汗减神安，脉渐柔和，寝食乃适。嗣又食复数次，赖孟英活泼如龙，随机应变，竟以告愈，洵属再生。

四弟妇，怀娠临月，西甫起病之次日即患疟，因弟病日剧，不免忧劳。至第五日，孟英视之，脉欲离经，腰疼腹坠，伏暑化疟，将娩之征。以栀、豉、苏、归、芩、连、茹、半、知母、葱白，服两帖而产。产后疟来颇减，恶露不行，腹不胀疼，不饥而渴，投栀、滑、薇、茹、泽兰、丹参、通草、桃仁、茺蔚药一剂，恶露即行。而狂言不寐，面红口渴，人皆危之。盖杭谚有云：夫病妻怀孕，铁船过海难逃命，未产先萦忧惧，既娩血去火炎，故昼夜辄以铁船沉海云云。孟英于前方去泽兰、通草，加琥珀、菖蒲、胆星、灯薪，和以童溲投之，一饮神识渐清，再剂即安睡矣。去琥珀、菖、星、桃仁、灯草、茺蔚，加知母、麦冬、甘草、沙参、枇杷叶，冲入藕汁一杯。三服，解赤矢而苔退，疟亦减。而嗽痰，改用沙参、枇杷叶、冬瓜子、甘、斛、栀、薇、茹、翘，两帖嗽减。犹渴而身痛，去栀、薇、枇杷叶，加归、贝、鳖甲，四帖而疟罢，眠食咸安，调养至弥月，即出房矣。

三舍弟拜枫之室，汛后患感。孟英视，曰：冬温也。而营分素亏，左腹聚气，肝阳烁液，痰阻枢机，脉数而虚，黄苔满布，腰疼碍于呼吸，口淡，不饥不渴，嗽则欲呕，溲热便秘，当变法治之。初授葱、豉、连、楝、栀、薇、延胡、丝瓜络、竹茹，少加苏叶，服二剂，解溏矢，苔稍化而身热退，起榻梳发。复发热，脉尚数，改用南沙参、枇杷叶、橘、斛、栀、薇、芩、翘、芦菔。服二帖，脉数渐退，大解复行。心悸汗多，时或发热，间有谵语，胁痛不饥，苔色根黄，即参养血，以北沙参、归身、石英、丹参、茯苓、黄连、葳蕤、甘草、小麦、红枣核为方。服三帖，虚热不作，谵语亦休，大解已坚。夜不成寐，不饥胸痞，痰滞未清也，为去后四味，加竹煎、半夏、盐橘红、姜汁炒栀子。二帖痰果吐，胸渐舒。仍不知饥，神疲不语，脉甚细软，乃去芩、连、栀、半，加石斛、麦冬、冬瓜子、藕，而易沙参以西洋参，用陈仓米汤煎药，和入野蔷薇露，服五帖，脉渐起，神亦振，七帖后知饥。而苔花少液，去竹茹、冬瓜子、蔷薇露，加甘草、生地、白蒲桃干，服二帖，粥食虽增，耳鸣神惫，复加枸杞，而地黄用熟者，易洋参以高丽参。服后苔净加餐，再加黄耆、杜仲而愈。惟素患带多，仿虎潜法善其后，汛至而康。

五舍弟树廷，时患喘逆，初冬尤甚，稍食甜物，其病即发。孟英察脉迟弱，苔黄垢而不渴，指冷腿酸，乃中虚痰湿内盛也。授参、术、菖、枳、旋、半、蕹、朴、杏仁、生姜之剂，服后痰果大吐，气亦渐平。嗣以六君去甘草，加当归、木香，调补而痊。

沙沛生谥尹令堂，年五十七岁，体素弱而多怫郁，秋间患疟于诸暨，医治未效。冬初来杭，谢某叠进温补，其势孔亟，寒微热炽，昏谵瘛疭，目不识人，舌绛无液，苔色黄燥，便秘不行。延孟英视之，脉洪滑右甚，左手兼弦，乃痰热深蟠，内风煽动也。予知母、花粉、蒌仁、竹茹各三钱，佐以栀、薇、翘、贝、橘红、莲心，一饮而更衣溲畅，胸次较宽。痰嗽口糜，且知头晕，乃去知母、花粉、蒌、翘，加沙参、苡、斛、麦冬、野蔷薇露。次日疟来甚减，糜退口干，神惫音低，津虚痰滞也。去苡仁、枇杷叶、蔷薇露，加知母、花粉各一钱五分，甘草五分，和入藕汁一杯。服二帖，疟至甚微，口干倦卧，脉则右虚左数，用养气充津、蠲痰清热法。西洋参、盐橘红、归、甘、杞、斛、冬、茯、茹、蕤，和入藕汁。服两帖，疟休神爽，咽痛唇糜，饥不能餐，余焰内燃也。去杞、斛、甘草，加生地、牛膝。四剂后咽唇皆愈。神惫懒言，仍加杞子、甘草。服二剂，胃气渐苏，日犹少液，因涉嗔怒，暮有微热，肤肿欲呕，口干便秘。即去地、冬、蕤、杞、甘、膝，加连、楝、蒺藜、石英、丝瓜络、冬瓜皮。一啜热去呕蠲，而腹犹胀。去西洋参、归身、冬瓜皮、石英、黄连，加沙参、旋、芍、延胡、香附、藕。一剂胀消，而口淡便秘，饥不能餐，改用西洋参、木瓜、银花、延胡、蒺藜、苁、归、芍、斛为方。投匕而便行，三啜而肿尽消。始予高丽参、紫石英、橘、半、归、冬、菖、茹、牡蛎调养，续去菖、半，加杞、地、鳖甲而愈。嗣因登圊跌仆而发寒热，周身骨痛，会阴穴起一瘰甚疼，乃以高丽参、骨碎补、合欢、木瓜、杜仲、丝瓜络、鹿角霜、首乌、鳖甲、杞、檗、归、甘、苁、膝、苁、斛等出入为方，外用葱白杵烂，蜜调敷患处，七日而痊。

沛生令庶母，亦在越患疟，来杭后，孟英视之。脘闷欲呕，汗多头重，脉来弦数，苔色腻黄，乃余邪逗留，兼夹肝郁。以枳、朴、芩、半、茹、斛、蒌、菖，加苏叶炒黄连投之。痰涎大吐，邪已外越，脘胀口干，寒热复作。乃去朴、半，而加芄、翘。吐犹不止，聚气上冲，渴饮无眠，筋瘛便秘。改用金铃子散合雪羹，加旋、赭、茹、半、姜汁炒栀子、苏叶炒黄连。一饮而呕渴减，气下行。即去金铃子散、旋、赭，加沙参、归、斛。服五剂，各恙皆安，神惫汗多，为用沙参、归、斛、芩、橘、栀、连、茹、藕二帖。又因嗔怒，左胁作胀，苦渴不饥，暮热便秘，于前方加柴、芍、金铃子散，一啜胁胀即舒。惟气冲口苦，饥不能餐，自汗耳鸣，头左筋惕，改授沙参、当归、鳖甲、石英、竹茹、牡蛎、蒺藜、菊花、丝瓜络，服旬余，眠食皆适。但暮则火升，口干易汗，去蒺藜、丝瓜络，加黄连、麦冬，合甘麦大枣汤。服浃旬，经行腰痛，头震耳鸣，八脉久亏也，调养奇经以善后而康。

沛生令宠，平素阴虚肝旺，而腹有聚瘕，时胀时疼，初冬患疟，苔黑口干。孟英脉，左弦数而洪，右滑数而溢。初以栀、豉合金铃子散、雪羹，加元参、白薇、竹茹。服四帖，疼胀皆减，疟缓汗多，溲涩口干，饥不能食，气时冲逆。予沙参、归、斛、茹、橘、石英、丝瓜络、蛤壳、藕。二帖后，汛行腰痛，口渴少餐，气郁营虚，兼有痰滞也。去蛤壳，加旋覆、冬瓜子、花粉。两帖而更衣乃畅。然犹脘闷不饥，汛少且黑，口渴头疼，疟亦未罢，乃去石英、旋覆，加栀、滑、枳实。四剂，各恙皆安。症犹未断，以归、苏、甘、杞、橘、半、蒌、芩、竹茹、花粉，少佐桂枝调其营卫。奈病者因口苦而恶粥食，嗜啖甘酸，病既曲折，邪益留恋，此方服至半月而疟始休。惟宿瘕时痛，肛痔便难，口苦吞酸，神疲寝汗，去芩、桂、甘草、花粉，加鳖甲、乌鲗骨、白芍、延胡、仙灵脾、藕，出入调补而痊。

德清徐子瑞令正，屡次堕胎，复多忧郁，汛行之际患疟，经止而两耳骤聋，虽对面疾呼亦不闻也，不饥不渴，不语不眠，便秘遗溺，仰面静卧而已，惟热至则昏谵欲厥。乃父沈悦亭谓其热入血室，拉孟英视之，脉滑数而右大，按之皆虚，两尺尤甚，胸下拒按。曰：此下元虚损，故耳聋若是，即精脱之征，岂可因汛遽止而辄通其血乎？然气郁痰凝，苔色白腻，上焦邪实，补且缓商。先予小陷胸合蠲饮六神汤，加雪羹开痰行气，悦亭韪之，三服便通，胸不拒按，苔化黄色，症即较轻，改以沙参、归、斛、茹、半、翘、芩、菖、橘、甘、艽。五剂疟止，渐思饮食，二便皆调，两耳仍聋，脉形细弱，乃用大剂培养药善后而愈。

沈南台，年三十七岁，初冬在乡收租将归，饱啖羊肉面条，途次即发热头疼。到家，招沈某视之，谓其体丰阳气不足，以致伤寒夹食，表散消导之中佐以姜、附，数帖后热壮神昏，诸医束手。交八日，所亲许锡卿、吴久山交荐孟英图之，苔色黄腻，口不甚渴，粒米不沾，时时火升，汗躁谵语，溲赤便秘，面晦睛红，呼吸不调，胸前拒按，脉则虚软，微带弦滑，不甚鼓指。曰：体气素亏，然脉证太觉悬殊，必因痰阻清阳，故气壅塞而脉更无力也。剂以小陷胸合雪羹，加旋、菖、蕤、枳、栀子、胆星。服后痰即吐，脉较起，再服谵语息，三服痰中带出紫血数块，四服热退而汗躁胥蠲，七服苔净胸舒。溲长口渴，改予甘凉濡润之法，服数帖，痰已渐少，舌布新苔，而仍不更衣，觉有秽气上冲，亦不知饥，仍予甘凉养胃，佐以兰叶、野蔷薇露降其浊气。数帖后秽气除，粥食进，但不大解，家人忧之。孟英曰：既无所苦，能食脉和，静俟水到渠成，不可妄行催动也。既而加谷起床，便犹不解。病者停药旬日，计起病已交一月矣，粥嫌不饱，意欲食饭，复请孟英商之。孟英曰：可食也。药则不当停，亟宜培养涵濡，俾其转运也。授参、术、归、苁、杞、麻、半、芍，少佐枳壳为方，服十二剂，始得畅解坚矢。嗣与峻补善后，寻即复元。续有宣氏妇，脉体极虚，患温而胸次痞闷，苔黄垢腻。医皆畏难而退，孟英以轻清肃化之药，数剂苔退胸舒，即能进粥，随予生津养血，又旬日更衣而愈。观此，则黄苔宜下之说须合脉体以为可否也。

曹氏妇，孀居而操家政，人极精干，患恙旬余，诸医以为冬温而多药罔瘥，势濒于危。伊亲家孙位申速孟英挽之，面赤耳聋，脉状细软，舌赤无液，粒米不沾，夜不成眠，便溏溲赤，痰咸咳逆，腹胀气冲，龈肿巅疼，音低自汗，口中甚辣，心下如焚，两足不温，时欲发晕，乃肝肾素亏，心阳内亢。原非感证，药误已深，纵是冬温，亦不可妄施柴葛，况足冷面赤非浑身发热之比也。既耗其气，更烁其营，阴火潜燃，治宜镇息。方以参、蛎、连、芍、茹、冬、楝、斛、丹参、小麦、龟板、鳖甲，煎，吞磁朱丸。一饮胀消，余证不减，去楝、芍、龟版、鳖甲，加龙齿、银花、导赤散。三服晕止便坚，小溲亦畅，略安寝食。再去银花、木通、磁朱丸，加知、檗、红枣、紫石英，而麦冬以朱砂染。两帖火降足和，舌色渐润。又两帖，汗嗽胥减，心下始凉，乃易生地以熟地，滋补而瘳。

叶茂裁，年三旬余，寒热时形，身振多汗。医从疟治，数日而危。速孟英视之，脉微欲脱，语难出声，舌光无苔，筋惕肉瞤。亟宜救逆合建中汤灌之，覆杯即愈，续服多剂培补而安。

翁某，年甫冠，仲冬患感，医与温散药数帖，神倦耳聋，苔黑便泻，胸痞腹胀，溲少妄言。孟英切脉，细数而涩，乃暑湿内伏，气郁不宣也。投以犀角、银花、元参、连翘、菖蒲、郁金、黄连药一剂。热退神清，脘不拒按，别恙未减，脉则弦细而数，口转发渴，改用芩、翘、朴、斛、连、楝、银花、通草、兰叶、冬瓜皮为剂。两啜化为间疟，其疟发一次则苔化一层，胀减一分，粥加一盏。药不更张，凡四发而苔净胀消，脉和溲畅，嗣予调养而康。

潘妪，久患痛吐，多药莫痊。孟英视之，脉弦劲而数。曰：口苦而渴乎？大便不畅乎？小溲如沸乎？病者云：诚然。第冷气时冲，欲呕不畅，渴喜饮沸，吐沫极酸，总由积寒深重耳。孟英曰：因此谅诸医必用温燥之药矣。须知气冲觉冷者，热极似寒；渴欲饮沸者，饮邪内踞；吐沫作酸者，曲直所化；其病在络，故吐之不易。方以茹、旋、栀、楝、枇杷叶、丝瓜络、木通、生姜衣、海蜇、凫茈、苏叶炒黄连，煎吞当归龙荟丸。一剂知，五剂愈。

张氏妇，先于四月间患呕吐，医以为寒，叠进姜、萸之药，致血溢自汗。丐孟英诊之，脉甚滑，按之不绝，舌光无苔。曰：孕也。询其经事，果愆两度。予沙参、枇杷叶、生地、芦根、连、苏、旋、斛之剂而安，仲冬举一男。胎前即患痰嗽，娩后招专科治之，服四物汤增损多剂，而气逆碍眠，嗽则汗出，便溏遗溺，口渴不饥。再乞援于孟英，脉洪大，按之虚软。授沙参、石英、黄耆、苡仁、甘草、牡蛎、石斛、茯苓、小麦、红枣、冬虫夏草之方，两帖而汗收安谷，四帖而渴减便坚，旬余遂愈。

朱庆云室，年六十六岁，初发热即舌赤无津。钱、丁、任、顾诸医胥云：高年液少，津涸堪忧。甘润之方，连投八剂，驯致神惬耳聋，不饮不食，沉沉欲寐，呃忒面红，势已濒危。徐德生嘱其延孟英图之，审其脉，弦滑而数，视其舌，绛而扪之甚燥，然体丰，呼吸不调，呃声亦不畅达，合脉证与体而论之，虽无脘闷拒按之候，确是肝阳内炽，痰阻枢机，液不上承，非津涸也。剂以小陷胸汤加茹、蒌、旋、菖、枇杷叶、苏叶，一饮而夜得微汗，身热即退。次日，痰嗽大作，舌滑流涎，病家诧曰：奇矣，许多润药求其润而愈燥，何以此剂一投而反津津若是耶？殆仙丹矣？三帖后更衣呃止，痰嗽亦减，渐进稀粥。改用沙参、紫菀、苡、斛、归、茹、麦冬、冬瓜子，服数帖，溲畅餐加。而觉肢麻头晕，予参、耆、杞、归、芍、橘、半、熟地、天麻、石英、牛膝、茯苓、桑枝，补虚息风化痰而健。

朱遂士令正，怀妊八月，脘痛便溏，胕肿腰疼，频吐绿水，温补不效。孟英诊之，脉软而弦，舌绛无液，口干少寐，形瘦神疲，木土相乘，阴液大耗，虽宜培养，燥烈禁施。以参、连、归、斛、杜仲、灵脾、冬虫夏草、檗、橘、煎、英为剂，果各恙递安，脘舒泻止。加以熟地，舌渐生津而愈。

黄漱庄司马，素患左目失明，今春右目患障，多药未瘳。延至秋间，孟英视，曰：脉甚弦滑，痰火之疴，温补宜停，庶免瞽患。奈司马性喜温补，不以为然，渐至耳亦失聪。冬季再请孟英往诊，右目但能视碗大之字，稍小者不能见矣，耳则虽对面撞钟放炮，胥无闻也，且巅肿而疼，时咳白沫，脉来搏劲不挠。见其案头有顾某所定丸方，用药四十味，皆贵重温补及血肉之品。盖其病在络，不在脏腑，故服此如胶似漆之药，仅能锢疾成废，而无性命之虞也。闻辛亥春许辛泉患类中，诸医佥从虚治。孟英诊脉，沉滑而数，且体厚苔黄，亟宜化痰清热。疏方毕，人皆不以为然，惟其子秋芦极佩服，云：五年前家父患恐惧多疑，曾屈诊视，方案犹存，若合符节。只因家父性喜温补，前之病根不拔，酿成今日之疴，先生卓见不可及也。奈病者依然不悟，不刈根株，延至壬子夏，复中而殒，年未五旬也，并识之以为不究病情，好服温补者鉴。

施瀛洲，体丰色白，夏月在绍患泻，医进参、术、桂、附、熟地、四神之类，略无寸效。季冬来杭，就诊于孟英。其脉微弱，左手及右尺沉取有弦数之象，眩晕形消，舌色深紫，无苔不渴，纳食腹胀，溲少而赤，泻必肠鸣。中气固虚，理应投补，但不可佐滋腻以滞中枢而助其溜下之势，又不宜杂燥热以煽风阳而壮其食气之火。予参、蓍、术、苡、升、柴、苓、泽、香连为剂，吞通关丸，乃宣清升降补运兼施之法也。服之良效，浃旬舌淡溲行，胀消晕止。惟大便未实耳，去苓、泽、升、柴、香连、通关丸，加菟丝、木瓜、橘皮、黄檗、石脂、白芍，善后而瘳。

跋

两间之事，两两间之理为之，故有一事必有一理，无可假也。王丈孟英之处事，必曰近人情，盖近情即不远于理矣。丈内行纯笃，人无闲言。其精于医也，孳孳焉以济世为怀，骎骎乎入古人之室。贫而得肆其志，肥遁无不利焉。《医案三编》梓成，吾祖既序之。益孙幼蒙期许，今逾壮岁，方愧理未明、情未协，顾犹不以为不肖，命赘数语于后。谨述平昔之得闻于丈者，以志三世至交，不胜钦佩云。

世晚庄益孙谨跋
弟王士俊季杰校字

乘桴医影

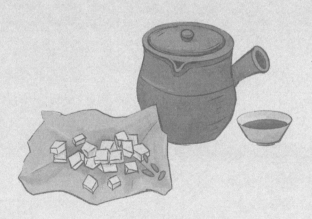

序

　　余于乙卯冬载砚归籍，尝辑《归砚录》以见志。友人时招余游沪，辄为事阻，未得果行。庚申秋，淳溪被难，后诸相知招游甬、越、武林。余谓：必争之地，完善之区，繁富之乡，我能往，寇亦能往，何必多此跋涉耶？悉却之，意欲乘桴海上，法圣人之居九夷，而季杰、性痴、若薁相继病危。盖季杰神气素怯，惊吓感邪，病未解而正气散漫，不能自持，余以攘外安内治之。性痴善忧多郁，气机涩，伏邪遂得依山傍险而负固不解，余但舒其郁结，消其忧懑，徐为疏瀹，邪亦潜消。若薁弱而好侠，嫉官兵之无用，愤寇氛之日张，怒木直升，发冲眦裂，柔金失降，胃闭津枯，一息恹恹，舌尖焦硬，饮难下咽，闻药即呕，肌消音微，涎流腥赤，自知不起，无药可投，余以毫无气味性极平淡之西洋参、枇杷叶、石斛、芦根、竹茹、鲜稻头煎而频灌，始渐转机。迨二病瘥可，又为次女嫁事所羁。既而彤彤徂暑，畏于登程，且挈眷以行，谈何容易？孑身而往，谁托妻孥？展转思维，殊无善策。承吕君慎庵招游濮院，遂乘舟前往，寄庑于董君枯匏家，闭户忍饥，草《饮食谱》《鸡鸣录》二书，以摅忧悃。甫脱稿，而淳溪复遭焚掠，季杰挈眷徙于穷乡，山妻携四女来濮。嗣杭垣复陷，洲城亦溃，天崩地裂，无路可行，急将三、四二女择攸遣嫁。而四女所归姚氏，世居嘉兴之僻乡，慎庵已挈眷避此，故为我谋此退步也。四月十三日，贼过梅泾，阖镇皆逃，余遂送山妻及五、六二女于姚氏，而陈君半樵适以信来，招游沪渎。有桐庐王文介者，病危于屠甸，神昏遗矢，医皆却走。宗侄绍武飞函丐余往视，乃温邪误表也，幸体坚，邪有下行之路，与大剂凉解而瘳。绍武亦怂恿游沪，因于二十四日托妻孥于姚、吕诸君而行，五月初三日抵沪。此地曾遭兵燹（音

xiǎn），不但沧海渐变桑田，中原宛如外国，二十年来开辟日甚，商舶鳞集，而江浙之幸免于难者率避于此，帆樯林立，踵接肩摩，弹丸小邑居然成一大都会矣。余以性情疏懒，相识者多，既无泛应之才，又恐不知者疑为有求而来也，故不谒一客，暂寓东门外周君采山德泰纸号内，以半樵、绍武皆在此佐会计，而周氏昆仲向以青眼视我，虽市廛（音 chán）纷沓，藉省旅资。惟采山四令弟履庆去年患病，盼余甚切，至弥留时犹道余不置口。余为酷热，不能行，不料其英一病而不起也。神交数载，竟无一面之缘，清夜扪心，徒呼负负。居数日，乞诊者纷纷，聊记一二，用质宗工，题曰医影，而序其乘桴之由如下。

同治元年夏五月海昌睡乡散人题于申江寓次

正　文

陈君春泉之令爱，甫二龄，患寒热胀泻。医治多日，颈软肢搐，涕泪全无。以为延成慢惊，试以温补，神识渐至不清。又疑邪气逆传，灌以犀角等药，病日剧，遂束手。速余勘之，乃饮食不节，脾胃不调耳。春泉始悟前因失恃无乳，常啖龙眼、枣脯等物以滋补也。余以鸡内金、五谷虫、鳖甲、川朴、黄连、竹茹、冬瓜皮、防风、米仁、芦根等为方，一剂知，数剂愈。

童少塘之子，五岁，患泻身热。医与温中健脾药，热壮无溺，苔黑齿焦，口渴无眠，渐至呕吐。余用芩、连、茹、滑、银花、石斛、绿豆衣、冬瓜皮、芦根等味，数剂霍然。

沈寅甫令正，患少腹聚气，痛无定所，甚至浑身筋骨酸痛，寒热如疟。医谓外感，治之日剧，眠食皆废。余按脉，微数而弦，重取极细，乃八脉大亏之证。经予一贯煎加减投之，旬余而瘳。

倪笠坪，患感旬余，屡医不效，邀余往勘，乃湿温证也，投药十剂而瘥。乃弟筱坪亦病此，服药数剂，已有小效，更医，用柴葛三帖，势渐剧。复请视，嘱曰：此名重暍，气液二伤矣。授轻养清化法，甫得转机，又易医，骤进生地、龟版等味，而痰湿腻络，呃汗陡作，乃浼王小铁孝廉邀诊，已不能措手矣。嗣有黄上水孝廉来申，患湿温，医与柴葛二帖，足冷面红，胸痞多汗。延诊，授清化法二帖，足温面赤退矣。惟胸闷未得全舒，疑为有疼不达，更医迎合，二进辛透，遂痰塞欲厥而亡。

钱仪华，体弱患感，医治多日，目瞪神呆，不眠不食，不便不言，肢瘛流涎，牙关咬紧，危象毕呈矣。余察脉，弦长而滑，不甚鼓指，苔色黄腻，良由医者不辨病之在气在血，初起则升透，继因谵语，即用生地等血分之品以滋塞其邪，遂成负固不解之势，虽便秘多日而邪尚在上，不可下也。授小陷胸加茹、蒌、菖、朴、芩、翘、竹沥为方，数服便行而愈。嗣有倪某，亦因误治如前，而咳逆吐沫，间或带血，予小陷胸合苇茎，去米仁，加王不留行、蒲公英、雪羹，数帖，下其燥矢，咳逆平而愈。

丁晓山室，久患头痛，卧榻不起，耳鸣睛赤，食减无眠，频年培补，证日以加。乃兄黄纯安请往视之，脉弦滑而数，口苦苔黄，乃风自火出，搏液成痰，温补误投，遂成锢疾也。予芩、连、胆、檗、茹、夏、羚、菊、栀、蒺、地丁、石斛、决明、海蜇等十余剂，势大减，苔退加餐。加入二至、生地、天冬以滋水，渐安眠食而能起坐矣。

洞庭吴某，患四肢酸痛，形瘦便艰，口渴不饥，睛红溺赤。医投滋养，即形胺闷，稍进辛通，烦渴益甚。就余诊脉，弦滑而软，是木热流脂，肝阳烁液也。以元参、白薇、王不留行、地丁、蒌仁、鲜斛、昆布、紫菀、知母、竹沥，服旬余而痊。

钱塘吴菊谭茂才令弟竹溪，在德泰权账事，始患泄泻。余知其蕴湿内盛，邪寻出路也，嘱其节食忌口。渠恃体坚，饮啖如故，已而身热头重，脘闷不饥，与清宣法，病即解，遂啖饭碗半。余谓必复也，次日果不能食，热壮面红，口渴苔黄，溺色带黑。是邪得食助，悉从火化，所谓谷入于阴，长气于阳也，遂予大剂清化加枳、桔，数剂渐瘥。而呃忒连朝，人皆危之。余谓：无恐也。腑气未通，上焦更有痰阻气机耳。但用轻清展化，果痰吐便行以愈。

补拟清化方：淡豆豉、焦山栀皮、杏仁、桔梗、枳实、花粉、佩兰叶、连翘、通草、瓜蒌、焦山楂、炒莱菔子。

补拟轻清展化方：旋覆花、紫菀、白前、橘皮、竹茹、柿蒂、黄郁金、川贝、蒌皮、枳壳、鲜枇杷叶。

周君采山令妹，年二十二岁，体丰而患腿酸胸闷，上身壮热多汗，头痛畏风，腰下无汗，二腿不温，苔色腻黄，渴须热饮，脉来滑数，彻夜无眠。或疑其虚，余谓：痰阻气郁，吸受温邪，兼夹湿滞，格拒不通，法由开降，既不可补，亦忌温升。予芩、连、茹、夏、紫菀、蒌仁、蛤粉、滑石、川朴、芦根等药，数剂浑身发斑，又数剂冷痰始吐。再加石膏，痰由大便而下，垢苔始退，二足渐温。适汛至，去芩、连、蒌仁，加枇杷叶。又三剂，热退脉和，胸中舒畅，知饥能寐，授潜阳镇补而痊。

肆安陈半樵，年三十五岁，患身热，便泻口干，仍强起任事。察其脉，虚大而弦。是忧劳过甚，元气大亏之证，幸而能食，亟与参、耆、苓、草、防、芍、木瓜、陈皮、石斛，旬日霍然。即旋里省亲，逾月来申，患暑湿类疟，予清化药四帖而愈。但觉疲惫，仍以参、耆、檗、草等培其本元。

仁和周鹤庭室，年逾四旬，阴虚有素而多产育，窜难来申。怀胎五月，暑热外侵，饥不能餐，饮亦欲噎，身热时作，胎冲欲坠，苦渴苔黄，肢面时麻，便溏不畅，龈痛溺清，形削面黧，标实中虚。以西洋参、银花各三钱，连翘、西瓜翠衣各四钱，蒲公英、鲜斛各八钱，桑叶二钱，苏梗、竹茹各钱半，丝瓜络、白薇、石菖蒲各一钱，服三帖，得汗热退，痛溃胎安，能食溺通而愈。

姚欧亭夫人，年五十九岁，素伤谋虑，首如戴帽，杳不知饥，夜来非酒不眠，苔色一块白滞，时或腹痛，手心如烙，脉左弦数，右软滑，乃木热流脂，痰阻气机，胃受肝乘，有升无降也。予连、夏、茹、苓、蛤壳、延胡、楝等，雪羹二帖，便泻稍带血块而腹痛减，首帽除，苔亦松泛，纳食略增。惟晨起苦渴，改授参、蛤壳、橘、半、苓、茹、苡、斛、丝瓜络、海藻，嘱其常服，以通胃舒肝、涤痰清络为善后法，服旬日，右脉起矣。

欧亭二令爱，年二十八岁，幼年患四肢不舒，误服灵砂等药，遂成锢疾。今晡热嗽痰，苔白而渴，龈肿而痛，颊痒便溏，是伏热生风，兼夹暑感。予石膏、滑石、羚羊、桑叶、橘、半、茹、斛、功劳、丝瓜络、西瓜翠等，不旬皆愈。

欧亭令孙，年十九，患胆怯善惊，精滑不固，鼻赤形瘦，舌绛口干。以元参、丹参、生地、天冬、竹茹、连、檗、生草、砂仁、莲子心、归身等，数帖而安。

姚螯庵比部，年五十八岁，患痰喘自汗，便溏不畅。或以为下元大衰，议用大剂附、桂。予诊脉，滑而长，乃上焦痰火为患，以杏、朴、滑、菀、射干、竹茹、蛤壳、鹅管石、芦根等而愈。

堂按： 方内有鹅管石一味，是上焦虽有痰火，下原亦衰矣。

螯庵令宠，患痰嗽巅疼，口干胁跃，不饥而渴，时或吐酸，舌赤脉弦。以一贯煎增损，投匕即安。一贯煎：沙参、麦冬、地黄、杞子、归身、川楝子，口苦燥者加川连。此方魏玉横所撰，治胁痛胃痛，吞酸吐酸。嘉善顾应如茂才，年逾六旬，每日吸洋烟五钱，久患痰嗽，口干耳鸣，头响，小溲梗涩，大便艰难，多药罕效，予一贯煎而愈。

姚晋轩令媳，体素弱，迩来时患气坠，坠后上升，杳不知饥，腿凉面赤，口热如火，左胁如疼，心下如盘。屡服滋养人乳，病日以剧。余勘其脉，弦细以滑，乃肝热而停饮也，柔腻恶可投乎？予紫菀、白前、煎、半、旋、菖、丝瓜络、蛤粉、雪羹、川连、苏叶，旬日而安。

姚欧亭七令爱，自庚申患痢后，便泻不已，时或腹胀，形瘦少餐，苔白不渴。投以补脾之药，胀甚发热，脉急而弦。改予参、朴、橘、半、冬瓜皮、白薇、楝、芍、茹、苡等而愈。

欧亭，天资颖异，天文地理，诗画琴书，无不精妙，而又深究医理，且赋体素坚。自云道光间在河间患感，因便秘汗多，脉浮势欲脱，误服人参，神渐昏愦。幸遇董某，用生脉散，生姜捣烂，遍涂其身，灌以大黄六两，芒硝三钱，连下十余次，始得生机，从此不敢言医。噫！其聪明不如欧亭者，亦何必强谈医耶？

欧亭云：蟑螂花擦头面疮疱面刺，应手即消，煎汤洗疮疥脚气，有奇效。

周采山，素善饮，久患心下坚硬如柈，纳谷甚少，常时便畅则气机较舒，今忽大泻不饥，汗多形瘦，勘脉微而滑。予参、术、橘、半、苡、朴、茹、连、桂、苓十味以补气涤痰，通阳化湿，投匕即效，数服而瘳。即此加减，俾其常服。

周采山令弟启东，体丰善啖，喜于作劳，陡患脘痛当心，随左右卧而较甚，身热自汗，肢冷便溏，苔色黄腻，溺短而渴。脉至右寸关模糊不应，是痰湿热夹食为患也。以枳、橘、半、滑、朴、茹、连、菔子、芦根为剂，三帖即止。

湖州赵君敬泉，邀看周君岚仙证，年二十九岁，平昔好义，家遭离乱，犹孳孳为善，惟曰不足，以致心烦虑乱，若无把握，惟恐颠坠，神不自持。脉来细数，食少事繁，是真阴素亏，心阳过扰也。予一贯煎加牡蛎、坎版、石英，合甘麦大枣、生归身服之，甚安。

秀水某，春间病几危，余为治愈。既而余避难来申，病者亦于秋间徙沪。将交秋分，复招诊视，尚不能起榻，而胸满腹大，溺清便艰，气塞火升，咽颊作响，食后出语，气即上冲，腿软腰疼，目干少寐，腹中时痛，泄气稍舒，欲噫不宣，苔色满布。此但知其久病元虚，率投守补，窒其升降之机而不调其情志也。以北沙参、丝瓜络、枇杷叶、蒲公英、留行子、竹茹、蛤粉、菖蒲、蒌仁、半夏、苏叶、黄连为剂服之，渐效。

若薬稚息，途次遇盗受惊，汛行发热，勉强支持。迨余知之，即予菖、茹、翘、枳、薇、菀、芩、蒌、栀、芦，以开郁豁痰，宣气清热。火虽下行，而足温然，舌绛神瞀，谵语撮空，自言魂不在身，脉甚滑数，是痰热胶结，营津受烁，竟不更衣，急需濡导，改用元参、海蜇、辰冬、菖蒲、蒌仁、鲜斛、鲜生地、竹沥、梨，服六帖而大便行，热退舌润神清。渴喜热饮，韧痰频吐，杳不思食，小溲艰涩，且易呕恶，以橘、半、菖、茹、薇、菀、枇杷叶而饮食渐进，又逾旬大解复行。痰嗽，肢汗出，悲伤欲哭，得噫始舒，以一贯煎加菖蒲、旋覆，去归身，服之愈。

钱君少谷，滞下久延，所下肠垢似鱼脑，少腹尚坚硬不舒，小溲短涩，腰痛，舌无液，脉弦数而梗，是阴液为肝热所迫而不守，阳气为肝郁所滞而不通。予白头翁合封髓丹，服数帖，腹柔痢减，脉和能食。改三奇散合封髓而愈。

南浔朱浦香，年五十六岁，忽患呃忒暮热。陈某进滋降药，势益甚。陆定圃嘱余诊，脉甚弦滑且数，胸次痞闷，乃痰阻枢机也。与橘、枳、芩、连、茹、射、兜、菀、枇杷叶等药。渠嫌芩、连苦寒，删去不用，加入柴胡四分，服后呃虽减而肝风动，大汗遍身，指震气促，少腹跃跃而动，亟以蛤壳、旋覆、白前以降之，得畅解数次而愈。